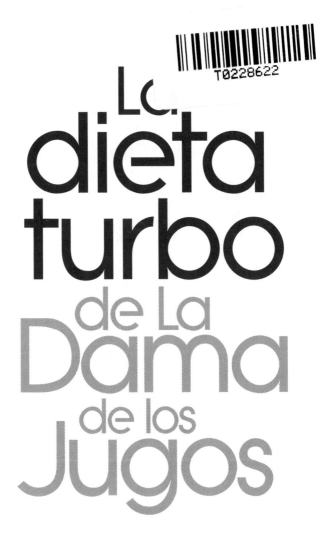

La dieta turbo de La Dama de los Jugos

Cherie Calbom

CASA
CREACIÓN

La mayoría de los productos de Casa Creación están disponibles a un precio con descuento en cantidades de mayoreo para promociones de ventas, ofertas especiales, levantar fondos y atender necesidades educativas. Para más información, escriba a Casa Creación, 600 Rinehart Road, Lake Mary, Florida, 32746; o llame al teléfono (407) 333-7117 en Estados Unidos.

La dieta turbo de La Dama de los Jugos por Cherie Calbom
Publicado por Casa Creación
Una compañía de Charisma Media
600 Rinehart Road
Lake Mary, Florida 32746
www.casacreacion.com

Traducido por: www.pica6.com (con la colaboración de Danaé G. Rivera y Salvador Eguiarte D. G.)
Foto de Cherie tomada por: Marianne Lyle
Director de diseño y portada por: Justin Evans

Originally published in the U.S.A. under the title:
The Juice Lady's Turbo Diet
Published by Siloam, a Charisma Media Company,
Lake Mary, FL 32746 USA
Copyright © 2010 Cherie Calbom

Copyright © 2015 por Casa Creación
Todos los derechos reservados

Visite la página web de la autora: www.cheriecalbom.com.

Library of Congress Control Number: 2014951583
ISBN: 978-1-62136-966-0
E-book ISBN: 978-1-62998-289-2

Impreso en los Estados Unidos de América
15 16 17 18 19 * 7 6 5 4 3 2

Para Abba, la Fuente de toda la vida.

Reconocimientos

Aquienes nos han ayudado con este libro, les estaré agradecida siempre.

- A mi editora, Debbie Marrie: ¡Eres la mejor! Has hecho una muy valiosa contribución a este libro.
- A mi agente literaria, Pamela Harty: Una vez más, me has ayudado a encontrar un hogar para mi trabajo.
- Además deseo expresar mi profundo y perdurable aprecio a toda la gente que me ha ayudado a hacer de *La dieta turbo de La Dama de los Jugos* un éxito.
- Por último, deseo agradecerle a la Santa Trinidad y a los ángeles que me han ayudado a escribir este libro. A mi querido Padre celestial, Jesucristo y el Espíritu Santo, gracias por guiarme en este proyecto. Me has mostrado tus caminos de sabiduría, creatividad y verdad acerca de cómo cuidar el cuerpo humano. Me has conducido a la fuente de vida mediante los jugos y los programas de limpieza que he podido desarrollar. Además deseo agradecerte por la asombrosa responsabilidad de ayudarles a los demás a perder peso y descubrir una forma de vida que realmente promueve la salud. Por las bendiciones que me has dado y por tu amor incondicional, estoy muy agradecida.

Contenido

Prólogo

DOS DE CADA tres estadounidenses batallan con la obesidad. Esta es una tendencia relativamente moderna, y probablemente esté relacionada con las recientes innovaciones en procesamiento de alimentos que nos han desviado de los alimentos naturales, sanos, no procesados.

Probablemente el más grande culpable sea el masivo incremento en el consumo de fructosa, la cual ahora es la fuente principal de calorías en Estados Unidos. No es un misterio que el azúcar no es buena para usted, pero la fructosa es particularmente dañina.

La mayor parte de la fructosa se metaboliza directamente en grasa—a diferencia de la glucosa, que suele convertirse en energía. Además, la fructosa incrementará masivamente la resistencia a la insulina y a la leptina, que son las causas fundamentales de la incapacidad de perder peso.

El maravilloso aspecto del planteamiento de Cherie es que ella le proporciona una dieta muy baja en fructosa que tiende a normalizar la mayor parte de la bioquímica compleja asociada con el consumo excesivo de 15 gramos al día de fructosa.

No solamente la fructosa está limitada por esta tendencia, sino también es reemplazada por algunos de los alimentos más esenciales que podría consumir. Están cargados de micronutrientes y biofotones que son virtualmente imposibles de obtener en cualquier suplemento alimenticio.

Hacer jugos puede ser una parte importante de un programa exitoso de adelgazamiento, porque la mayoría de nosotros tenemos una digestión deteriorada como resultado de tomar decisiones alimenticias no óptimas. Esto puede limitar la capacidad de su cuerpo para absorber todos los nutrientes de las verduras. Hacer jugos le ayudará a "predigerirlos" por usted, de manera que reciba la mayoría de los nutrientes.

Hacer jugos le ayuda a absorber todos los nutrientes de las verduras y puede ayudarle a añadir una mucho mayor variedad de verduras de las que usted consumiría normalmente en su dieta.

La mayoría consume las mismas ensaladas de verduras todos los días. Esto viola el principio de comer una gran variedad de alimentos y en realidad incrementa el riesgo de desarrollar alergias alimentarias. Hacer jugos le permite consumir una amplia variedad de verduras que normalmente no podría disfrutar de hacer una comida completa.

Casi todas las personas reciben una grata sorpresa al descubrir que preparar jugos es mucho más fácil de lo que pensaron. Idealmente, usted debe comenzar a licuar las verduras que disfruta comer enteras y frescas.

Si ha tenido problemas para bajar de peso, se merece probar esta estrategia. Las probabilidades de que le ayude con sus esfuerzos es abrumadora. Además estará más sano y reducirá radicalmente el riesgo de desarrollar enfermedades crónico-degenerativas a medida que envejece.

—DR. JOSEPH MERCOLA

FUNDADOR DE MERCOLA.COM,

EL SITIO DE SALUD NATURAL MÁS VISITADO A NIVEL MUNDIAL

Introducción

POSIBLEMENTE USTED HAYA probado casi todas las dietas del planeta. ¿Ha comido más toronja de lo que quiere volver a ver? Quizá haya comprado cajas y cajas de comida de dieta. ¿Qué más? ¿Ha tomado las pastillas que evitan que absorba la grasa? ¿Ha dejado de comer grasa o consume poca? Puede ser que haya consumido suficiente proteína como para mantener un corral de engorda de ganado. Pero desgraciadamente, como dicen en mi pueblo, *está de vuelta en donde comenzó*. Bueno, ¡anímese! Nunca volverá a necesitar buscar otra dieta si sigue *La dieta turbo de La Dama de los Jugos*. Es una dieta saludable, fácil de seguir, retarda el envejecimiento y previene enfermedades. Lo mejor de todo: ¡funciona!

Le revelaré un secreto: La Dieta Turbo no es en realidad una dieta. *¡Es un estilo de vida!* Es un plan que puede seguir año con año hasta que le diga "au revoir" a esta vida. Es una manera de comer que he seguido durante más de dos décadas. Sé que funciona. Es así como he mantenido mi peso. Ha funcionado con cientos de personas con quienes he trabajado como nutricionista y como La Dama de los Jugos.

Yo me convertí en La Dama de los Jugos en 1991 cuando fui a trabajar para la Juiceman Company, mientras terminaba mi maestría en ciencias en la Bastyr University. Desde que me gradué en 1991, les he hablado a audiencias grandes y pequeñas, en auditorios, restaurantes, salas de conferencias, centros de convenciones, iglesias y universidades. He impartido clases de cocina, de jugos, de nutrición y de pérdida de peso durante muchos años. Cientos de personas han adelgazado y han mejorado su salud al aplicar lo que han aprendido en mis clases y grupos. Estudios universitarios han comprobado que el programa de jugos facilita la pérdida de peso, del cual leerá en el capítulo 1. Ahora puede disfrutar los beneficios para bajar de peso de La Dieta Turbo con abundante energía, un mejor humor y una salud mejorada.

La revolución de La Dieta Turbo despegó con la publicación del 4 de mayo de 2009 de la historia de portada de la revista *Woman's World*, "The Turbo Juice Diet" [La dieta turbo de los jugos]. La chica de la portada, Sarah Taylor, bajó 20 libras (9 kg) con esta dieta y llegó a la portada de la revista. Ella había asistido a una de mis clases de jugos y limpieza en la zona de Seattle. Compró un extractor y se fue a casa para comenzar a intentar hacer jugos para ver qué pasaba. Pero no utilizó mi libro de recetas, *The Juice Lady's Guide to*

1

Juicing for Health [La guía para hacer jugos y estar saludable de La Dama de los Jugos]. En cambio, compró un montón de productos agrícolas entre ellos raíz de jengibre e hizo jugos con todo. Sabían tan mal que decidió no volver a probar *eso* de nuevo, y así fue hasta que su amiga Channah adelgazó 13 libras (5 kg) para su boda con el programa de jugos. Channah no solamente lucía fabulosamente esbelta, sino que su piel también estaba clara y resplandeciente. Ella tenía más energía que antes. Y se convenció de hacer jugos para toda la vida. De manera que Sarah decidió que lo probaría de nuevo, esta vez con algunas de mis recetas. ¡Sabían tan bien! Ella continuó haciendo jugos y el peso simplemente se derritió. Puede leer más de su historia en la página 8.

Bajar de peso no se trata solamente acerca de deshacerse de la grasa; se trata acerca de llegar a la causa de por qué subo de peso en primer lugar. La dieta turbo se trata acerca de ayudarle a descubrir la fuente de su aumento de peso y enseñarle a disfrutar una dieta y un estilo de vida que mantenga el peso extra alejado para siempre. Esta dieta llega a la fuente de las decisiones que contribuyeron a que subiera de peso en primer lugar. Es como extender tela de jardinería para evitar que la maleza crezca, en lugar de arrancarla todo el tiempo. Cuando comprenda qué es lo que hace que usted aumente de peso, entenderá cómo mantenerse esbelto y en forma.

Esta es la razón por la que la dieta turbo funciona tan bien: cambia su panorama interno para que no solamente adelgace, sino también obtenga energía y sea más sano. Casi todos los que han seguido la dieta turbo han dicho, al igual que Sarah, que bajar de peso se convirtió en una ganancia secundaria comparada con todos los beneficios saludables de esta dieta. ¡Es un plan que sirve jugos frescos de verduras dos veces al día con deliciosos alimentos con alto contenido alcalino y bajo índice glucémico, que le ayuda a desprenderse de la grasa y mantenerse esbelta para siempre! Este sencillo programa detalla exactamente cómo usted puede alcanzar su peso ideal. Funciona tan bien, porque alimenta el cuerpo con una abundancia de vitaminas, minerales, enzimas y fitonutrientes en forma de jugos frescos y alto contenido de agua, alimentos alcalinos de origen vegetal como verduras, fruta con bajo contenido de azúcar, y brotes. Si a eso le añade pequeñas porciones de proteína magra, semillas, nueces y granos enteros, tiene una dieta para el éxito.

¡Y escuche! Este es un programa probado. Está basado en estudios científicos de los que sabrá más a medida que continúe leyendo, los cuales confirman que beber dos vasos de jugos de verduras al día incrementa la pérdida de peso cuatro veces más que no beber jugos.

Una definición de *turbo* es "incrementar el poder de". Los jugos frescos de verduras crudas recomendados en este programa pueden incrementar el poder de una dieta con alto contenido alcalino y bajo índice glucémico, y tiene el potencial de convertirla en una receta turbo para alcanzar sus metas.

Con esta dieta usted tendrá la oportunidad de alimentar su cuerpo de verdad. Cuando esté satisfecha nutricionalmente, sus antojos se desvanecerán como la niebla ante el sol. Su cuerpo puede utilizar todo lo que coma. Muy poco se reservará en las células grasas. Muchos de esos "tanques de almacenamiento" ya no serán necesarios. Este programa tampoco contribuye con la acumulación de ácido o de toxinas en su cuerpo. Por lo tanto, su sistema no necesitará convertir un montón de cosas dañinas en células grasas y aferrarse a ellas "de por vida". "¡Voilà!". Usted está adelgazando sin darse cuenta.

Las combinaciones de verduras de los jugos de la dieta turbo (llenos al tope de nutrientes), junto con las deliciosas recetas de comida, le envían una señal al cerebro de que su cuerpo está bien alimentado. Es menos probable que experimente señales de hambre que causan que vacíe el refrigerador luego de la cena como cuando su cuerpo continúa hambriento de nutrientes. Y debido a que los jugos son ricos en antioxidantes que se adhieren a las toxinas y se las llevan, los jugos la ayudarán a desintoxicarse de aquello que es la mayor fuente del aumento de peso: las toxinas y los ácidos. Muchas personas no solamente adelgazan con La Dieta Turbo, sino que también descubren pronto que es un estilo de vida que desean mantener, porque se sienten genial con abundante energía, mejor sueño y un estado mental más alegre. Hay testimonios que autentifican los beneficios que hay dentro de las páginas de este libro, y muchas más historias en mi sitio web: www.juiceladyinfo.com.

Pero hay más. Si usted quiere saber cómo poder deshacerse de la celulitis, descubrirá por qué esta dieta funciona para librar a su cuerpo de la piel grumosa que luce como cáscara de naranja. ¿Y qué hay de mejorar sus desequilibrios de azúcar como hipoglucemia, resistencia a la insulina o diabetes? Usted aprenderá por qué este programa la ayuda a equilibrar el azúcar en la sangre y a corregir la resistencia a la insulina. Y no termina ahí. A través de todas estas páginas, usted descubrirá la infinidad de maneras en que La Dieta Turbo puede ayudarlo a mejorar su salud.

La mayoría de las personas que se embarcan en La Dieta Turbo reportan emocionantes beneficios que van más allá de la pérdida de peso. De hecho, cantidad de "felices perdedores (de peso)" han dicho que la energía y la buena salud que han experimentado fueron más importantes para ellos que el peso que perdieren. "Casi todas las mañanas me despierto feliz, lo cual es nuevo—dijo Karen—, y a mi familia le gusta estar conmigo". Ella no está sola. Nita reportó que no solamente bajó 42 libras (19 kg), sino que también sus sofocos nocturnos desaparecieron por completo. Francine, quien ha perdido 54 libras (24 kg), dijo que obtuvo tanta energía que comenzó a tomar clases de baile y entró en algunas competencias. ¿Qué le gustaría llevar a cabo o disfrutar?

¡LA DIETA DE JUGOS QUE FUNCIONA!

¡Con un plan variado de comidas de catorce días y veintenas de deliciosas recetas, usted se encuentra de camino a un nuevo usted! Puede disfrutar muchos deliciosos alimentos y una variedad de jugos de verduras mientras deshace la grasa. Eso es todo lo que tiene que hacer. Solo piense, ¡usted puede comer cosas deleitables, beber deliciosos jugos de verduras y bajar de peso!

La dieta turbo de La Dama de los Jugos es divertida, fácil y saludable. Se obtienen resultados sin batallar ni privarse, sin antojos ni necesidad de arañar la pared. Se sentirá satisfecho luego de beber los frescos jugos de verduras. Y estará sonriendo cuando se suba a la báscula del baño.

Siete razones por las que la dieta turbo funciona

1. Proporciona una abundancia de nutrientes que satisfacen el cuerpo. Los antojos generalmente disminuyen rápidamente.

2. Alimenta los súper nutrientes del cerebro que le envían una señal al cuerpo de que está satisfecho. La gente dice a menudo que no tiene hambre después de un vaso grande de jugo fresco de verduras.

3. Los jugos vivos desintoxican el cuerpo. Las toxinas en realidad pueden provocar que subamos de peso. Es verdad. Y pueden hacer que sea muy difícil que perdamos grasa.

4. La dieta turbo es energizante. En la mayoría de las personas, la fatiga disminuye y el ejercicio se facilita. Cuando hace ejercicio, usted desarrolla músculos y quema calorías. Entre más músculo desarrolla, más calorías quema, incluso cuando está descansando.

5. Es baja en calorías. Si usted las está contando, este programa es bajo en aquellas pequeñas unidades de energía que aumentan los números en la báscula del baño.

6. Contiene un bajo índice glucémico, es decir, carece de carbohidratos que engordan.

7. Es una dieta de alto contenido alcalino. Este es un factor importante qué considerar. De hecho, el cuerpo almacena ácidos en células de grasa para proteger los tejidos y órganos delicados, dificultándole deshacerse de la grasa

cuando la dieta es predominantemente ácida. Preste atención: el cuerpo en realidad producirá grasa para almacenar ácidos cuando se le acabe el espacio de almacenamiento. Cuando usted consigue un sano equilibrio de pH, su cuerpo puede comenzar a soltar las células grasas.

Un nuevo estilo de vida

Cuando complete la dieta turbo, mi esperanza es que usted haya cambiado su química interna y establecido nuevos hábitos alimenticios. Los antojos y ansias que alguna vez lo atrajeron hacia bocadillos que ni siquiera quería, habrán desaparecido. Si el apetito emocional y los atracones de comida lo hacen tropezar, el capítulo 6 tiene veintenas de ideas para ayudarlo a conquistar aquellos impulsos internos. Las dietas yo-yo podrían irse para siempre si usted hace de este estilo de alimentación su estilo de vida.

Lo mejor de todo es que estará más saludable. Tal como en las historias de éxito que la gente comparte conmigo diariamente a través de cartas y correos electrónicos, usted también puede experimentar más éxito en la pérdida de peso, junto con energía y una abundante salud, de lo que pensó posible. Puede tener un humor más alegre y la oportunidad de disfrutar cada día. Y tendrá una mayor oportunidad de evitar enfermedades graves como el cáncer, la diabetes y las cardiopatías.

Si se topa con un obstáculo, los consejos de resolución de problemas del capítulo 5 deben ayudarlo a corregir algunos de los problemas subyacentes que han estado evitando que alcance sus metas. Solo piense cuán agradecido estará cuando haya corregido algunos problemas de salud que lo han obstaculizado y desanimado.

Esta es la dieta a la que deseará apegarse, porque sentirse saludable, feliz y energético es algo que nunca deseará perder una vez que lo haya alcanzado, sin importar cuán atractivos puedan ser algunos alimentos. Por lo tanto, ¡levante el vaso de jugo de verduras y brinde por una nueva etapa de su vida!

Capítulo 1

La dieta turbo

UNA TARDE RESPONDÍ el teléfono para escuchar la entusiasmada voz de Denise del otro lado de la línea. Ella acababa de perder 8 libras (3 kg) con La dieta turbo. Habiendo leído acerca de la dieta en la historia de portada de la revista *Woman's Magazine* del 4 de mayo de 2009, ella probó la dieta de jugos como un último recurso. "Simplemente me resulta asombroso —dijo ella—, que haya bajado tanto de peso tan rápida y fácilmente. Había seguido todo tipo de planes dietéticos y no podía perder peso. Incluso pasé por un ayuno de tres días completos de agua y apenas perdí peso. Ahora, el peso está deshaciéndose. ¡Es asombroso!".

Con frecuencia la gente me dice que esta dieta es: *"Asombrosa"*.

¿Por qué tantas personas consideran que la dieta turbo es asombrosa?

En pocas palabras: ¡funciona!

La dieta turbo está cargada de nutrientes—enzimas, minerales, vitaminas, fitonutrientes ¡y vida! ¡Así es! Está llena de aquellas pequeñas chispas de energía que llamamos *vida*. Los jugos frescos de verduras se consideran comida viva, porque alimentan el cuerpo con la energía que las plantas absorben del sol y con una abundancia de nutrientes que no han sido destruidos por el calor o por haber sido procesados. Esta dieta además tiene alto contenido alcalino, baja acidez y bajo índice glucémico. Conseguir un sano equilibrio ácido-alcalino a través de su dieta y su estilo de vida es tan importante para la pérdida de peso y la salud que una vez que comprenda la importancia de este factor, los jugos de verduras sabrán mejor que nunca.

Con la dieta turbo, los "antojitos" simplemente parecen desaparecer. Un día puede darse cuenta de que no desea la comida chatarra que solía comer. De hecho, probablemente descubrirá que la comida chatarra lo hace sentirse terrible y no vale la pena. No estoy diciendo que una papa frita nunca lo atraerá hacia sus redes. Pero será más capaz de resistirse al llamado del almidón, la grasa y la sal cuando su cuerpo esté mejor alimentado y vibrando de energía.

Los jugos frescos de verduras son la esencia de la dieta turbo. Estos proporcionan fuentes concentradas de nutrientes que se pueden absorber con facilidad. Son bajos en grasa y en calorías, de manera que reemplazar los alimentos de mayor contenido calórico con jugo fresco es lo ideal para tener éxito en la pérdida de peso.

Pero los beneficios de preparar jugos no acaban ahí. Los jugos de verduras ayudan a frenar los antojos, porque satisfacen las necesidades que el cuerpo tiene de nutrientes. Son alcalinos, lo cual es muy útil para equilibrar un sistema que probablemente es demasiado ácido. Además tienen alto contenido de antioxidantes antienvejecimiento y estimulantes de la función inmunológica, lo cual significa que le están proporcionando a su cuerpo lo que necesita para comenzar a lucir y a sentirse más joven. ¡Eso es grandioso!

Y esta dieta no se deshace de las zanahorias junto con las papas fritas, porque no todos los carbohidratos están creados de la misma forma. Usted aprenderá cuáles carbohidratos son saludables y cuáles no, a medida que descubra por qué funciona tan bien la dieta de bajo índice glucémico con los jugos de verduras. Sus papilas gustativas estarán contentas porque *¡los jugos saben buenísimos!* Pero claramente, el aspecto más importante es que hacer jugos le ayuda a mejorar su salud. Y ya que solo tenemos un precioso cuerpo para toda la vida, eso es más importante que simplemente adelgazar.

La dieta turbo de La Dama de los Jugos le enseña a comer sanamente para mantenerse esbelto al consumir carbohidratos buenos, proteínas magras (a menos que usted sea vegano), grasas saludables y dos vasos de jugo fresco de verduras al día. Usted estará armando su cuerpo de un arsenal de poderosas herramientas que le ayudarán a perder peso, a dejar atrás los antojos y a volverse saludable, quizá más saludable de lo que ha estado en años. ¡Eso es bajar de peso con una misión!

¡Sarah adelgazó 20 libras (9 kg) y llegó a la portada de *Woman's World!*

La conductora de radio Sarah Taylor apareció en la portada de la revista *Woman's World* del 4 de mayo de 2009, y fue la persona destacada de la historia de la dieta turbo de los jugos. "Ahora peso 20 libras (9 kg) menos, lo cual es MUCHO para mí, ya que no había tenido éxito para bajar de peso en años, dijo Sarah. Pero la mejor parte es que no estaba intentando adelgazar. Simplemente incorporé alimentos sanos y vivos al hacer jugos para nutrirme. ¡La pérdida de peso fue una bonificación!". ¡Dijo que comenzó a sentirse mejor con los alimentos adecuados y su cuerpo se lo agradeció! "Perdí 20 libras (9 kg) en diez semanas —añadió. Esta es la única dieta que me ha funcionado. ¡Me encanta!".

Los secretos de la dieta turbo

El jugo de verduras es el ingrediente secreto para tener éxito en bajar de peso. Le ayuda a volverse más delgado y sano debido a sus prioridades alcalinizantes, llenas de nutrientes y de energía. Enfrentémoslo, hacer jugos es mucho más fácil que pasar todo su tiempo comiendo coles de Bruselas, zanahorias y brócoli. No me malentienda. Le recomiendo que consuma con frecuencia estas verduras; pero, en serio, ¿cuántas verduras consume al día? Pero puede hacerlas jugo y beberlas con facilidad.

Debido a que el jugo de verduras tiene muy poca azúcar, al mismo tiempo que ofrece una abundancia de vitaminas, minerales, enzimas y fitonutrientes, es increíblemente útil para bajar de peso. Ofrece lo que su cuerpo necesita para luchar con los antojos y hacer su trabajo de mantenerlo saludable. No solamente deseará comer menos calorías cuando incluya jugos de verduras en su rutina diaria, sino también obtendrá energía. Por otro lado, usted puede comer toda una bolsa de papas fritas y continuar deseando algo más de comer, porque su cuerpo le ha dado muchas calorías vacías que le han hecho sentirse perezoso y cansado. La mejor ventaja de un programa de jugos es que añade nutrientes valiosos (vitaminas, minerales, enzimas y fitonutrientes) que son fáciles de absorber para su cuerpo y que tienen muchos beneficios para la salud con un mínimo de calorías.

Usted estará consumiendo cócteles altamente concentrados de salud, rebosando de vida y cargados de la abundancia de nutrición de la naturaleza necesaria para la vitalidad y para un sano sistema inmunológico. Esto facilita un óptimo funcionamiento de todos los sistemas de su cuerpo.

La mayoría de nosotros estamos muy conscientes de los efectos secundarios de los dañinos inhibidores del apetito o de la arriesgada cirugía, pero a veces la gente siente que no tiene otra opción. Estoy aquí para decirle que *sí* tiene opciones, ¡y que la dieta turbo es una de las opciones más sanas de la Tierra! Los jugos de verduras actúan como inhibidores sanos e inocuos del apetito. Usted puede optar por un vaso de jugo fresco de verduras antes de la comida principal y rápidamente experimentar que los pinchazos de hambre se marchan. Esa es solo una de las razones secretas de por qué funciona la dieta turbo.

¡Dave el camionero bajó más de 230 libras (104 kg) preparando jugos!

A veces la gente dice que no tiene tiempo para preparar jugos. Mi respuesta es que siempre hay tiempo y maneras creativas para llevar a cabo lo que valoramos. Tengo un amigo que es conocido como "Dave el camionero 'de las verduras crudas'", quien ha adelgazado lo equivalente a una carretada haciendo jugos. Dave estaba desesperado por bajar la mitad de su peso y restaurar su salud. Como pesaba 430 libras (195 kg) estaba a punto de perder su empleo, debido a su deficiente salud. No tenía idea de cómo se ganaría la vida si llegaba a perder su profesión como conductor. Esto también lo puso ansioso, por decir lo menos, por encontrar una respuesta que funcionara rápidamente.

Cuando un amigo le dio a conocer los jugos de verduras, le pareció lógico que eso podría cambiar su vida. Dave compró cuatro extractores—dos para su casa y dos para el camión—dos para que siempre tuviera un respaldo en caso de que uno se descompusiera donde se encontrara. Además compró el cable de extensión más largo que pudo encontrar. Conectaba el cable en los sanitarios de las paradas de camiones y hacía los jugos en las mesas de día de campo. Dijo que eso no era fácil, ya que a menudo atraía a un montón de personas que tenían curiosidad por ver qué estaba haciendo. Le hacían muchas preguntas y lo detenían cuando intentaba explicar lo que estaba haciendo. Pero Dave nunca se dio por vencido, continuó haciendo jugos y bebiendo sus sustanciosas combinaciones de jugo verde en la carretera seis días a la semana.

¡Eso rindió frutos! Dave fácilmente ha bajado más de 230 libras (104 kg). Pero eso no es todo. ¡Tiene energía y vitalidad! Dijo que además de los cambios físicos ha observado cambios emocionales tales como apreciar más a la gente. Recientemente, una amiga me dijo que estaba parada cerca de él en un conferencia sobre alimentos crudos en el Thrive Café, uno de los lugares locales de alimentos crudos en Seattle donde solemos ir a pasar el rato. "Dave estaba vibrando de energía —dijo ella. Era como si su cuerpo estuviera cargado de electricidad". (Creo que Dave estaba saturado de la vitalidad de la vida de los vegetales crudos).

Ahora la digo a la gente: "Si Dave puede hacer jugos en la carretera, viviendo en un camión casi toda la semana, conectando su extensión al sanitario y haciendo jugos en las mesas de día de campo, usted puede hacer jugos en casa o en el trabajo". ¡Deje las excusas!

El jugo de verduras también pueden jugar un papel importante para estabilizar el azúcar en la sangre, un factor vital para el control del apetito, ya que el jugo de verduras es muy bajo en azúcar. En cambio, el azúcar y algunos alimentos como los productos de harina refinada (tales como el pan, los bollos y la pasta) que se convierten rápidamente en azúcar en su cuerpo provocan subidas y bajadas de azúcar en la sangre. Eso sí es algo por lo cual entusiasmarse. Cuando su nivel de azúcar en la sangre baja, usted puede sentirse vorazmente hambriento y en ocasiones irascible. El porcentaje de azúcar del jugo de verduras es mucho menor que el del jugo de fruta, y la cantidad de calorías llega hasta cincuenta por ciento menos; no obstante, el jugo logra satisfacer a los golosos. ¡Asombroso! Esto hace que los jugos de verduras sean indispensables para una dieta exitosa. Experimente con un jugo de zanahoria, limón y jengibre, o con una combinación de zanahoria, pataca, limón y perejil cuando llegue un antojo. ¡El impacto del jugo les dará un nocaut a esos antojos!

¡Noquee a los antojos!

Todos conocemos los antojos que despiertan el apetito por cosas como galletas de chispas de chocolate, helado o nachos. Experimentar fuertes deseos de refrigerios dulces o salados puede ser tan abrumador como ser arrastrado por una gran ola de mar. Los alimentos que con más frecuencia ansiamos generalmente tienen un alto contenido de azúcar y grasa dañinas: ¡aquello que nos hace aumentar muchas libras! Nosotros no comemos esos alimentos por su valor nutritivo, sino normalmente por razones psicológicas como depresión, desilusión, presión o aburrimiento. O podemos sufrir de afecciones como trastorno afectivo estacional (TAD) o síndrome premenstrual (SPM) que nos hacen desear limpiar el refrigerador de vez en cuando. Cualquier cosa que le esté provocando antojo de refrigerios, alimentar su cuerpo con jugos nutritivos puede hacer una gran diferencia para vencer ese ansia.

El jugo de verduras ayuda a frenar los antojos, porque es digerido en una forma de fácil absorción que su cuerpo puede utilizar rápidamente. Eso significa que no tiene que pasar por el proceso digestivo normal que suele tomar tiempo. Cuando tiene mucha hambre es probable que consuma comida en exceso antes de que su cerebro le envíe la señal de que ya hay suficiente nutrimento para quemar por energía. En cambio, se estima que el jugo comienza a trabajar en su sistema en cuestión de treinta minutos. Su cuerpo se abastece rápidamente de súper nutrientes. A su cerebro le llega la señal de que está bien alimentado y ya no tiene la urgencia de comer.

¡Michelle noqueó los antojos con el plan más rápido para adelgazar que ha existido!

Yo he intentado bajar de peso muchas veces durante los años. He perdido y ganado algo de peso más de una vez. El problema ha sido no poder forjarme un estilo de vida con el que pueda vivir y ser consistente. Me encanta cocinar. He descubierto que puedo obtener la misma satisfacción a través de elegir y hacer jugos con las verduras y las frutas correctas que mediante comprar y cocinar. Durante las últimas tres semanas, no he experimentado los antojos que solía tener cuando probé otras dietas. Miro esto como un cambio saludable en la selección de los alimentos, y no como una dieta. ¡Ya he reducido una talla y puedo ver una diferencia casi a diario! Esta ha sido la pérdida de peso más rápida que he experimentado. Ni siquiera estaba buscando eso al principio; simplemente deseaba sentirme mejor, y obtuve ambas cosas a la vez.

—Michelle

Cuando usted satisface su cuerpo con jugos y alimentos de alto contenido alcalino y cargados de nutrientes, y el nivel de azúcar en su cuerpo se estabiliza, su apetito por comida chatarra, dulces y alimentos ricos en carbohidratos comienza a desaparecer. Usted puede observar que su fatiga disminuye y su energía incrementa. Se sentirá con más ganas de levantarse y avanzar en la mañana, hacer ejercicio y llevar a cabo las cosas. Al igual que muchos otros entusiastas de los jugos, usted además puede observar que su concentración mejora drásticamente. Eso se debe a que su cerebro está bien alimentado. Cuando consume alimentos bajos en nutrientes, su cerebro no obtiene los suficientes materiales crudos que necesita para llevar a cabo las reacciones. Las cosas fallan, y usted da vueltas por todos lados buscando las llaves de su coche durante diez minutos cuando han estado en su bolso todo el tiempo. ¡Ahora puede despedirse de esa niebla cerebral!

Como puede ver, existen muchos beneficios con la dieta turbo. ¿Qué otro programa puede ofrecerle todo esto?

Janice bajó 10 libras (4 kg) con los jugos y la limpieza

En primer lugar, permítame agradecerle por todo el trabajo que hace, por los libros que ha escrito y toda la gente a quien ha ayudado, incluyéndome. Me siento muy bendecida de haber sido conducida a su libro de jugos. Sé que me he embarcado en un camino que será de por vida. He estado en todas las dietas y programas de ejercicio imaginables, y ninguno de ellos ha impactado mi vida y mi salud como la información que obtuve de usted. Lleve a cabo la limpieza de hígado y dos semanas de limpieza de colon [de mi libro, *Juicing, Fasting and Detoxing for Life* (Jugos, ayuno y desintoxicación de por vida). ¡Es asombroso! Bajé 10 libras (4 kg). Me está encantando cada minuto del día, ¡cada sorbo de jugo y bocado de comida!

—JANICE

Estimule su metabolismo

El metabolismo comienza en el momento que somos concebidos y termina en el momento que morimos. Es un proceso constante y vital para todas las formas de vida, no solo para los seres humanos. Si el metabolismo se detiene, viene la muerte.

En los seres humanos, el metabolismo comienza con las plantas. Una planta verde absorbe energía de la luz solar. La fotosíntesis, entonces, sucede a medida que la planta utiliza esta energía y la clorofila para construir nutrientes a partir del agua y el dióxido de carbono.

Cuando una persona come plantas o carne de animales que han comido plantas, absorbe esta energía en forma de carbohidratos, junto con otros nutrientes. Entonces los carbohidratos se rompen para que la energía pueda ser distribuida a las células del cuerpo.

El glucagón está involucrado en la distribución de esta energía. Es una hormona importante implicada en el metabolismo de carbohidratos. Producida por el páncreas, es soltada cuando la glucosa sanguínea comienza a descender demasiado, causando que el hígado convierta el glucógeno almacenado en glucosa y lo transporte al flujo sanguíneo. Esto incrementa los niveles de glucosa en la sangre y finalmente obstaculiza el desarrollo de los niveles bajos de azúcar en la sangre. El glucagón además estimula la liberación de insulina, con el fin de que la glucosa recientemente disponible en el flujo sanguíneo pueda ser ocupada y utilizada por las células insulinodependientes.

El trabajo principal del glucagón es mantener estables los niveles de azúcar en la sangre en el cuerpo al soltar la grasa reservada en el cuerpo para que pueda ser quemada con el fin producir energía. El páncreas, en respuesta a la proteína, estimula el glucagón, el cual estimula el uso de la grasa para energía. Coloca al metabolismo en modo de quema de grasa y moviliza la liberación de la grasa corporal almacenada en el tejido adiposo directamente al flujo sanguíneo. Este proceso les permite a los músculos quemar grasa en lugar de glucosa para obtener energía, convierte las grasas ingeridas en cetonas y las envía a las células para producir energía, y suelta la grasa de las células adiposas al flujo sanguíneo para ser utilizadas. El resultado es un efectivo equilibrio del peso. Cuando este sistema se sale de equilibrio por el consumo de demasiados carbohidratos simples y refinados, ganamos peso y se nos dificulta bajar las libras de más.

La dieta turbo en pocas palabras

La dieta turbo rinde recompensas con grandiosos dividendos. Yo he visto personalmente a personas que han bajado tanto como una libra (medio kilo) al día sin mucho esfuerzo. No hay inanición ni privación.

A continuación se encuentran los principios básicos del programa. (Ver los detalles del programa completo en el capítulo 7). En la dieta turbo usted:

- Beba dos vasos (10 a 12 onzas o 300 a 350 ml cada uno) de jugo fresco de verduras al día. Si no tiene un extractor y no puede comprar uno ahora, usted puede comprar jugos ya hechos en las barras de jugos. Si no tiene acceso a una barra de jugos, entonces puede comprar jugos ya hechos de verduras de la sección de refrigeradores en su tienda de comestibles. Si no se encuentran disponibles, entonces puede elegir un jugo V-8 bajo en sodio. (Tenga en mente que si el jugo está embotellado o enlatado, aunque esté guardado en la sección de refrigeradores de la tienda, tiene que ser pasteurizado. El calor utilizado en la pasteurización mata las vitaminas, las enzimas y esa misteriosa sustancia de vida que solamente puede obtener en alto grado en los alimentos crudos. No tendrá el mismo efecto con estos jugos que con los frescos). Cuando viaje, o si no le es conveniente tomar un jugo en el camino, usted puede tomar un suplemento alimenticio de verduras, algarroba y polvo de remolacha para mezclar con agua (consulte el Apéndice A).
- Consuma una dieta con alto contenido alcalino y bajo índice glucémico. La porción más grande de sus comidas provendrá de la categoría rica en contenido alcalino que consiste en verduras, fruta, brotes, nueces, semillas, aceites saludables y verduras de hoja. El resto de su dieta provendrá de proteína vegetal o animal, y una pequeña cantidad de granos enteros.

- Coma una porción grande de su comida cruda, setenta a ochenta por ciento es su objetivo. Los alimentos crudos están cargados de enzimas y vitaminas que se destruyen durante la cocción. Los alimentos crudos le ayudan en especial a perder peso.

- Coma bastantes verduras, especialmente las verduras de colores brillantes con mayor cantidad de antioxidantes. Se recomienda que consuma al menos dos o tres pociones de verduras además de sus jugos de verdura.

- Coma pequeñas porciones de proteína magra: pescado, pollo, pavo, cordero, res y huevos (si no decide ser vegano). Elija orgánicos y de campo como una opción más saludable.

- Beba ocho a diez vasos de 8 onzas (236 ml) de agua purificada al día. Podría agregar concentrado de arándano o jugo puro no endulzado de arándano al agua para mejorar el sabor y ayudar a deshacerse del agua acumulada en su cuerpo. El arándano es un diurético natural, es útil para limpiar los riñones y contiene altos niveles de sustancias orgánicas que tienen fama de tener un efecto emulsificador sobre los depósitos adiposos.

- Beba una taza de té verde al día. El té verde es termogénico, es decir, ayuda a mejorar el metabolismo. Si la cafeína del té verde (solo aproximadamente un tercio de la del café) no se adapta a su sistema, entonces elija el té blanco (que aun contiene poca cafeína) o té herbal. Es mejor evitar el café tanto como sea posible, ya que es muy ácido. Además puede provocar irritabilidad y dificultad para concentrarse. Aunque el café no lo estimule ni un poco, más tarde causa una baja fuerte de energía, la cual puede hacer que desee comida engordadora.

- Consuma grasas buenas como aguacate, aceite de oliva extra virgen y aceite virgen de coco. El aceite de coco es un termogénico; al hígado le gusta quemarlo. Contrario a la opinión popular, es una grasa saludable para el corazón y adelgaza.

- Evite los almidones, los carbohidratos refinados, el azúcar, los dulces, el alcohol y las sodas, incluso las sodas dietéticas.

- Si desea ir por la vía rápida puede hacer un *ayuno de jugos* (algunos lo llaman *festín de jugos*) una vez a la semana. Eso quiere decir beber solo jugos de verduras por un día (consulte el capítulo 8 para conocer el "Plan de menú del ayuno de la dieta turbo"). En esos días, usted debe beber casi dos litros (1.88 l ó 2 qt) de jugo de verduras. Puede ser que uno de esos jugos sea una sopa de energía cruda (un jugo al que le agrega aguacate; consulte la página 145 para obtener recetas) para ayudarle con la energía y a estabilizar el azúcar en la sangre.

- Además, se ejercitará tres o cuatro veces por semana.

Consejos para tener éxito en la pérdida de peso

- **Duerma lo suficiente; duerma bien.** Cuando no dormimos suficiente o no dormimos bien, nuestras hormonas de control del apetito se vuelven locas y hacen que deseemos comer más, especialmente más carbohidratos (si necesita ayuda para conseguir un buen sueño nocturno, consulte el capítulo 5).

- **Mantenga su colon en movimiento.** La constipación contribuye con ganar peso.

- **Manténgase bien hidratado.** Algunas personas terminan en un estado de deshidratación crónica cuando están intentando perder peso porque no beben suficiente agua; temen el peso adicional del agua. Pero en realidad están obstaculizando la habilidad de su cuerpo para metabolizar la grasa. Un estado de deshidratación crónica inevitablemente conducirá a ganar peso. Estar completamente hidratado es un prerrequisito para la pérdida de peso. Para lograr una exitosa pérdida de peso, usted debe beber suficiente agua para que su cuerpo no esté en un estado de deshidratación crónica. Cuando su cuerpo está en este estado, usted no podrá perder el exceso de grasa con facilidad.

- **Mantenga una actitud positiva.** Nunca se diga que no puede hacer algo como perder peso. Quite todos los pensamientos negativos de su mente; diga y piense solo palabras positivas a usted mismo y a los demás. Si tiene la meta de reducir cinco libras (2 kg) en dos semanas, vea cómo se van esas cinco libras. Piénselo en términos de lo que usted desea pesar al terminar esas dos semanas. ¿Qué tan bien se sentirá cuando tenga cinco libras menos? Cuídese de la autoderrota. No deje que lo atrape antes de que comience.

Si se estanca alguna vez durante la dieta turbo o desea acelerar su pérdida de peso y un plan de un estilo de vida saludable, puede limpiar su cuerpo, comenzando con el programa de limpieza de colon y luego la limpieza de hígado y vesícula biliar de siete días, que se presentan en detalle en mis libros *Juicing, Fasting, and Detoxing for Life* [Jugos, ayuno y desintoxicación que dan vida] y *The Juice Lady's Guide to Juicing for Health* [La guía para hacer jugos y estar saludable de La Dama de los Jugos]. Un hígado y una vesícula biliar congestionados podrían evitar que pierda peso. Además, podría dificultársele desprenderse de algunas libras hasta que limpie las toxinas de su cuerpo, especialmente los órganos de eliminación. Por ejemplo, las toxinas atrapan el agua y las células adiposas en bolsas que llamamos celulitis. Desintoxicar su cuerpo es la clave para deshacerse de esos depósitos adiposos grumosos.

Cuando haya perdido la mayor parte del peso que desee, usted puede añadir lentamente más carbohidratos saludables, entre ellos granos enteros, papas, calabaza y fruta. Normalmente en esta fase, usted perderá aproximadamente una libra (454 g) a la semana. Si come demasiados alimentos altos en carbohidratos o come de más en las fiestas, las vacaciones o en ocasiones especiales y gana peso, usted puede perder rápidamente las libras de más al limpiar su cuerpo con un día de limpieza con jugos de verduras, y apegándose estrictamente a la dieta turbo.

Un día, usted celebrará el logro de sus objetivos de pérdida de peso. Entonces podrá comer carbohidratos más saludables, pero tendrá el hábito de elegir los correctos esta vez. Si come demasiado y gana algunas libras, usted puede volver al camino regresando a la dieta turbo. Si se resbala y se da atracones durante una temporada estresante, puede programar un día de limpieza con jugos de verduras y desalojar todas las toxinas. Este es el diseño que puede ayudarle a mantener su peso ideal el resto de su vida.

¡LAS INVESTIGACIONES COMPRUEBAN QUE LA DIETA DE JUGOS FUNCIONA!

Dos estudios universitarios han comprobado que uno o dos vasos de jugo de verduras al día estimulan cuatro veces la pérdida de peso en comparación con quienes no beben jugo en la misma dieta de la Asociación Estadounidense del Corazón. Ambos estudios fueron pruebas experimentales aleatorias, cada uno durante doce semanas.[1]

En el estudio conducido por la Universidad de California-Davis entre noventa adultos sanos de cuarenta a sesenta y cinco años de edad, se encontró que cada persona que bebió al menos dos vasos de jugo de verduras al día alcanzó su meta de pérdida de peso, mientras que solamente siete por ciento de quienes no bebieron jugo la alcanzaron. Los participantes que bebieron uno o dos vasos de jugo de verduras al día adelgazaron, en promedio, cuatro libras (1 kg), mientras que quienes no bebieron jugo de verduras bajaron solamente una libra (454 g). Los investigadores también encontraron que las personas de los grupos que bebieron jugo de verduras tenían una ingesta significativamente más alta de vitamina C y de potasio, y una ingesta significativamente menor de carbohidratos. Los participantes con presión arterial al borde que bebieron una o dos porciones de jugos de verduras disminuyeron significativamente su presión arterial.[2] Quienes bebieron jugos de verduras dijeron que disfrutaron el jugo y sintieron que estaban haciendo algo bueno por sí mismos al beberlo. De acuerdo con el Dr. Carl Keen, profesor de nutrición y medicina interna de la UC-Davis y coautor del estudio: "El disfrute es crucial para desarrollar buenos hábitos alimenticios a los que pueda apegarse durante largo tiempo [...] El jugo de verduras es algo que la gente disfruta, además es conveniente y portátil, lo cual hace que sea sencillo tomarlo todos los días".[3]

El estudio de la escuela de medicina Baylor College of Medicine incluyó a ochenta y un adultos que bebieron 8 a 16 onzas (236 a 473 ml) de jugo de verduras diariamente como parte de una dieta de calorías controladas saludable para el corazón quienes tuvieron un promedio de 4 libras (1,814 kg) perdidas durante un periodo de estudio de doce semanas. En comparación, quienes no bebieron jugo perdieron solamente una libra (453 g). De los participantes del estudio, casi tres cuartos de las mujeres, ochenta y tres por ciento, padecía síndrome metabólico, que es un conjunto de factores de riesgo, entre ellos exceso de grasa corporal alrededor del abdomen, presión arterial alta, niveles elevados de azúcar en la sangre y niveles elevados de colesterol.[4]

Se estima que 47 millones de estadounidenses poseen alguna combinación de estos factores de riesgo, colocándolos en un alto riesgo de padecer diabetes y cardiopatías.[5] Es por ello que La dieta turbo de bajo índice glucémico funciona tan bien para la pérdida de peso y puede ser especialmente útil para las personas con problemas de azúcar en la sangre, tales como las que padecen síndrome metabólico.

El síndrome metabólico

La insulina es una hormona poderosa, su trabajo principal es pasar la glucosa de la sangre a las células, donde se convierte en energía. Juega un papel crítico en el equilibrio del azúcar en la sangre, la estabilización del peso y otros factores importantes de salud. Cuando el azúcar en la sangre se eleva, el páncreas suelta insulina para lidiar con el azúcar, pero a menudo exagera al soltar demasiada insulina. Entonces su azúcar en sangre baja, con frecuencia demasiado, y usted come más carbohidratos para elevarla de nuevo. El páncreas suelta más insulina, y el ciclo continúa.

Las cosas como el alcohol, las empanadas, los dulces, el helado, las tartas, las tortas; los productos de azúcar refinada como el pan, las roscas, la pizza y la pasta; y los almidones tales como las papas blancas y el arroz blanco rápidamente se descomponen en azúcar y entran velozmente al flujo sanguíneo, donde causan que la insulina alcance su máximo. "No se necesita mucho […] para que el azúcar en la sangre se dispare", dice el Dr. Ron Rosedale. Él observa que una galleta salada puede llevar el azúcar en sangre a más de 100, y en muchas personas puede causar que se eleve a 150.[6]

Cuando la insulina se vuelve excesiva, las células blanco comunes de los músculos y el hígado ya no la reconocerán. Cuando esto sucede continuamente, la insulina flota en el flujo sanguíneo la mayor parte del tiempo. Cuando la insulina se convierte en una hormona dominante y activa, dispara un desequilibrio hormonal que prepara el camino para el aumento de peso, la obesidad, la diabetes tipo 2 e incluso el cáncer.

No puede maximizar la combustión de grasa con niveles elevados de insulina

Aunque se ejercite rigurosamente, los niveles elevados de insulina no maximizarán la combustión de grasa. Aún peor, los niveles elevados de insulina estimularán a su cuerpo a almacenar grasa. Recuerde, esta respuesta es principalmente el resultado de comer demasiados carbohidratos y no suficiente proteína, grasa y fibra, los cuales se encuentran en carbohidratos complejos tales como verduras, leguminosas y granos enteros.

La clave para corregir este desequilibrio comienza con controlar los niveles de insulina. Tenga usted o no síntomas de resistencia a la insulina o síndrome metabólico, el control de la insulina es vital para la pérdida de peso y el mantenimiento. La dieta de bajo índice glucémico con dos vasos de verduras al día es un buen plan para que controle la respuesta de la insulina y mantenga una buena condición física de por vida.

La insulina les lleva glucosa a los billones de células de su cuerpo. Cuando es sensible a la insulina, su cuerpo hace un mucho mejor trabajo a la hora de transportar la glucosa (el azúcar en la sangre) a las células que cuando no es sensible a esta hormona. Las *puertas abiertas* de sus células permiten que este combustible sea utilizado para energía. La facilidad con la que se transporte la glucosa a sus células define cuán sensibles serán a la insulina.

Cuando sus células no son sensibles a la insulina, los niveles de insulina incrementan, y las células blanco desarrollarán lo que se denomina *resistencia a la insulina*. Cuando sus células son resistentes a la insulina, su cuerpo debe batallar con glucosa "libre" adicional que no puede llegar a sus células. Parte de esto será almacenado como grasa y conducirá al aumento de peso. Sin la sensibilidad a la insulina, es posible que batalle con su peso continuamente. Se piensa que la resistencia a la insulina es una de las causas principales del sobrepeso asociado con el síndrome metabólico.[7] El estudio de la escuela de medicina Baylor mencionado anteriormente involucró a un gran porcentaje de participantes con síndrome metabólico, un conjunto de características que incluyen aumento de peso en el abdomen, resistencia a la insulina, HDL bajo y triglicéridos elevados. Si no se corrige por medio de seguir una dieta de bajo índice glucémico, este síndrome a menudo evoluciona en diabetes. La mayoría de las personas que padecían síndrome metabólico en el estudio bajaron de peso cuando agregaron jugos de verduras a su dieta, cuatro veces el peso que adelgazaron quienes no bebieron jugo. Puede leer más acerca de este síndrome y de cómo corregirlo en el capítulo 5.

La dieta turbo de los jugos es antiinflamatoria

La dieta occidental común produce inflamación. La inflamación produce resistencia a la insulina. La resistencia a la insulina produce aumento de peso. El aumento de peso produce citosinas inflamatorias que conducen a más resistencia a la insulina y a más aumento de peso. Es un ciclo frustrante. La resistencia a la insulina hace que los músculos padezcan hambre, los cuales reaccionan enviando señales para disminuir el metabolismo, con el fin de conservar las reservas de energía. Además, la resistencia a la insulina nos hace sentir hambre, en un esfuerzo por alimentar nuestros músculos hambrientos.

Bajo estas condiciones, la pérdida de peso se vuelve casi imposible. Lucimos con sobrepeso, pero nuestros músculos creen que estamos hambrientos. Lo triste es que muchas personas extremadamente obesas de hecho están hambrientas. Como resultado de esta hambre crónica consumimos más y más comida, pero a menudo escogemos los alimentos equivocados: azúcares, carbohidratos refinados, almidones simples y grasas dañinas, como respuesta a las señales del cerebro que piden nutrición. Esto obstaculiza la pérdida de peso sin importar nuestros esfuerzos por ponernos a régimen. A medida que estas condiciones empeoran podemos desarrollar enfermedades cardiovasculares, diabetes e hipertensión. La dieta turbo detiene esta respuesta inflamatoria en seco, poniéndole un alto a esta cascada de reacciones dañinas y pone al cuerpo de vuelta en una bioquímica equilibrada.

¿QUÉ ES LA DIETA DE BAJO ÍNDICE GLUCÉMICO?

El índice glucémico (IG) se ha vuelto la herramienta popular para la pérdida de peso basada en parte en el hecho de que los alimentos de alto índice glucémico elevan los niveles de azúcar en la sangre, causan que el cuerpo secrete excesiva insulina y conducen al almacenamiento de grasa. Originalmente desarrollado para ayudar a los diabéticos a controlar el nivel de azúcar en la sangre, el índice glucémico se ha vuelto popular en el mercado de pérdida de peso en gran parte porque funciona muy bien. Los investigadores reportaron en la *Revista de la Asociación Médica Estadounidense* [Journal of the American Medical Association] que los pacientes que perdieron peso con una dieta de bajo índice glucémico mantuvieron su peso más tiempo que los pacientes que perdieron la misma cantidad de peso con una dieta baja en grasas.[8]

El IG se refiere a un sistema para clasificar los carbohidratos de acuerdo con cuánto aumenta el nivel de azúcar en la sangre en una persona con cierta cantidad de alimento. Se determina al medir cuánto eleva el nivel de azúcar en la sangre una porción de 50 gramos de carbohidrato, comparado con un control.

Virtualmente, todos los carbohidratos son digeridos en glucosa y provocan un incremento temporal de los niveles de glucosa, llamado la respuesta glucémica. Pero algunos alimentos la elevan más que otros. Esta respuesta se ve afectada por muchos factores, entre ellos la cantidad de comida, la cantidad y el tipo de carbohidrato, si se cocina o se come crudo y el grado de procesamiento. A cada alimento se le asigna un índice que va del 1 al 100, con 100 como el patrón de referencia para la glucosa pura. Normalmente, los alimentos reciben un valor alto (por arriba de 70), moderado (56-69) y bajo (menos de 55).

Carolyn bajó 10 libras (4.5 kg) y se siente 100% mejor

Durante los cuatro días de vacaciones del Día de Acción de Gracias decidí probar su dieta de bajo índice glucémico. Tengo sesenta y un años y he sobrevivido al cáncer cinco veces, así como a la quimioterapia, la radiación y casi una veintena de cirugías. Tengo graves quemaduras de radiación en mi abdomen. Eso también ha contribuido a la artritis en mis articulaciones y piernas. Deseaba perder un poco de peso, pero lo más sorprendente es que unos tres días después de limpiar mi sistema de los carbohidratos simples, el dolor de la artritis comenzó a desaparecer. No he sentido el dolor de la artritis durante casi cuatro semanas. He bajado 10 libras (4.5 kg) y me siento cien por ciento mejor. He investigado muchos comentarios acerca de su plan (los cuales incluyen aceite de coco) y no he encontrado nada más que reseñas fabulosas. Este es un plan sencillo, fácil y efectivo de seguir.

—Carolyn

Los alimentos de bajo índice glucémico, especialmente las verduras crudas, pueden ayudarle a controlar el azúcar en la sangre, el apetito y el peso. Aunque son útiles para todos, lo son especialmente para la gente que padece diabetes tipo 2, prediabetes, hipoglucemia, resistencia a la insulina y síndrome metabólico. Los alimentos de bajo índice glucémico son absorbidos más lentamente, permitiéndole a la persona sentirse satisfecha más tiempo y por lo tanto es menos probable que coma de más. Los expertos en alimentos crudos tales como el Dr. John Douglas han encontrado que los carbohidratos crudos tales como los jugos crudos, son tolerados mejor que los carbohidratos cocinados. Estos no provocan los antojos adictivos que causan los alimentos cocinados. Douglas cree, como lo cree el experto finlandés A. I. Virtanen, que las enzimas de los alimentos crudos juegan un papel importante en la manera en que estimulan la pérdida de peso, como lo hacen en el tratamiento de la obesidad.[9]

En la dieta turbo, se le anima a elegir que la mayoría de sus alimentos con carbohidratos sean de bajo índice glucémico, y que un gran porcentaje de esos alimentos los consuma crudos. Los alimentos que se mencionan en las páginas 128-137 son en su mayoría de bajo índice glucémico y ricos en nutrientes, no refinados y altos en fibra—como verduras enteras, fruta y leguminosas (frijoles, lentejas, guisantes).

No todos los carbohidratos son iguales

Los diferentes carbohidratos toman diferentes caminos en el cuerpo luego de la digestión. Por ejemplo, algunos alimentos con almidón están atados a una capa exterior de almidones muy complejos (fibra) como las leguminosas (frijoles, lentejas y guisantes), lo cual incrementa el tiempo que les toma ser digeridos. De manera que aunque las leguminosas sean relativamente altas en carbohidratos, tienen una respuesta glucémica menor debido a su revestimiento complejo.

Las zanahorias son otro ejemplo de inconsistencia glucémica: a menudo se les refiere como una verdura de alto índice glucémico. Si una persona consume 50 gramos de zanahorias, lo que se requiere para la prueba, han comido aproximadamente 5 tazas de zanahorias. No a muchos de nosotros nos agrada comer tanta zanahoria, aunque las preparemos en jugo. E incluso en esa grande cantidad, las zanahorias continúa estando en la categoría de bajo índice glucémico, solo un poco más arriba de las demás verduras.

Además debemos considerar el potencial antioxidante de los alimentos, es decir, la cantidad de nutrientes antioxidantes que contiene un alimento, como el beta-caroteno y la vitamina C, que son abundantes en muchas frutas y verduras. En la cultura china, las zanahorias a menudo son utilizadas como un medicamento de enfriamiento. Es especialmente importante que incluyamos en nuestra dieta zanahorias, remolacha (ambos ricos en beta-caroteno) y otras verduras de colores brillantes con el fin de prevenir enfermedades. Actualmente, muchos profesionales sugieren que eliminemos las zanahorias y las remolachas, debido a su valor glucémico, pero La dieta turbo no las excluye, debido a su alto contenido de nutrientes y fibra.

En la dieta turbo no se incluyen alimentos con un alto índice glucémico ni los alimentos que no tienen fibra y que se convierten rápidamente en glucosa. Esta dieta también elimina los alimentos que no son ricos en nutrientes. Además de que la fruta se limita al principio debido a su mayor contenido de azúcar y a que muchas personas sufren de proliferación excesiva de hongos (candidiasis) fomentada por el azúcar de las frutas.

Elegir alimentos de bajo índice glucémico que no estimulan la rápida elevación de la insulina y, por lo tanto, que no estimulan la acumulación de grasa, así como alimentos ricos en fibra y que por consiguiente bajan el nivel de azúcar que entra en el flujo sanguíneo, son las elecciones sanas de La dieta turbo para la pérdida de peso.

Por el contrario, los alimentos con alto índice glucémico dispararán un incremento en el azúcar de la sangre, seguido de una caída de azúcar en la sangre y una cascada de cambios hormonales, los cuales tienden a provocarle hambre rápidamente. Los alimentos con más alto índice glucémico son metabolizados más rápidamente que los alimentos de bajo índice glucémico. Los picos de azúcar en la sangre de los alimentos de alto índice glucémico causan problemas particulares en las personas que padecen diabetes, prediabetes, hipoglucemia y síndrome metabólico.

La calidad y no la cantidad de carbohidratos es la meta de la dieta turbo. El objetivo es sentirse satisfecho a través de disfrutar bastantes carbohidratos inteligentes—como verduras enteras, cantidades limitadas de granos enteros y leguminosas—, junto con proteína magra, grasas sanas y un poco de fruta. Usted evitará por completo los alimentos de alto índice glucémico, los cuales tienden a elaborarse con azúcar o harina blanca, y a menudo son altamente procesados.

LA RESEÑA DEL ÍNDICE GLUCÉMICO

El índice glucémico fue desarrollado por David Jenkins en 1981 para medir el incremento de la glucosa sanguínea luego de consumir un alimento particular. Este índice muestra la tasa a la que los carbohidratos se descomponen en glucosa en el flujo sanguíneo. Los individuos que participan en la prueba reciben una cantidad específica (50 gramos) de carbohidratos en un alimento de prueba, y su glucosa sanguínea se mide en un período de tiempo para ver cómo es afectada. La respuesta del azúcar en sangre se compara con un alimento estándar, normalmente pan blanco, y se proporciona una calificación para determinar cómo es afectada el azúcar en sangre.

Tenga en mente que no todos los alimentos de bajo índice glucémico son alimentos sanos. Los alimentos de bajo índice glucémico incluyen las barras de chocolate y las papas fritas. Estos alimentos no se encuentran en la dieta turbo, porque carecen de nutrientes, contienen azúcar, se convierten fácilmente en azúcar y carecen de fibra. Usted necesita obtener la mejor nutrición de sus elecciones. De igual manera, existen alimentos de puntuación moderada, tales como las remolachas y los alimentos de alto índice glucémico, tales como el colinabo y el melocotón, que son parte de este plan, debido a que son ricos en nutrientes.

Con este plan, tampoco necesita obsesionarse con el índice glucémico, simplemente tener una comprensión básica de los principios detrás de él. Tenga en mente que algunos factores pueden cambiar la calificación, tales como que entre más madura esté la fruta, más alto será el índice glucémico. Pero siempre elija frutas y verduras maduras por sobre las tiernas, estas son mucho más sanas. Añadir grasa buena a los alimentos puede disminuir el resultado del IG. Y tenga en mente que la respuesta del IG a cierto alimento también varía ampliamente en la misma persona día a día.[10] De ahí la importancia de poder escuchar a su cuerpo y determinar cómo le afectan los alimentos que está consumiendo.

Dmitry perdió 40 libras (18 kg)

Yo perdí 40 libras (18 kg), sobre todo del contorno de mi cintura, durante un período de aproximadamente seis meses después de comenzar a hacer jugos. Soy atleta y solía ejercitarme mucho. Pero cuando tuve una lesión en la rodilla que me impidió ejercitarme, se volvió más difícil mantenerme en forma. Luego comencé a hacer jugos todos los días. El peso simplemente se desvaneció sin esfuerzo. Pasé de medir 38 pulgadas (96.5 cm) a 32 pulgadas (81 cm) de cintura; y de aproximadamente 230 libras (104 kg) a 190 libras (86 kg). Estoy comprometido con los jugos por el resto de mi vida.

—Dmitriy

Adelgazar con una misión

Hace años, cuando estaba cumpliendo con los prerrequisitos para mi maestría en ciencias de la nutrición de alimentos enteros en la Bastyr University, trabajaba como consejera de nutrición de medio tiempo en un centro de pérdida de peso. Observé que algunas de las personas que entraban en el programa lucían sanas, es decir, tenían buen tono de piel y brillo, solamente tenían sobrepeso. Pronto en el programa, me di cuenta de que aunque estaban adelgazando, no estaban luciendo más sanos. Observé la pérdida de tono en la piel, se volvían más pálidos y perdían energía y vitalidad. Me alarmé. Incluso cuando era estudiante sabía que no solo se trataba de perder peso; se trataba acerca de volverse más sano. Dejé el empleo, incapaz de promover algo que yo sentía que dañaba a las personas.

¡Ha desaparecido el dolor del pie izquierdo de Margo!

¡Desde que comencé a hacer jugos, mis ojos están más resplandecientes y el dolor de mi pie ha desaparecido! Antes, apenas podía caminar. Comencé a hacer jugos, porque deseaba sentirme mejor y porque tenía muchos problemas digestivos. No tenía idea de que me desharía del dolor de mi pie izquierdo.

—Margo

Cuando usted se embarca en un programa para adelgazar, el programa debe tratarse de volverse más sano a la par que baja de peso. Ya sea que desee bajar 10, 20, 50, 100 o incluso más de 200 libras como Dave el camionero "de los alimentos crudos", no solo se trata de deshacerse como pueda del peso. Yo conozco a personas que han perdido peso a través de medios drásticos y han arruinado su salud en el proceso.

Perder peso con jugos de verduras y la dieta turbo es una manera de asegurarse de elegir un régimen de pérdida de peso que no sacrifica su salud. Es por ello que me emociona presentarle la dieta turbo. Yo sé lo que puede hacer por usted. Demasiadas personas han alabado esta dieta debido al incremento en su salud y energía que han experimentado. Y si ellos pueden experimentar estos grandiosos resultados, usted también puede. ¡Está de camino a un gran comienzo y a una vida en buena forma!

Capítulo 2

¡Baje de peso con jugos!

¡**L**A DIETA TURBO funciona! Ahora que ha leído el capítulo 1, usted sabe por qué funciona. Pero en caso de que sea como yo y necesite leer las cosas más de una vez, aquí hay un repaso: proporciona una abundancia de nutrientes que satisfacen las necesidades nutricionales del cuerpo. Eso ayuda a reprimir los antojos, ¡una gran ventaja para la pérdida de peso! Es energizante, de manera que la fatiga se vuelve algo del pasado y usted en realidad siente ganas de ejercitarse. Usted desarrolla músculo y quema más calorías. Además, desintoxica el cuerpo. Las toxinas en realidad pueden hacer que gane peso y dificultarle que lo pierda. Este programa es rico en alimentos que alcalinizan el cuerpo. Beber alimentos ricos en contenido alcalino estimula al cuerpo a quemar células adiposas con los ácidos que contienen, porque hay bastante reserva para neutralizar los ácidos.

Ahora que sabe en teoría cuán efectivos son los jugos para la pérdida de peso, usted deseará experimentarlo de primera mano. Me gustaría ayudarle a comenzar su programa turbo con algunas directrices para hacer jugo y elegir un buen extractor. Además le daré respuestas a algunas preguntas frecuentes, junto con bastantes consejos para hacer que sea un plan fácil de seguir.

¡Karen adelgazó 20 libras (9 kg)!

He adelgazado aproximadamente 20 libras (9 kg) en cinco meses. Comencé mi nuevo estilo de vida con batidos verdes, incrementé mi consumo de verduras, reduje mis carbohidratos, añadí aceites buenos, incluyendo aceite virgen de coco, y comí carne magra y pescado. Entonces comencé a hacer jugos, lo cual me llevó a un mayor nivel de salud. Cuando bebo el jugo, me siento mejor casi de inmediato. Observé que cuando no lo pienso, mi cuerpo comienza a ansiarlo.

Mi salud ha mejorado bastante desde que comencé la dieta de los jugos. Mis alergias disminuyeron considerablemente cuando comencé a hacer jugos. Una vez que cambié mi dieta y comencé a hacer jugos, tuve más que un deseo de comer más sanamente. Ahora tengo más energía para realizar las cosas. De verdad me gusta la energía que me proporcionan los jugos. Yo preparo jugo de zanahoria y remolacha para poder tener energía para ejercitarme. Para mí es nuevo poder ejercitarme y no sentirme exhausta después. Me encanta.

Solía despertarme en la mañana muy malhumorada y más cansada que cuando me iba a dormir. Ahora, la mayoría de los días, despierto feliz y sintiéndome mejor que nunca. Este es un gran avance para mí. Incluso con el clima gris del otoño, continúo feliz, y eso hace que mi familia esté mucho más feliz también.

En un momento de mi programa, simplemente ya no estaba perdiendo más peso. Cherie sugirió que intentara una limpieza de hígado, lo cual me ayudó a superar el obstáculo. Ella además me dijo que me ayudaría con mi nivel de energía. Después de aproximadamente una semana de estar en su programa de limpieza de hígado, pude sentir de verdad una diferencia en mi estado. Tenía más energía, y para la siguiente semana, otros síntomas se habían ido, tales como alergias a ciertos alimentos, cabello seco y sin vida, y manchas en la piel. Y comencé a perder peso otra vez.

Al principio no estaba segura de cómo cambiaría mi vida el programa de Cherie, pero ahora soy una verdadera creyente en los jugos. Hacer todas estas cosas buenas me ha dado un mayor deseo de comer más sanamente. Además me ha dado una mayor energía, ha disminuido las alergias, ha mejorado la digestión y la salud (no me enfermo como solía), ¡y estoy más feliz que nunca!

—Karen

*NOTA DEL AUTOR: Puede ver las imágenes del antes y el después de Karen en http://www.juiceladycherie.com/Juice/success-stories/

Los jugos ayudan a controlar su apetito

Beber un vaso de jugo de verduras antes de cada comida puede ayudar a frenar su apetito. Si elige con cuidado los ingredientes, usted puede obtener un doble dividendo de control del apetito. Las mejores verduras para usar cuando se preparan jugos para la pérdida de peso son los *alimentos de calorías negativas*: aquellos que requieren más calorías para digerirse que las que contienen. Las hojas verde oscuro, el brócoli, las zanahorias, la pataca, el hinojo y el repollo están dentro de las mejores verduras para usar en las recetas de jugos para perder peso. Además considere utilizar espárrago, pepino y apio, los cuales son diuréticos naturales que pueden aliviar la retención de líquidos.

Además, el jugo de zanahoria y el jugo de perejil pueden ayudar a mantener sus niveles de azúcar en la sangre, lo cual evitará el hambre. Ya que el jugo de zanahoria es dulce, también puede ayudarle a satisfacer los antojos de azúcar. Otra verdura que probar para curar a un goloso es la pataca. Sin embargo, aunque reduce los antojos de azúcar, la pataca es blanda, de manera que es mejor combinarla con cosas como zanahoria, pepino y jugo de limón para hacer resaltar su sabor.

Channah bajó 13 libras (5 kg) para su boda

Perdí un total de 13 libras (5 kg) para mi boda y me mantuve con 8 libras (3 kg) abajo a través de hacer jugos. Asistí a una de las clases de Cherie acerca de hacer jugos y limpieza, y compré un extractor. Hacer jugos me ha ayudado a mantenerme 3 kg más delgada. Más allá de la pérdida de peso, me siento menos perezosa y mi cutis ha mejorado. Sobre todo, me siento más saludable. De verdad me encanta hacer jugos. Gracias, Cherie.

—CHANNAH

*NOTA DE LA AUTORA: Una noticia emocionante es que Channah ahora está esperando un bebé. Ella dice que ha ganado más peso del que bajó para su boda, pero está esperando La Dieta Turbo para volver en forma una vez que llegue su bebé.

JUGOS DE VERDURAS QUE ESTIMULAN LA PÉRDIDA DE PESO

Jugo de espárragos

El jugo de espárragos es un diurético natural. Contiene asparagina: un aminoácido cristalino que estimula el desempeño de los riñones, mejorando así la eliminación de los residuos del cuerpo. Usted puede licuar los tallos que normalmente tiraría, lo cual es bueno para la conservación de los productos agrícolas.

Jugo de remolacha

Las remolachas son un diurético natural que también se piensa que ayudan a romper los depósitos adiposos.

Jugo de repollo

Se piensa que el repollo ayuda a romper los depósitos adiposos, especialmente en la región abdominal.

Jugo de apio

El jugo de apio es un diurético y tiene propiedades relajantes. El apio también es una buena fuente natural de sodio.

Jugo de arándano

Los arándanos son diuréticos. Procese arándanos con limón y una manzana verde baja en azúcar; sabe como limonada y hace un delicioso placer para la pérdida de peso.

Jugo de pepino

Los pepinos ayudan a incrementar la micción y a desalojar las toxinas. Los pepinos son ricos en sulfuro y silicio, lo cual estimula los riñones a remover mejor el ácido úrico. El silicio también es genial para el cabello y las uñas, y ayuda a evitar la pérdida del cabello y las uñas quebradizas.

Jugo de jitomate

Los jitomates contienen ácido cítrico y ácido málico, los cuales mejoran el metabolismo del cuerpo, estimulando la combustión efectiva de calorías.

Robin perdió 9 libras (4 kg) en una semana

Bueno, para mi sorpresa, este sábado por la mañana, me pesé, ¡y tenía 9 libras (4 kg) menos que el domingo en la noche! ¡Bárbaro! Sé que me queda mucho por hacer, ¡pero haber hecho tanto en una semana parecía absolutamente imposible! Realicé un programa de ejercicios en un grupo durante un año, pero no perdí ni un solo kilo. Sé que es importante ejercitarse. Pero no estaba lidiando con mi mayor problema: la comida. No deseaba lidiar con ello, era demasiado complicado. Esta semana no hice ejercicio de esfuerzo. Caminé por la cancha de la iglesia antes del estudio bíblico del viernes por la noche, pero fue todo. Sabía que perdería algo de peso esta semana. ¡Estaba determinada! Pero perder 4 kg me asombra. Y para rematar, el dolor de mi pie desapareció. Yo tenía fascitis plantar, lo cual provocaba dolor al caminar y me dificultaba bastante ejercitarme. Es asombroso que el dolor se haya ido. Ahora puedo hacer caminata y continuar moviéndome.

—Robin

El jugo fresco ofrece una abundancia de nutrientes

Cada vez que se sirva un vaso de jugo, imagínese un gran cóctel de vitaminas y minerales con una abundancia de nutrientes que estimulan la pérdida de peso y la vitalidad. Además del agua y de la proteína y de los carbohidratos de fácil absorción, conocidos como macronutrientes (aquellos que se necesitan en mayor cantidad), el jugo también proporciona algunos ácidos grasos esenciales y montones de vitaminas, minerales, enzimas y fitonutrientes. Y los investigadores continúan explorando cómo es que los nutrientes que se encuentran en el jugo pueden ayudar al cuerpo a sanar y a desechar los kilos no deseados.

La siguiente vez que prepare un vaso de jugo fresco, esto es lo que estará bebiendo:

Proteína

¿Alguna vez consideró que el jugo podía ser una fuente de proteína? Sorprendentemente, ofrece más de lo que cree. Nosotros utilizamos proteína para formar músculos, ligamentos, tendones, cabello, uñas y piel. La proteína es necesaria para crear enzimas, las cuales dirigen las reacciones químicas, y hormonas, las cuales conducen funciones corporales. Las frutas y las verduras contienen cantidades menores de proteína que los alimentos animales, tales como las carnes de músculo y los productos lácteos, y son proteínas incompletas. Por lo tanto, se piensa que son fuentes pobres en proteínas. Pero los jugos son formas concentradas de verduras, y por ende proporcionan aminoácidos de fácil absorción, los bloques que forman la proteína. Por ejemplo, 16 onzas (473 ml) de jugo de zanahoria (1 kg de zanahorias) proporciona aproximadamente 5 gramos de proteína (el equivalente de un ala de pollo o una pierna pequeña). Además de licuar bastantes hojas verde oscuro y verduras y tubérculos como zanahorias y remolachas, usted deberá comer otras fuentes de proteína, tales como brotes, leguminosas (frijoles, lentejas y guisantes), nueces, semillas y granos enteros. Si no es vegano, usted puede agregar huevos y carnes de músculo de campo, alimentados con pastura, tales como pollo, pavo, cordero y carne de res, junto con pescado silvestre.

Carbohidratos

El jugo de verduras contiene carbohidratos saludables. Los carbohidratos proporcionan combustible para el cuerpo, el cual utiliza para el movimiento, la producción de calor y las reacciones químicas. Los enlaces de carbohidratos encierran la energía que una planta absorbe del sol (fotosíntesis), y esta energía es soltada cuando el cuerpo quema el alimento vegetal como combustible. Existen tres categorías de carbohidratos: simples (azúcares), complejos (almidones y fibra) y fibra. En su dieta, elija los carbohidratos más complejos por sobre los carbohidratos simples. Hay más azúcares simples en el jugo de frutas que en el jugo de verduras, por lo que debería exprimir verduras y comer la fruta entera, con excepción del limón, la lima y la manzana baja en azúcar, los cuales puede utilizar para darles sabor a las recetas de jugos de verduras. Tanto la fibra insoluble como la soluble se encuentran en las frutas y las verduras enteras; ambos tipos se necesitan para una buena salud. Pero, ¿quién dijo que el jugo no tiene fibra? El jugo es la forma soluble, la cual es excelente para el tracto digestivo. La fibra soluble además ayuda a bajar los niveles de colesterol, estabilizar el azúcar en sangre y mejorar las bacterias buenas del intestino.

Ácidos grasos esenciales

Hay muy poca grasa en los jugos de fruta y de verdura, pero las grasas que contiene el jugo son esenciales para su salud. Los ácidos grasos linoleicos y alfa-linoleicos (una grasa omega-3) se encuentran en el jugo fresco de verduras. Estos respaldan los sistemas cardiovascular, reproductivo, inmunológico y nervioso. Además se requieren para la producción de energía.

Vitaminas

El jugo fresco está repleto de vitaminas. Las vitaminas forman parte, junto con los minerales y las enzimas, de las reacciones químicas en todo el cuerpo. Por ejemplo, la vitamina C es útil para la pérdida de peso, ya que está involucrada en la conversión apropiada de glucosa en energía en las células. Las hojas verde oscuro y los cítricos son ricos en vitamina C. La vitamina B_5 está involucrada en la utilización de la grasa. Además juega un papel importante en la producción de energía y ayuda a la función adrenal. Se encuentra en las hojas verde oscuro. El jugo fresco es una excelente fuente de vitaminas solubles en agua como la C, muchas de las vitaminas B, algunas vitaminas solubles en grasa como los carotenos (también conocidos como provitamina A, los cuales se convierten en vitamina A conforme sea necesario), y las vitaminas E y K. También vienen en paquetes de cofactores que mejoran su efectividad para trabajar juntos, tales como la vitamina C con bioflavonoides. Los bioflavonoides hacen que la vitamina C sea más efectiva.

Minerales

El jugo fresco está cargado de minerales. Hay siete minerales principales que el cuerpo necesita; además utiliza más de ochenta minerales para mantener una buena salud. Los minerales, junto con las vitaminas, son componentes de las enzimas. Estos forman los huesos, los dientes y el tejido sanguíneo, y ayudan a mantener la función celular normal. Algunos minerales son importantes para la pérdida de peso. Por ejemplo, el calcio trabaja con ciertos aminoácidos para regular el metabolismo de las grasas y prevenir el almacenamiento de la grasa. El magnesio incrementa la absorción del calcio. Y el cromo trabaja con la insulina y le ayuda al cuerpo a utilizar el azúcar de la sangre.

Los minerales se dan en formas orgánicas en la tierra, y las plantas las incorporan a sus tejidos. Como parte de este proceso, los minerales inorgánicos son convertidos en minerales orgánicos mediante un proceso llamado fotosíntesis, el cual produce minerales en forma absorbible. Esto hace que el alimento vegetal sea una excelente fuente de minerales. Se cree que hacer jugos proporciona una mucho mejor absorción de minerales que las verduras enteras, porque el proceso de licuar libera los minerales a un estado altamente absorbible y de fácil digestión.

Enzimas

El jugo fresco está lleno de enzimas, las cuales son catalizadores biológicos que aceleran reacciones químicas específicas en una célula. Estas trabajan, a menudo junto con las vitaminas y los minerales, para acelerar las reacciones necesarias para las funciones vitales del cuerpo. Sin enzimas no tendríamos vida en nuestras células. Las enzimas prevalecen en los alimentos crudos y el jugo, pero el calor, como el de la cocción y la pasteurización, las destruye. Todos los jugos embotellados, aunque se mantengan en refrigeración, tienen que ser pasteurizados. En la pasteurización se requiere elevar la temperatura del jugo más allá del límite que preservaría las enzimas y las vitaminas.

Cuando usted come o bebe jugos y alimentos ricos en enzimas, estos pequeños catalizadores ayudan a descomponer los alimentos en el tracto digestivo, de esta manera evitan que los órganos digestivos tales como el páncreas, el hígado y la vesícula biliar—los productores de enzimas del cuerpo—trabajen demasiado. Esta acción de protección es conocida como la "ley de secreción adaptativa de las enzimas digestivas". De acuerdo con esta ley, cuando la comida que consume es procesada por las enzimas presentes en los alimentos que digiere, el cuerpo secretará menos de sus propias enzimas. Esto permite que la energía del cuerpo pase de la digestión a otras funciones, tales como la reparación y el rejuvenecimiento.

Las enzimas son vitalmente importantes para la pérdida de peso. Por ejemplo, la enzima lipasa es una enzima hidrolizadora de grasa que se encuentra abundantemente en los alimentos vivos crudos. Sin embargo, pocos comemos bastantes alimentos con suficiente lipasa para quemar incluso una cantidad normal de grasa, ya ni hablar del exceso de grasa. La lipasa ayuda al cuerpo en la digestión, la distribución de la grasa y la combustión de grasa para energía. La lipasa hidroliza la grasa en todo el cuerpo. Sin lipasa, la grasa se acumula y podemos verla acumularse en nuestras caderas, muslos, glúteos y estómago. La peptidasa es una enzima que ayuda a descomponer las proteínas y eliminar toxinas. Eliminar las toxinas es esencial cuando estamos quemando grasa. El cuerpo almacena el exceso de toxinas en las células adiposas. Cuando comenzamos a quemar grasa, las toxinas son liberadas a nuestro sistema. Esto en ocasiones puede causar que retengamos agua y nos hinchemos. Es importante tener bastante peptidasa cuando bajamos de peso.

Fitoquímicos

Las plantas contienen sustancias que las protegen de enfermedades, lesiones y contaminación. Estas sustancias son conocidas como fitoquímicos—*fito* significa planta y *químico* en este contexto significa nutriente. Estos compuestos protectores de la salud se encuentran en las frutas, las verduras y otras plantas. Entre los fitoquímicos (en ocasiones llamados fitonutrientes) se encuentran el beta-caroteno, el licopeno y el resveratrol. Estos les dan su color, su olor y su sabor a las plantas. A diferencia de las vitaminas y las enzimas, estas son termoestables y pueden soportar la cocción. Algunos fitoquímicos, tales como el índole-3-carbino, se enfocan en la liberación y el metabolismo de la grasa acumulada. Además, los investigadores han encontrado que las personas que comen la mayoría de frutas y verduras tienen una menor incidencia de cáncer y otras enfermedades.[1] Beber jugos de verduras le proporciona estas sustancias vitales en una forma mayormente absorbible y concentrada.

Energía luminosa

Hay una sustancia más, presente en los alimentos crudos, que es más difícil de medir que las demás. La energía ligera se encuentra en las células vivas de los alimentos crudos tales como frutas y verduras. Han mostrado emitir rayos de luz coherente cuando son fotografiados de manera única (con la fotografía Kirlian). Se cree que esta energía luminosa tiene muchos beneficios cuando se consume; uno de ellos es que se cree que ayuda a la comunicación celular. Además se piensa que contribuye con nuestra energía, vitalidad y sensación de vivacidad y bienestar.

Vitalismo es una palabra que significa chispa o energía vital. Fue una hipótesis debatida en los siglos XVII y XVIII. El vitalismo tiene una larga historia en filosofías médicas. Las prácticas curativas más tradicionales postulaban que la enfermedad es el resultado de algún desequilibrio en las energías vitales. A medida que la medicina se volvió más mecánica en el siglo XX, el concepto de vitalismo, o chispa vital, dejó de estar en boga. Sin embargo, es la chispa vital de la vida que está en las verduras y frutas crudas lo que le da vida al cuerpo. Esta puede ser una razón por la que la gente reporta un incremento significativo en la energía cuando comienza a beber jugo fresco.

Preguntas frecuentes acerca de los jugos

Ahora que sabe por qué el jugo es tan efectivo para adelgazar y tan bueno para su salud, posiblemente tenga algunas preguntas acerca de los jugos. A continuación es encuentran algunas de las preguntas más frecuentes:

¿Por qué hacer jugos? ¿Por qué no solo comer frutas y verduras?

Aunque nunca le he dicho a nadie que no coma verduras y frutas, existen por lo menos tres razones por las cuales hacerlas jugo es importante y debe ser incluido en su dieta. En primer lugar, usted puede exprimir (y beber) muchos más productos agrícolas de lo que probablemente comería en un día. Toma mucho tiempo masticar verduras crudas. Masticar es algo muy bueno. Yo lo recomiendo ampliamente. Sin embargo, hay muy poco tiempo para masticar alimentos crudos. Un día medí cuánto tiempo me tomaba comer cinco zanahorias medianas (eso es lo que a menudo licuo con pepino, limón, raíz de jengibre, remolacha, col rizada y apio). Mastiqué durante alrededor de cincuenta y cinco minutos. No solamente no tengo tanto tiempo al día, sino que después de ello mi mandíbula estaba tan cansada que apenas podía moverla.

En segundo lugar, podemos exprimir jugo de partes de la planta que normalmente no comeríamos, como los tallos, las hojas, la piel y las semillas. Yo incluyo lo que sé que rara vez o nunca comería, tal como los tallos y las hojas de la remolacha, las hojas del apio, la parte blanca jugosa del limón y la lima con sus semillas, los tallos de los espárragos y las hojas de la col rizada con el tallo.

En tercer lugar, se estima que el jugo ya está trabajando en el sistema aproximadamente veinte minutos después de beberlo. Y para los achaques, el jugo es una terapia por esta misma razón. Cuando el cuerpo tiene que trabajar duro para moler las verduras, por ejemplo, puede gastar bastante energía en el proceso digestivo. Los jugos hacen el trabajo por usted. De manera que cuando bebe un vaso de jugo fresco, todos esos nutrientes de vida pueden ponerse a trabajar inmediatamente para energizar, sanar y reparar su cuerpo.

¿Qué hay de la fibra que se pierde al hacer jugos?

Es verdad que necesitamos comer verduras, frutas, brotes, leguminosas y granos enteros para obtener fibra. Bebemos jugo para obtener los nutrientes adicionales; es mejor que cualquier píldora vitamínica. Y para la pérdida de peso, bebemos jugos de verduras para controlar el apetito. Además, en mi libro *The Juice Lady's Guide to Juicing for Health* [La guía para hacer jugos y estar saludable de La Dama de los Jugos] recomiendo los jugos como terapia.

No se preocupe por la fibra que se pierde al licuar; aun se obtiene la fibra soluble en el jugo. Y piense en toda la nutrición adicional que está obteniendo. El jugo fresco es uno de los mejores cócteles de vitaminas/minerales que puede beber. Posiblemente no necesite tantos suplementos nutricionales cuando tome jugos, por lo que ahorrará mucho dinero a largo plazo. Beba su jugo como una adición inteligente a su dieta alta en fibra que obtendrá de los platillos de leguminosas, brotes, frutas y verduras crudos.

¿Muchos de los nutrientes se conservan con la fibra?

En el pasado, algunos de los grupos de promoción de la salud pensaron que una cantidad significativa de nutrientes permanecía en la fibra luego de licuar, pero esa teoría se ha desaprobado. El Departamento de Agricultura de los EE. UU. (USDA, por sus siglas en inglés) analizó doce frutas y encontró que el noventa por ciento de los nutrientes antioxidantes que midieron se encontraba en el jugo en vez de en la fibra.[2] Es por ello que el jugo es un gran suplemento en la dieta.

¿El jugo fresco es mejor que el jugo comercialmente procesado?

El jugo fresco es un "alimento vivo" con una dotación completa de vitaminas, minerales, fitoquímicos y enzimas, junto con energía luminosa. Por el contrario, los jugos comercialmente procesados, enlatados, embotellados, congelados o empacados han sido pasteurizados, lo que significa que el jugo ha sido calentado y se ha matado o eliminado muchas de las vitaminas y enzimas. Y la energía luminosa ha desaparecido virtualmente. Mire una fotografía Kirlian de una verdura cocinada o de un vaso de jugo pasteurizado, y verá la poca "luz" que emana de ellos. Esto significa que el jugo tendrá más tiempo de vida en la tienda, pero no le dará a su cuerpo la clase de vida que obtendrá del jugo crudo. Hacer su propio jugo le permite elegir productos orgánicos y utilizar una más amplia variedad de verduras y fruta que de otra manera no comería, como col rizada, remolacha con hojas y tallos, limón con la parte blanca y montones de raíz de jengibre. Algunas de mis recetas incluyen pataca, jícama, repollo verde, remolacha con tallos y hojas, hojas de apio, col rizada y perejil. Estos tubérculos dulces y crujientes, y estas hojas saludables no se encuentran en la mayoría de los jugos procesados.

¿Cuánto tiempo puede almacenar el jugo fresco?

Entre más pronto beba el jugo luego de hacerlo, más nutrientes obtendrá. Sin embargo, usted puede almacenar el jugo y no perder demasiados nutrientes manteniéndolo frío, como en un recipiente aislado o en un frasco cubierto en el refrigerador. Si llena el contenedor hasta el tope y se deshace de la mayor cantidad de aire como sea posible, tendrá menos oxidación.

Como una nota personal: cuando padecí de síndrome de fatiga crónica, hacía jugo en las tardes, cuando tenía más energía, y almacenaba el jugo cubierto en el refrigerador y lo bebía durante las siguientes veinticuatro horas, hasta que hiciera mi siguiente tanda de jugo. Me recuperé haciendo eso. Puede leer más acerca de mi viaje hacia la salud en *The Juice Lady's Guide to Juicing for Health* [La guía para hacer jugos y estar saludable de La Dama de los Jugos].

¿Qué cantidad de productos agrícolas se necesita para hacer un vaso de jugo?

La gente me pregunta con frecuencia si se necesita una "fanega" de productos agrícolas para hacer un vaso de jugo. De hecho, si está utilizando un buen extractor, se necesita una sorprendentemente pequeña cantidad de producto. Por ejemplo, de los siguientes artículos, los cuales apenas pesan una libra (453 g) cada uno, se produce aproximadamente un vaso de 8 onzas (236 ml) de jugo: una manzana mediana, medio pepino y medio limón (combinados); cinco a siete zanahorias; un pepino grande. De los siguientes, cada uno produce 4 onzas (118 g) de jugo: tres tallos de apio (13 pulgadas o 33 cm) o una naranja. La clave es tener un buen extractor que saque una pulpa seca. Yo he utilizado extractores que desechaban la pulpa húmeda. Cuando pasaba la pulpa de nuevo por el extractor, salía mucho jugo y la pulpa continuaba húmeda. Si las rpm son demasiado altas o el extractor no es eficiente en otros aspectos, usted desperdiciará mucho producto.

¿Hacer jugos costará mucho dinero?

La gente a menudo se pregunta cuán costoso es hacer un vaso de jugo. Podemos dar por sentado que el costo de un vaso de 8 onzas (236 ml) con frecuencia es menor que el de un café con leche. Con tres o cuatro zanahorias, la mitad de un limón, un puñado de raíz de jengibre, dos tallos de apio y medio pepino, usted probablemente gastará dos dólares y medio a tres dólares y medio, dependiendo de la temporada, la zona del país y la tienda donde compre. Además hay ahorros escondidos. Posiblemente no necesite tantos suplementos vitamínicos. ¿Eso cuánto vale? Y probablemente necesitará mucho menos medicamentos de venta libre como analgésicos, estimuladores del sueño, antiácidos y medicamentos para el resfriado, la tos y la gripe. ¡Esos son ahorros enormes! Y eso es tiempo que no pierde del trabajo. ¿Qué sucede cuando se le acaban los días de incapacidad por enfermedad? O, si usted es independiente, pierde ingresos por cada día que está enfermo. Con las propiedades de desarrollo inmunitario que combaten la enfermedad, usted debe permanecer bien todo el año.

Cómo elegir el extractor correcto

Elegir un extractor que sea adecuado para usted puede marcar la diferencia entre preparar jugos a diario y no volver a prepararlos jamás, de manera que es importante que obtenga uno que funcione de acuerdo con su estilo de vida.

Las personas me preguntan con frecuencia si pueden utilizar su licuadora para hacer jugo. Un extractor separa el líquido de la pulpa (fibra insoluble). Una licuadora hace líquido todo lo que se coloca en su interior; no separa la fibra insoluble del jugo. Si piensa que podría ser una buena idea agregar la pulpa de la zanahoria, la remolacha, el perejil o el apio en su jugo para obtener fibra adicional, le puedo decir a partir de la experiencia que sabe a aserrín jugoso. Para tener un jugo más sabroso, que es el jugo que disfrutará y beberá todos los días, usted necesita un extractor. Busque las siguientes características:

- *Que tenga suficientes caballos de fuerza (hp).* Le recomiendo un extractor con 0.3 a 0.5 hp. Las máquinas con motor débil y pocos caballos de fuerza deben correr a rpm (revoluciones por minuto) extremadamente altas. Las rpm de una máquina no reflejan con exactitud su capacidad de ejecutar efectivamente, porque sus rpm se calculan cuando el extractor está en reposo, no cuando está funcionando. Cuando coloca producto en una máquina de bajo poder, las rpm se reducirán drásticamente y en ocasiones el extractor se detendrá por completo. Yo he "matado" varias máquinas al licuar la primera zanahoria.
- *Que sea eficiente para extraer el jugo.* Yo he utilizado una serie de extractores que desperdiciaban mucho producto, porque mucho jugo se quedaba en la pulpa. Usted no tiene que sacar el jugo de la pulpa. Algunas máquinas tienen rpm demasiado altas, y la pulpa sale saturada de jugo. Algunas personas me han dicho que estaban gastando mucho dinero en producto, lo cual no debe ser el caso. A menudo resultaba que estaban desperdiciando mucho producto, debido a un extractor ineficiente.
- *Que sostenga la velocidad de la hoja durante el funcionamiento.* Busque una máquina que tenga un circuito electrónico que sostenga la velocidad de la hoja durante el funcionamiento.
- *Que sea capaz de procesar todo tipo de productos.* Asegúrese de que la máquina pueda procesar productos duros como las zanahorias y las remolachas, así como hojas delicadas, tales como el perejil, la lechuga y las hierbas. Asegúrese de que no necesite

un aditamento especial para los cítricos. Para el jugo de pasto de trigo, usted necesitará un extractor de pasto de trigo o uno que presione la hierba para extraer el jugo como una máquina de barrena simple o doble, también conocida como extractor centrífugo. Tenga en cuenta que toma más tiempo usar las máquinas que exprimen pasto de trigo junto con otras verduras y frutas. La mayoría tiene una pequeña abertura, lo que significa que tendrá que picar su producto en pequeños pedazos (lo cual no es necesario con un extractor de boca ancha). Algunos también requieren más tiempo de limpieza.

- *Que tenga un tubo de alimentación ancho, conocido como extractor de boca ancha.* Si no tiene mucho tiempo para dedicarle a la preparación de los jugos, asegúrese de obtener una máquina de boca ancha, ya que de lo contrario cortar su producto en pequeñas porciones antes de preparar el jugo toma tiempo adicional.

- *Que expulse la pulpa.* Elija un extractor que expulse la pulpa en un contenedor. Este diseño es mucho mejor que aquel en que toda la pulpa permanece adentro de la máquina y tiene que ser sacado con una cuchara con frecuencia. Los extractores que conservan la pulpa en la cesta interior en lugar de sacarla, no pueden exprimir continuamente. Usted necesita detener la máquina con frecuencia para lavarla. Además, puede ponerle al contenedor de pulpa una bolsa de plástico, que puede conseguir gratis al comprar sus verduras, para no tener que lavar el contenedor cada vez. Cuando termine de exprimir, puede tirar la bolsa de pulpa o utilizar la pulpa para cocinar o para hacer compost, pero no necesita lavar esa parte del extractor.

- *Que tenga pocas partes que limpiar.* Busque un extractor que solamente tenga pocas partes que limpiar. Entre más partes tenga el extractor y más complicado sea lavarlas, más tiempo le tomará limpiar y más tiempo le tomará armarlo de nuevo. Eso hace menos probable que utilice la máquina diariamente. Además, asegúrese de que las partes puedan lavarse en la lavavajillas. El extractor que yo uso, solo lo enjuago y lo dejo secar.

Para recomendaciones de extractores, vea el Apéndice A.

Cómo aprovechar al máximo los jugos

Hacer jugos es un proceso muy simple. Aunque el proceso sea simple, es útil tener algunas directrices en mente para obtener los mejores resultados.

- *Lave todas las frutas y las verduras antes de hacerlas jugo.* Hay productos para limpiar frutas y verduras disponibles en muchas tiendas de comestibles y de alimentos saludables. Remueva todas las áreas enmohecidas, golpeadas o dañadas de las frutas y verduras.

- *Siempre pele las naranjas, las mandarinas, los tangelos y las toronjas* antes de exprimir, porque las pieles de estos cítricos contienen aceites volátiles que pueden provocar problemas digestivos como dolor de estómago. Las cáscaras de limón y de lima pueden exprimirse, si son orgánicos; pero añaden un sabor distinto que no es de mis favoritos para la mayoría de las recetas. Yo normalmente los pelo. Deje tanta de la parte blanca del cítrico como sea posible, ya que contiene la mayor parte de vitamina C y de bioflavonoides que contiene la fruta. Los bioflavonoides trabajan con la vitamina C; se necesitan el uno al otro para crear la mejor absorción para sus células inmunes. Siempre pele los mangos y las papayas, ya que su cáscara contiene un irritante que es dañino cuando se come en gran cantidad.

  Además, le recomiendo que pele todos los productos que no sean catalogados como orgánicos, aunque la mayor concentración de nutrientes se encuentre dentro o junto a su piel. Por ejemplo, los pepinos no orgánicos a menudo son encerados, atrapando así los pesticidas. Usted no desea cera ni pesticidas en su jugo. Las cáscaras y las pieles de las frutas y verduras rociadas contienen la mayor concentración de pesticidas.

- *Remueva huesos, carozos y semillas duras* de las frutas como melocotones, ciruelas, albaricoques, cerezas y mangos. Las semillas más suaves de los pepinos, las naranjas, limones, limas, sandías, melones, uvas y manzanas pueden procesarse sin problema. Debido a su composición química, no pueden molerse grandes cantidades de semillas de manzana para los niños menores de dos años, pero no deben causar problemas en niños más grandes y adultos.

- *Puede moler los tallos y las hojas* de la mayoría de las frutas y verduras como los tallos y las hojas de remolacha, la corona de la fresa, las hojas de apio y los pequeños tallos de uva, ya que los tallos también proporcionan nutrientes. Deseche los tallos más largos de uvas, ya que pueden atascar la navaja del extractor. Además remueva las hojas de zanahoria y de ruibarbo, ya que contienen sustancias tóxicas. Corte las puntas de las zanahorias, ya que es la parte que se enmohece primero.

- *Corte las frutas y las verduras* en secciones o trozos que quepan en el tubo de alimentación de su extractor. Usted aprenderá con la experiencia qué puede agregar entero o qué tamaño funciona mejor para su máquina. Si tiene un tubo grande de alimentación, no tendrá que cortar mucho producto.
- *Algunas frutas y verduras no se procesan bien.* La mayoría de los productos agrícolas contienen mucha agua, lo cual es ideal para exprimir. Las verduras y las frutas que contienen menos agua, tales como los plátanos, los mangos, las papayas y los aguacates, no se exprimirán bien. Pueden ser utilizados en batidos y sopas frías después de haber procesado primero otros productos, luego vierta el jugo en una licuadora y añada el aguacate, por ejemplo, para hacer una sopa cruda.
- *Beba su jugo tan pronto como pueda luego de prepararlo.* Si no puede beber el jugo de inmediato, almacénelo en un contenedor aislado como una botella de agua de acero inoxidable, un termo u otro contenedor hermético oscuro, y guárdelo, de ser posible, en el refrigerador un máximo de veinticuatro horas. La luz, el calor y el aire destruirán los nutrientes rápidamente. Tenga en cuenta que entre más tiempo espere antes de beber el jugo, más nutrientes se pierden. Si el jugo se vuelve marrón, se ha oxidado y ha perdido una gran cantidad de su valor nutrimental. Después de veinticuatro horas, podría pudrirse. Los jugos de melón y de repollo no se conservan bien; bébalos al poco tiempo de haberlos preparado.

Elija productos orgánicos

La popularidad de los alimentos orgánicos ha incrementado drásticamente en años recientes, y continúa creciendo. Las ventas de alimentos orgánicos alcanzan miles de millones de dólares cada año y continúan incrementando anualmente. Parece que un número creciente de personas desean evitar los millones de libras de pesticidas y herbicidas que son rociados sobre los cultivos cada año. ¡Eso es por una buena razón! Se estima que un pequeño porcentaje de pesticidas en realidad elimina los insectos y la mala hierba, mientras que el resto es absorbido por las plantas y dispersado al aire, la tierra y el agua.

Existe la preocupación de que los pesticidas utilizados para controlar las plagas en las cosechas de alimentos sean peligrosos para las personas que consumen estos alimentos. Esta preocupación es una de las razones del movimiento de alimentos orgánicos. Muchos plantíos, incluso de frutas y verduras, contienen residuos de pesticidas luego de ser lavados y pelados. Los químicos que ya no son utilizados pero que son resistentes a la descomposición durante largos períodos pueden permanecer en la tierra y en el agua, y por ende en los alimentos.[3] Estos residuos de pesticidas ocasionan riesgos de salud a largo plazo, tales como cáncer y defectos de nacimiento.[4] Un estudio conducido por la Harvard School of Public Health de Boston, ha descubierto un aumento del setenta por ciento en el riesgo de desarrollar enfermedad de Parkinson en la gente expuesta a incluso los niveles más bajos de pesticidas.[5] Existen riesgos inmediatos para las personas que trabajan con pesticidas, tales como intoxicación aguda, vómito, diarrea, visión nublada, temblores, convulsiones y daño neurológico.

Si los pesticidas y los herbicidas no representan daño a la salud (como nos lo han dicho), ¿entonces por qué hay una mayor incidencia de cáncer entre los agricultores? Se han realizado muchos estudios a los agricultores con el fin de determinar los efectos a la salud de la exposición ocupacional a los pesticidas. Se han reportado asociaciones entre los pesticidas y el linfoma de Hodgkin, la leucemia, el cáncer de próstata, el mieloma múltiple y el sarcoma del tejido blando.[6]

A menudo me preguntan si los productos orgánicos son más nutritivos que los productos cultivados convencionalmente. Estudios han mostrado que sí. De acuerdo con resultados de un estudio de $25 millones de dólares sobre alimentos orgánicos, el más extenso de su tipo hasta ahora, los productos orgánicos eclipsan por completo a los productos convencionales en contenido nutricional. Un estudio de cuatro años financiado por la Unión Europea encontró que las frutas y verduras orgánicas contienen hasta cuarenta por ciento más antioxidantes. Contienen mayores niveles de minerales benéficos como el hierro y el zinc. La leche de manadas orgánicas contenía hasta noventa por ciento más antioxidantes. Los investigadores obtuvieron sus resultados luego de cultivar frutas y verduras, y de criar el ganado en sitios orgánicos y no orgánicos adyacentes, junto a la Universidad de Newcastle. De acuerdo con el profesor Carlo Leifert, coordinador del proyecto, comer alimentos orgánicos puede incrementar el consumo de nutrientes en las personas que no comen la cantidad recomendada de porciones de frutas y verduras al día.[7]

Además, un estudio de 2001 llevado a cabo como parte de una disertación doctoral de la Johns Hopkins University consideró cuarenta y un estudios diferentes de pruebas de campo, experimentos en invernaderos, encuestas de cesta de mercado y encuestas a agricultores. Los nutrientes más estudiados en aquellos estudios incluían calcio, cobre, hierro, magnesio, manganeso, fósforo, potasio, sodio, zinc, beta-caroteno y vitamina C. De acuerdo con el estudio, había significativamente más vitamina C (27%), hierro (21%), magnesio (29%) y fósforo (13%) en los productos orgánicos que en las verduras cultivadas convencionalmente. Además había quince por ciento menos nitratos en las verduras orgánicas. Las verduras con los mayores incrementos de nutrientes entre la producción orgánica y convencional fueron la lechuga, las espinacas, las zanahorias, las papas y el repollo.[8] Sume eso a la utilización de menos residuos químicos, y verá que comprar alimentos cultivados localmente vale la pena el esfuerzo y el costo adicional.

Cuando elija alimentos cultivados orgánicamente, busque etiquetas marcadas como *producto orgánico certificado*. Esto significa que el producto ha sido cultivado de acuerdo con estándares uniformes verificados por organizaciones estatales independientes o privadas. La certificación incluye inspección de las granjas y las instalaciones de procesamiento, mantenimiento de datos detallado y pruebas de pesticidas sobre tierra y agua para asegurarse de que los cultivadores y operarios estén cumpliendo con las normas gubernamentales. En ocasiones podrá ver una etiqueta que diga *producto orgánico transicional*. Esto significa que el producto fue cultivado en una granja recientemente convertida o que está en proceso de cambiar de aerosoles y fertilizantes químicos a agricultura orgánica.

Posiblemente no pueda costear comprar todo orgánico. Cuando ese sea el caso, elija sabiamente. De acuerdo con el Environmental Working Group, las frutas y verduras cultivadas comercialmente varían en sus niveles de residuos de pesticida. Algunas verduras (como el brócoli, los espárragos y las cebollas), así como alimentos con cáscaras más gruesas (tales como los aguacates, los plátanos y las naranjas) tienen niveles relativamente bajos de pesticidas, comparados con otras frutas y verduras.[9] Tenga en cuenta que algunas verduras y frutas contienen grandes cantidades de pesticida. Cada año, el Environmental Working group publica su lista de "la docena sucia" de frutas y verduras, y califica las frutas y las verduras de la peor a la mejor. Usted puede revisarlo en línea en www.ewg.org.

Cuando las verduras o las frutas orgánicas que usted desea no estén disponibles, pídale a su proveedor que las consiga. Además puede buscar agricultores minoristas en su zona y darse una vuelta por el mercado de productores en la temporada. Muchas granjas pequeñas no pueden solventar el costo de usar muchos químicos en los cultivos como lo hacen las granjas comerciales. Otra opción es ordenar por correo productos agrícolas orgánicos.

Dos alimentos que "debe" comprar orgánicos

1. Las *papas* son una parte esencial de la dieta estadounidense. Un estudio encontró que representan el treinta por ciento de nuestro consumo total de verduras. Un simple cambio a papas orgánicas tiene el potencial de tener un gran impacto, porque las papas cultivadas comercialmente son de las verduras más contaminadas por pesticidas. En 2006, una prueba del Departamento de Agricultura de los Estados Unidos encontró que ochenta y un por ciento de las papas examinadas aún contenía pesticidas luego de lavarlas y pelarlas, y la papa tiene uno de los contenidos más altos de pesticida de entre las cuarenta y tres verduras examinadas, de acuerdo con el Environmental Working Group.[10]

2. *Manzanas:* Las manzanas son la segunda fruta más comúnmente consumida luego de los plátanos, y es el segundo jugo de fruta más popular, luego del de naranja. Pero las manzanas también son una de las frutas más contaminadas por pesticidas. La buena noticia es que las manazas orgánicas son fáciles de encontrar, no son demasiado costosas y están fácilmente disponibles en la mayoría de tiendas de comestibles.

EVITE LA "DOCENA SUCIA"

Si no puede costear comprar todos los productos orgánicos, quizá pueda evitar a los peores infractores rociados con pesticidas al comprar solamente los productos agrícolas cultivados orgánicamente que se encuentran en la lista de los más contaminados. La organización de investigación sin fines de lucro Environmental Working Group reporta periódicamente acerca de los riesgos a la salud que provocan los pesticidas de los productos agrícolas. El grupo dice que se puede reducir la exposición a los pesticidas hasta casi noventa por ciento, simplemente con evitar doce frutas y verduras cultivadas convencionalmente que se han encontrado como las más contaminadas. Se ha descubierto que comer doce de las frutas y verduras más contaminadas expone a una persona a catorce pesticidas al día en promedio. Comer las doce menos contaminadas expone a una persona a menos de dos pesticidas al día.[11] La lista cambia cada año. Para obtener las clasificaciones actuales vaya a www.ewg.org. En el momento de la impresión de este libro, esta es la "Docena sucia" y los "Quince limpios" del Environmental Working Group.[12]

LA "DOCENA SUCIA" DEL ENVIRONMENTAL WORKING GROUP

Rango	Fruta o verdura	Calificación *Las clasificaciones más abajo van de las frutas y verduras más contaminadas a las menos contaminadas. En esta lista, los melocotones son los peores, con 100, seguidos de otras frutas y verduras en orden descendente. Se recomienda que de estos alimentos compre los que son cultivados orgánicamente.*
1 (peor)	Durazno	100 (la carga más alta de pesticidas)
2	Manzana	93
3	Pimiento morrón	83
4	Apio	82
5	Nectarina	81
6	Fresas	80
7	Cerezas	73
8	Col rizada	69
9	Lechuga	67
10	Uvas (importadas)	66
11	Zanahoria	63
12	Pera	63

LOS "QUINCE LIMPIOS" DEL ENVIRONMENTAL WORKING GROUP

Clasificación	Fruta o verdura	Calificación *Los siguientes artículos están calificados comenzando por el más limpio. Todos se encuentran en la categoría más baja es decir, que no es imperativo escoger el orgánico de estos alimentos.*
1	Cebolla	1 (la carga más baja de pesticidas)
2	Aguacate	1 (la carga más baja de pesticidas)
3	Maíz dulce (congelados)	2
4	Piña	7
5	Mango	9
6	Espárrago	10
7	Guisantes dulces (congelados)	10
8	Kiwi	13
9	Repollo	17

LOS "QUINCE LIMPIOS" DEL ENVIRONMENTAL WORKING GROUP

Clasifi-cación	Fruta o verdura	Calificación *Los siguientes artículos están calificados comenzando por el más limpio. Todos se encuentran en la categoría más baja es decir, que no es imperativo escoger el orgánico de estos alimentos.*
10	Berenjena	20
11	Papaya	20
12	Sandía	26
13	Brócoli	28
14	Jitomate	29
15	Camote	29

¿DEBEMOS COMER ALIMENTOS IRRADIADOS?

La irradiación de los alimentos los expone a la radiación de iones para destruir los microorganismos, las bacterias, los virus o los insectos que podrían estar presentes en los alimentos. Evite tanto como sea posible las frutas y las verduras irradiadas. Algunos productores alimenticios utilizan radiación de rayos gamma para matar las pestes, las bacterias y los gérmenes de los alimentos almacenados y para incrementar el período de conservación en los estantes. El Dr. George Tritsch del Roswell Park Memorial Institute, del Departamento de Salud del Estado de Nueva York, dice que se opone al consumo de alimentos irradiados "debido a la abundante y convincente evidencia de literatura científica acerca de que los productos de condensación de los radicales libres formados durante la irradiación producen estadísticamente incrementos significativos en la carcinogénesis, la mutagénesis y las enfermedades cardiovasculares en los animales y en el hombre". Además de que se reporta la destrucción de vitaminas y otros nutrientes.[13] Esta práctica destruye los fitoquímicos y las enzimas, y además genera subproductos tales como: radicales libres, los cuales son tóxicos y pueden dañar las células; y químicos dañinos, conocidos como *productos radiolíticos,* entre ellos la talidomida.[14] La irradiación de frutas y verduras puede causar un problema todavía mayor que la irradiación de otros alimentos, debido a las grandes cantidades de agua que se encuentran en los productos, lo cual contribuye con una mayor generación de radicales libres.

La respuesta a las enfermedades de origen alimentario no es la irradiación, sino el cese de la sobreutilización de pesticidas, transformando así los abarrotados criaderos industriales en granjas humanitarias, y asegurar condiciones más sanitarias en las plantas de procesamiento de alimentos.

EVITE LOS ALIMENTOS MODIFICADOS GENÉTICAMENTE

Cuando sea posible, usted debería evitar los alimentos genéticamente modificados, también conocidos como OMG y OGM (organismos modificados genéticamente u organismos genéticamente modificados) que son resultado de técnicas de laboratorio mediante las cuales los investigadores cambian los genes de los vegetales o de los animales de granja para crear productos con proteínas y otras sustancias científicamente elaborados para los que el cuerpo no tiene experiencia digestiva previa. Las plantas modificadas genéticamente, por ejemplo, pueden contener material genético no vegetal que puede causar que la planta produzca químicos nunca antes encontrados con los que el cuerpo no es capaz de lidiar. La alteración de los genes vegetales ha sido hecha para hacer que las plantas sean más resistentes a pestes, enfermedades o pesticidas: para que tengan una mayor vida de almacenamiento o para modificar la madurez.

Un estudio reciente reveló que los experimentos llevados a cabo por los investigadores de Monsanto en tres cepas de maíz MG mostraron signos de daño en el hígado y los riñones de los animales usados en la experimentación. Dos de las variedades de maíz fueron modificados genéticamente para sintetizar las toxinas utilizadas como pesticidas, mientras que el tercero fue genéticamente modificado para ser resistente al herbicida Roundup.[15] Las tres cepas de maíz genéticamente modificado están siendo cultivadas en los Estados Unidos y han sido aprobadas para consumo humano. Según diferentes reportes, Monsanto publicó los datos brutos solamente después de una impugnación legal de Greenpeace y otros cuerpos y grupos políticos que están en contra de los alimentos modificados genéticamente.[16]

En el estudio se encontraron concentraciones inusuales de hormonas en la sangre y en la orina de las ratas alimentadas con el maíz MG durante tres meses (lo mismo sucedió con cada cepa de maíz), en comparación con las ratas que recibieron una dieta sin alimentos MG. Se encontró que las ratas hembras tenían niveles más altos de azúcar en la sangre y de triglicéridos. Este descubrimiento es particularmente importante con respecto a bajar de peso, porque se conoce que niveles más altos de azúcar en la sangre y de triglicéridos contribuyen a la resistencia a la insulina y al síndrome metabólico, de lo cual se habló en el capítulo 1. Los autores del estudio concluyeron: "Los efectos se asociaron primordialmente con el hígado y los riñones, con los órganos desintoxicantes de la alimentación, aunque difieren entre los tres OMG. Igualmente se observaron efectos en el corazón, las glándulas suprarrenales [y] el bazo".[17]

Muchos alimentos modificados genéticamente se encuentran en las repisas de las tiendas de comestibles en todos lados sin una identificación para nuestra protección. Es posible que no sepamos que las estamos comprando. De modo que los consumidores desprevenidos que podrían tener una reacción alérgica al cacahuete o a la nuez de Brasil podrían comprar un producto con un gen que les podría causar una reacción que ponga en riesgo su vida.

Podemos evitar los alimentos MG al estar conscientes de qué alimentos están más propensos a la ingeniería genética y qué productos están hechos a partir de ellos. Algunas estimaciones dicen que hasta treinta por ciento de diferentes productos en las repisas de las tiendas de comestibles están "modificados". Eso se debe en gran parte a que muchos alimentos procesados contienen algún tipo de soja. Aproximadamente noventa por ciento del cultivo de soja en Norteamérica está manipulado genéticamente.[18] De acuerdo con la Agencia de Alimentos y Medicamentos, más de cincuenta por ciento de las variedades de plantas ha sido examinado y aprobado para el consumo humano[19]—por ejemplo, jitomate y melón nacional, con características de maduración modificadas; soja y remolacha azucarera, resistentes a herbicidas; maíz y algodón, con una resistencia incrementada a pestes de insectos. Aunque quizá los cincuenta productos no estén disponibles en su supermercado local, la prevalencia de alimentos genéticamente modificados en Estados Unidos está más extendida de lo que cree. Deborah Whitman de Cambridge Scientific Abstracts, afirma: "Es muy probable que los alimentos altamente procesados, tales como los aceites vegetales o los cereales de desayuno contengan un pequeño porcentaje de ingredientes modificados genéticamente, porque los ingredientes crudos han sido agrupados en un solo flujo de procesamiento provenientes de muchas fuentes".[20]

En el mundo entero, la soja y el maíz son los dos cultivos más cosechados, mientras que en Estados Unidos, la soja y el algodón son los cultivos modificados genéticamente más prevalentes. La mayoría de los cultivos modificados genéticamente fueron modificados para tolerar los herbicidas, con menores porcentajes de cultivos modificados para resistir pestes de insectos y ambos con tolerancia a herbicidas y pestes. De acuerdo con Whitman: "A nivel mundial, la superficie de cultivos MG ha incrementado veinticinco veces más en tan solo cinco años, de aproximadamente cuatro mil trescientos millones de acres en 1996, a 109 millones de acres en 2000 […] Aproximadamente 99 millones de acres fueron dedicados a cultivos MG tan solo en Estados Unidos y en Argentina".[21]

Existen otros alimentos que vigilar y de los cuales comprar solamente orgánicos. El arroz está genéticamente modificado para contener grandes cantidades de vitamina A. La caña de azúcar está genéticamente modificada para ser resistente a ciertos pesticidas. Un gran porcentaje de endulzantes utilizados en los alimentos procesados, en realidad provienen del maíz, no de la caña de azúcar ni de las remolachas. Las papayas transgénicas ahora cubren aproximadamente tres cuartos del cultivo total de papaya hawaiana. Los productos cárnicos y lácteos a menudo provienen de animales que han consumido comida MG, por lo que es muy importante comprar solamente productos animales alimentados con pastura y criados orgánicamente. Los guisantes modificados genéticamente han creado respuestas inmunológicas en los ratones, lo cual sugiere que también pueden crear reacciones alérgicas graves en las personas.[22] A los guisantes se les ha insertado un gen de habichuelas rojas, lo cual crea una proteína que actúa como pesticida. Muchos aceites vegetales y margarinas utilizados en restaurantes, en los alimentos procesados y en los aderezos para ensaladas están hechos de soja, maíz, canola o semilla de algodón. A menos que estos aceites digan específicamente "no MG" u "orgánico", probablemente estén genéticamente modificados.

Incluso los suplementos vitamínicos pueden estar genéticamente modificados: la vitamina C a menudo está hecha de maíz, y la vitamina E generalmente está hecha de soja. Las vitaminas A, B_2, B_6, B_{12}, D y K pueden tener rellenos derivados de fuentes de maíz MG, tales como almidón, glucosa y maltodextrina.[23] Esta es precisamente la razón por la que debemos comprar solamente vitaminas de alta calidad de fuentes confiables que utilicen materiales orgánicos.

Actualmente no se requiere etiquetar los alimentos MG; por lo tanto, debemos ser consumidores informados y compradores cuidadosos. Podemos mirar las etiquetas de los productos empacados para ver si contienen fécula de maíz o harina de maíz, harina de soja, almidón de maíz, proteína vegetal texturizada, jarabe de maíz o almidón modificado. Revise las etiquetas de la salsa de soja, el tofu, las bebidas de soja, el aislado de proteína de soja, la leche de soja, el helado de soja, la margarina y la lecitina de soja, entre docenas de otros productos. Si estos productos no dicen orgánico o no MG, es muy probable que sean altamente MG.

Capítulo 3

Los beneficios alcalinos de la dieta turbo

U STED ACABA DE tomar una bebida deportiva y devorar una barra de energía. Parecía ser la mejor opción para después de ejercitarse, ¿no? Sin embargo, al mirar esta combinación dentro del marco de la pérdida de peso y el equilibrio ácido-alcalino, no es una buena elección. Las bebidas deportivas pueden encontrarse dentro de las cosas más ácidas que bebemos. De hecho, estas bebidas son tan ácidas que incrementan la erosión dental. Un dentista británico analizó la acidez de ocho bebidas deportivas luego de atender a un corredor de veintitrés años que tenía los dientes delanteros erosionados quien a menudo apagaba su sed con bebidas deportivas. Las ocho bebidas analizadas estuvieron por debajo del pH seguro de 5.5.[1]

Con respecto a la popular barra de energía, la mayoría de las barras contienen mucho endulzante. Generalmente es el primero o segundo ingrediente en la tabla de ingredientes, lo cual significa que está cargada de azúcar de algún tipo. Los endulzantes son ácidos. Además nos hacen vulnerables a una respuesta glucémica y finalmente a la resistencia a la insulina. Este es solo un ejemplo de las elecciones estadounidenses típicas que son ácidas o que se vuelven ácidas cuando se digieren, creando así acidosis leve, aumento de peso y mala salud.

Su cuerpo debe mantener un equilibrio delicado y preciso de pH en la sangre, el cual es apenas alcalino. Un sano equilibrio de pH en la sangre debe estar entre 7.35 y 7.45. Para mantener este equilibrio, el cuerpo incluso obtendrá minerales de los huesos, los dientes y los músculos para utilizarlos como defensa contra los ácidos.

La acidez o la alcalinidad de los alimentos puede ser clasificada de acuerdo a cómo los procesamos. Nuestro cuerpo transforma casi todos los alimentos en bases ácidas o alcalinas. Aunque necesitamos un equilibrio de diferentes alimentos para una buena salud, la mayoría de las personas comen muchos más alimentos que producen ácido que alimentos de formación alcalina. Demasiadas sustancias que producen ácido provocan una condición crónica llamada acidosis, que significa que el cuerpo se ha vuelto demasiado ácido. Además, su cuerpo produce ácido cuando experimenta estrés o emociones fuertes. Usted puede ver que la dieta típica y el estilo de vida occidental nos mueven en la dirección equivocada. El Dr. Robert Young, autor de *La milagrosa dieta del pH*, ha estado diciendo durante años que la obesidad es un problema de ácido y que la grasa nos está salvando la vida.[2]

LA OBESIDAD ES UN PROBLEMA DE ACIDEZ

¿Qué le sucede a su cuerpo cuando está demasiado ácido? Los ácidos actúan en sus tejidos como los ablandadores de carne en un bistec New York. El cuerpo hará lo que sea para proteger a sus delicados tejidos y órganos de esta acción cáustica. Lo que no puede ser neutralizado, con frecuencia es almacenado en células adiposas para proteger las partes vitales y más delicadas. El cuerpo incluso producirá más células adiposas para almacenaje conforme sea necesario. Eso significa que podemos ganar más y más peso aunque no estemos comiendo de más.

Esta condición ligeramente ácida además nos hace vulnerables a tener huesos y dientes débiles. Con el tiempo, el cuerpo extraerá calcio de los huesos y dientes para que actúen como defensas para neutralizar los ácidos y mantener el equilibrio del pH en sangre. Esto podría llegar a ser una razón por la que la osteoporosis está incrementando y por la que mucha gente reduce su tamaño a medida que envejece.

El exceso de acidez también contribuye al deterioro de los músculos, ya que el magnesio es drenado de los músculos para actuar como defensa ante el ácido. Eso podría ser la causa por la que estamos viendo un incremento drástico en la fibromialgia. Esta es una condición caracterizada por el dolor muscular y de coyunturas que a menudo se ve aliviado por los suplementos de magnesio. Por ello es muy útil hacer jugos de verduras ricas en magnesio tales como la acelga, las berzas, la espinaca, las puntas de remolacha y otras hojas sanas.

Si todo eso no es suficiente para llamar su atención, demasiado ácido también contribuye a la inflamación (un factor primordial para las cardiopatías), el envejecimiento (incluso de la piel) y los cálculos. Si desea lucir más joven y prevenir enfermedades provocadas por la inflamación, además de perder peso, es muy prudente que tenga una dieta rica en contenido alcalino como la dieta turbo.

La mayoría de los alimentos que componen las dietas de adelgazamiento son ácidos. Ya que comer alimentos que producen ácido hacen acumular peso, la solución a la obesidad es dejar los alimentos que producen ácidos y comer más alimentos alcalinos. Y junto con los efectos alcalinos del jugo fresco, su cuerpo puede dejar ir la grasa.

El equilibrio alcalino contribuye con un metabolismo fuerte

Las células adiposas son mucho menos activas que las demás células. Por ejemplo, queman mucha menos energía que las células musculares entre más bajo sea su índice metabólico. Pero a medida que su cuerpo comience a quemar grasa porque está ingiriendo jugos y alimentos de más rico contenido alcalino, su metabolismo se fortalecerá más. Usted podrá comer más del tipo adecuado de alimentos y perder peso.

El equilibrio alcalino además contribuye a un mejor transporte de oxigeno. La sangre juega un papel muy importante en su salud: transporta el oxigeno y los nutrientes a todas las células. Cuando su sangre tiene el equilibrio óptimo de pH, transporta el oxigeno de forma más eficiente. El oxigeno contribuye a un fuerte metabolismo, le proporciona energía y lo mantiene sano. Además juega un papel importante en la forma en la que duerme. Las células sanguíneas tienden a agruparse en un ambiente más ácido. Las células sanguíneas sanas están separadas unas de las otras. Como consecuencia, la sangre puede moverse más libremente en el cuerpo e incluso llegar a los pequeños vasos capilares. Como resultado, usted siente que todo su cuerpo está energizado.

Durante el sueño profundo, el correcto flujo sanguíneo es importante para la sanidad y la reparación. Cuando su sangre está saludable, su sueño es vigorizante y rejuvenecedor, y necesita menos tiempo de sueño. Por el contrario, las investigaciones confirman que cuando no dormimos bien, tendemos a comer más, especialmente alimentos engordadores, cosas altas en carbohidratos (ácidos) que hacen aumentar de peso. Además, sin suficiente oxigeno, el metabolismo se desacelera y la comida se digiere más lentamente, causando aumento de peso, aletargamiento y fermentación de los alimentos. Los alimentos fermentados contribuyen al aumento de levadura, hongos y moho en todo el cuerpo. Estos patógenos pueden causar aumento de peso y una incapacidad de perderlo. Para obtener más información acerca de qué hacer acerca del crecimiento excesivo de la levadura, vea el capítulo 5.

Por qué los jugos de verduras y los alimentos alcalinos facilitan la pérdida de peso

Un factor importante de la dieta turbo es que es una dieta predominantemente alcalina. Lograr un equilibrio entre setenta y cinco por ciento alcalino y veinticinco por ciento de ácido en alimentos y bebidas, y regular la química ácido-alcalina de su cuerpo a través de simples cambios en la dieta puede resultar en pérdida de peso, un incremento de energía y una mayor sensación de bienestar.

A lo largo de la historia hasta el siglo pasado, la mayoría de las dietas de la gente eran más alcalinas que ácidas. Debido a que la gente no podía cazar o solventar la compra de mucha carne, confiaba más en alimentos veganos tales como leguminosas y verduras. En la actualidad, las personas dependen en gran medida de productos animales como parte principal de su dieta. Las investigaciones muestran que una dieta alta en proteína animal produce exceso de ácido, mientras que una dieta alta en alimentos vegetales deja al cuerpo neutral o apenas alcalino. Un estudio alemán en setecientos veinte niños mostró que quienes comieron más frutas y verduras produjeron menos ácidos que quienes comieron más carne, lácteos, huevos y granos.[3] Entre los alimentos y bebidas ácidos se encuentran la carne, las aves, los huevos, los lácteos, el pescado, los aceites oxidados, las grasas trans, los dulces, las sodas, las bebidas deportivas, el café, el té negro, el alcohol, la comida chatarra y muchos granos.

Una vez que deje de comer grandes cantidades de alimentos y bebidas ácidos, el cuerpo no tiene que asirse a las células adiposas como antes. Y el equilibrio ácido-alcalino se vuelve más sano, el cuerpo entonces puede comenzar a arrastrar esas pequeñas unidades de almacenamiento de grasa. Su metabolismo se avivará, porque su función adrenal y tiroidea mejorarán. ¡Escuche! Eso sucede porque demasiado ácido afecta las funciones tiroidea y adrenal, es decir, hay una caída en las hormonas necesarias para un metabolismo acelerado. Con una lenta actividad hormonal, su cuerpo no convertirá la grasa y las calorías en energía tan fácilmente. Muchas personas con esta condición dicen que no comen mucho y deberían estar perdiendo peso, pero parece que no pueden perder un solo kilo o dos cuando son muy estrictos. He visto muchos diarios de personas que están a dieta y he encontrado que a menudo la gente en realidad está comiendo pequeñas porciones y aun así no pierde peso. Por desgracia, en esos casos tiene que ver con lo que están comiendo en lugar de la cantidad. ¡Con una dieta alcalina rica en nutrientes que le ayuden a volver a equilibrar las hormonas, la producción de enzimas y el metabolismo "se ponen a trabajar"!

Añadir jugos de verduras altos en contenido alcalino a su dieta hace que la pérdida de peso sea más fácil que nunca, porque no solamente los jugos son alcalinos, sino que también están más reducidos y son simples de digerir. Eso significa que son rápidamente utilizados para hacer alcalino su cuerpo y llenarlo de energía. Están llenos de minerales y otros nutrientes que le ayudan a obtener un equilibro ácido-alcalino sin drenar los minerales de sus huesos, sus dientes y sus músculos. Y eso se traduce en una mejor salud en el futuro.

Nita bajó 42 libras

Al haber pasado por un reciente divorcio y un aumento de peso de 50 libras (22 kg) durante los últimos dieciocho meses, realmente necesitaba hacer un cambio. A principios de julio de 2008 comencé a seguir el programa de Cherie, comiendo solamente los alimentos de la lista de alimentos alcalinos y evitando la mayoría de los alimentos de la lista ácida. Además de que incrementé mi consumo de agua. A finales de julio había perdido 8 libras (3 kg) tan solo por hacer eso. Luego comencé a hacer jugos. También probé con una limpieza de nueve días con jugos. Bajé otras 12 libras (5 kg), ¡dando un total de 20 libras (9 kg) en el primer mes! Comí todos los alimentos orgánicos enteros y aproximadamente noventa por ciento de ello fue crudo. Mi nivel de energía incrementó drásticamente, permitiéndome comenzar a trotar; más bien a iniciar a moverme como una locomotora. Luego comencé el programa de limpieza de colon de Cherie y subsiguientemente bajé otros 9 kg.

Adelgacé un total de 42 libras (19 kg) en tan solo doce semanas de haber comenzado mi nuevo estilo de vida. Empecé pesando 168 libras (75 kg) y ahora peso 126 (57 kg).

Soy esteticista y he influido en varios de mis clientes y colegas en el hotel spa donde trabajo. Muchos de ellos están disfrutando asombrosos resultados. Me siento tan bien de haber comenzado este movimiento de un estilo de vida sano a través de hacer jugos en nuestro spa del centro de la ciudad.

—NITA

NOTA DEL AUTOR: Puede ver las imágenes del antes y el después de Nita en http://www.juiceladycherie.com/Juice/success-stories/.

¿QUÉ ES EL pH?

El pH va de 0 a 14. 7,0 es neutral. Arriba de 7,0 es alcalino; debajo de 7,0 es considerado ácido. El pH es la medida de acidez o alcalinidad en una solución, la cual es una medida real de iones de hidrógeno. Las letras pH significan potencial de hidrógeno; la H es mayúscula, porque es el símbolo del hidrógeno. El aumento de iones de hidrógeno (menos adhesión) resulta en una caída del pH (más ácido), mientras que una disminución de los iones de hidrógeno resulta en un incremento del pH (más alcalino). Entre más alta sea la lectura del pH, más alcalina es la solución. Entre más baja sea la lectura del pH, más ácida es la solución. El pH de la sangre humana debe ser ligeramente alcalina, entre 7,35 y 7,45. El cuerpo intenta continuamente mantener este equilibrio alcalino. Cuando se pone en peligro pueden suceder muchos problemas. Incluso un ligero desequilibrio de pH puede hacerlo sentir cansado, causar que aumente de peso, darle problemas para digerir la comida y contribuir a dolores en su cuerpo. La mayoría de las partes del cuerpo tienen un rango de pH que difiere. La piel puede variar de 4,5 a 7,0, por ejemplo. El rango de acidez estomacal varía de 1,0 a 3,0. Y las secreciones pancreáticas pueden variar de 8,0 a 8,3. Pero la sangre no es tan flexible; su rango es muy limitado. Si el pH de su sangre sale del rango de 7,35-7,45 siquiera un poco, se daña la función de sus órganos. Si se aleja demasiado del rango aceptable durante mucho tiempo, su cuerpo puede entrar en choque, en coma o posiblemente morir. Ese tipo de acidosis metabólica severa es rara; sin embargo, ahora es común la acidosis ligera, que afecta al menos a la mitad de la población.

Cómo examinar su pH

Al analizar sus fluidos corporales, usted puede medir qué está sucediendo dentro de su cuerpo. Una buena práctica es examinarse una hora antes de comer o dos horas después de comer. Usted puede examinar su orina y su saliva con bandas tornasol de prueba que generalmente se venden en las farmacias.

Prueba del pH de la saliva

Cuando examine su saliva, llene su boca de saliva y luego trague. Esto ayuda a remover las bacterias ácidas. No se enjuague la boca antes de examinar la saliva, ya que esto registrará la alcalinidad del agua o de otro líquido utilizado. Moje con su saliva un pedazo de papel tornasol. Aunque generalmente es más ácida que la sangre, el pH salival refleja la sangre. Es un claro indicador de los fluidos celulares adicionales de su cuerpo. El pH de la saliva puede variar entre 5,5 y 7,5 o más. El pH óptimo para la saliva es de 6,5 a 7,5. Una lectura menor de 6,5 es un indicador de reservas alcalinas insuficientes. Luego de comer, el pH de la saliva debe aumentar a 7,5 o más. Si tiene suficientes minerales, la prueba de su saliva debe registrar 7,0 o 7,5. Algunas personas tienen un bajo 4,5 a 5,75 (tenga en mente que la escala de pH funciona como la escala de Richter: es logarítmica. Un pH de 5,0 es cien veces más ácido). Si sus pruebas de pH son así de bajas (ácidas), debe actuar inmediatamente para corregir la acidez al incrementar sus minerales y beber jugos de verduras ricos en hojas verde oscuro y tallos verdes, como el brócoli, los tallos de espárragos y de brócoli mezclados con pepino, zanahoria y melón (muy alcalino).

Prueba del pH de la orina

Cuando examine su orina, deje que fluya un poco de orina antes de examinarla. Esto le dará una lectura más exacta. El pH de la orina indica cómo está trabajando el cuerpo para mantener el pH apropiado en la sangre. El pH de la orina señala los esfuerzos del cuerpo por regular el pH a través del sistema de defensa. La orina puede proporcionar una imagen bastante certera de la química del cuerpo, ya que los valores están basados en lo que el cuerpo está eliminando. El pH de la orina puede variar entre 4,5 y 9,0, pero el rango ideal es de 6,0 a 7,0. Si el pH de su orina fluctúa entre 6,0 y 6,5 a primera hora de la mañana, y entre 6,5 y 7,0 en la tarde antes de cenar, su cuerpo está funcionando dentro de un rango saludable.

La prueba de orina puede indicar qué tan bien su cuerpo está excretando los ácidos y asimilando los minerales, especialmente el calcio, el magnesio, el sodio y el potasio. Estos minerales funcionan como reguladores. Los reguladores son sustancias que ayudan a mantener y equilibrar el cuerpo contra demasiada acidez o demasiada alcalinidad. Si el sistema de protección del cuerpo está abrumado, existe un estado de estrés, y debe ponérsele atención de inmediato para reducir el estrés mediante la dieta y la reducción del estrés. Siga las recomendaciones anteriores de jugos dentro de la prueba de pH de saliva.

La razón por la que hay tanta diferencia entre sus lecturas de orina y de saliva es que es más probable que la boca sea más ácida. Sin embargo, cuando se cepilla los dientes, la lectura mostrará un alto contenido alcalino debido a la pasta de dientes. La orina normalmente muestra más un reflejo de los procesos que el cuerpo está llevando a cabo para eliminar el ácido del cuerpo.

Alguien que come una típica dieta estadounidense será más propenso a tener un promedio de pH en la saliva de aproximadamente 5,5-6,0. Esto puede no parecer mucho más bajo del rango normal; sin embargo, es importante recordar, como se mencionó anteriormente, que la escala de pH es algorítmica; cada paso es diez veces el paso anterior. Por ejemplo, 5,5 es cien veces mas ácido que 6,5.

Examinar el pH de su saliva o de su orina solamente le dará la tendencia general. Lamentablemente, no hay manera de determinar el pH exacto de su sangre sin pasar por un análisis de sangre viva.

Cómo se determina el valor alcalino/ácido de los alimentos

Las tablas de calificación de alimentos de la dieta ácida-alcalina provienen del pH de la ceniza que resulta de la combustión de alimentos para combustible que lleva a cabo el cuerpo. El valor ácido-alcalino es determinado al medir los minerales no utilizados. Cuando digerimos la comida, esta produce un residuo. Así es como la clasificamos como comida alcalina o ácida. Cuando digerimos un alimento, este se oxida químicamente (se quema) para formar agua, dióxido de carbono y un compuesto inorgánico. La naturaleza alcalina o ácida del compuesto inorgánico formado determina si el alimento es alcalino o ácido. Si contiene más sodio, potasio o calcio, se clasifica como alimento alcalino. Si contiene más sulfuro, fosfato o cloruro, se clasifica como alimento ácido.

Existen inconsistencias entre los valores de formación ácida o alcalina que se proporcionan en las listas de los escritores e investigadores de la salud, y muy pocas referencias confiables. Muchos profesionales se guían por la experiencia personal con clientes, medidas con papel tornasol y resultados de salud que reúnen con el tiempo, porque es lo único disponible.

A pesar de la falta de investigación, los principios son claros: beba muchos jugos, coma muchas verduras, brotes, fruta, nueces y semillas; y coma con moderación alimentos tales como productos lácteos, granos y proteína de huevo, aves, res y pescado. Pero recuerde que no tiene que eliminar todos los alimentos de formación ácida, es necesario comer algunos para la salud. Se recomienda que no más del veinticinco por ciento de nuestra dieta venga de la categoría ácida y el setenta y cinco por ciento restante de alimentos alcalinos. Esto probablemente signifique que necesite cambiar el equilibrio completo de su dieta hacia alimentos veganos (del grupo alcalino) y alejarse de la dieta de excesiva formación ácida de una cultura de comida rápida.

Alimentos ácidos y alcalinos

La mayoría de los profesionales de la salud están de acuerdo en que esta lista es bastante precisa con respecto a los alimentos alcalinos y ácidos.

Alimentos ácidos	Alimentos alcalinos
Res	Jugos de verduras
Aves	Verduras
Huevos	Brotes
Lácteos	Fruta

Alimentos ácidos	Alimentos alcalinos
Pescado	Semillas y nueces
Granos	Leguminosas (frijoles, lentejas, guisantes)
Grasas trans	Aceites sanos tales como el de coco y el de oliva
Azúcar y dulces	
Soda	
Bebidas deportivas	
Café	
Té negro	
Alcohol (vino, cerveza, licor)	
Comida chatarra	

COMBINACIÓN DE ALIMENTOS Y DIGESTIÓN

Ivan Pavlov, famoso por su investigación con perros, comprobó que las enzimas digestivas soltadas y la cantidad de ácido secretado dependen del tipo de comida que consumimos. Sus experimentos mostraron que los almidones y las proteínas, cuando se comen por separado, son digeridos en tan solo unas horas; pero que una mezcla de proteína y almidón podía estar en digestión muchas horas después. Además mostró que cuando los alimentos se comen antes de que se termine la digestión de una mezcla, puede desarrollarse fermentación.[4] Por ejemplo, cuando se come fruta poco tiempo después de una comida, mucha gente dice que les produce gas.

Las enzimas esenciales para la digestión funcionan a niveles de pH específicos. Las enzimas de proteína y de carbohidratos requieren de diferentes niveles de pH cada una. Si las mezcla en la "misma bolsa", no podrá digerir bien ningún alimento. Si coloca fruta fresca encima de una gran comida, tiene que sentarse a esperar hasta que se digiera la comida, tiempo durante el cual las bacterias atacan la fruta y la fermentan, devorando los nutrientes y produciendo gas y desperdicios metabólicos.

¿Cómo funciona la combinación de alimentos en nuestra vida diaria? ¿Desea probar un experimento? Coma un bistec o una pieza de pollo y papas en el almuerzo, y luego revise cómo se siente hora tras hora después de la comida. Al siguiente día coma un bistec o una pieza de pollo con una gran ensalada verde sin papas, pasta ni pan. ¿Cuál le hizo sentirse somnoliento o alerta? ¿Aletargado o energizado? Las peores combinaciones de alimentos son proteínas animales y almidones como pan, pasta, pizza o papas. Esta es una configuración importante para el aumento de peso. Y es una comida típica estadounidense. Si nunca siguió ninguna regla de combinación de alimentos, intente omitir la combinación almidón-proteína de su dieta.

El experimento del Dr. Hay

En 1908, después de practicar medicina durante dieciséis años, el Dr. William Howard Hay desarrolló la enfermedad de Bright (enfermedad renal), alta presión arterial y dilatación del corazón. Ya que no había ningún tratamiento disponible, el Dr. Hay decidió curarse a sí mismo. Observó el proceso de la digestión, las enzimas que son esenciales para este proceso, y si la comida tiene un efecto acidulante o alcalino total en el cuerpo. A través de cambiar su dieta, el Dr. Hay asombró por completo a sus colegas con una remisión completa de sus síntomas y enfermedades. Además redujo su peso unas 45 libras (20 kg). En 1911 introdujo pautas de combinación de alimentos, la Dieta Hay, enfatizando la necesidad de combinar correctamente los alimentos y reducir los alimentos acidulantes.[5]

Una dieta con rico contenido alcalino ayuda a prevenir la osteoporosis

Se estima que la osteoporosis es un problema de salud importante para 44 mil millones de personas, y afecta al cincuenta y cinco por ciento de nuestra población mayor de cincuenta años de edad. Parece que sabemos más acerca de esta enfermedad en la actualidad que en alguna otra época de la historia. Nos ahogamos con pastillas de calcio y comemos productos lácteos, porque nos han dicho que son buenas fuentes de calcio, y nos ejercitamos para fortalecer nuestros huesos así como nuestros músculos. ¡Pero qué desgracia! Nuestros huesos están empeorando per cápita más que nunca. ¿Por qué?

Un estudio sobre el consumo de la bebida de cola en ratas mostró efectos nocivos en la densidad ósea. Las ratas fueron alimentadas con cola y se midieron los efectos en la densidad ósea. El estudio sugiere que la cola tiene el potencial de reducir la intensidad ósea, porque contribuye con la disminución de minerales.[6]

Cuando comemos demasiados alimentos productores de ácido, el calcio es drenado de los huesos, dicen los investigadores de la Tufts University. Ellos descubrieron que un suplemento alcalino en realidad reduciría la pérdida de calcio en un veinte por ciento.[7] Aunque el suplemento no está disponible al momento de escribir esto, usted puede obtener grandiosos beneficios alcalinos al preparar jugos de verduras, tomar un suplemento mineral y asegurarse de consumir seis a nueve porciones de frutas y verduras al día. Además, usted se beneficiará por medio de reducir los alimentos productores de ácido. *La dieta turbo de La Dama de los Jugos* presenta un grandioso plan para ayudarle a prevenir esta enfermedad debilitadora de huesos.

LA CIENCIA APOYA UNA DIETA ALCALINA

Un estudio de la Universidad de California descubrió que a medida que envejecemos, comenzando aproximadamente a los cuarenta y cinco años, comenzamos a perder algunos de los bicarbonatos alcalinos reguladores de nuestra sangre. Este estudio ha mostrado que las dietas productoras de ácido producen una acidosis sistémica de bajo grado en sujetos adultos sanos. Y el grado de acidosis incrementa con la edad.[8]

El *American Journal of Clinical Nutrition* concluyó que las dietas alcalinas mejoran la densidad ósea y el crecimiento de concentraciones hormonales, mientras que las dietas ácidas contribuyen a la pérdida ósea y muscular.[9] En un estudio de la Universidad de Chicago, los participantes consumieron una dieta baja en carbohidratos y alta en proteínas durante seis semanas. Todos produjeron más ácido en su orina y mostraron signos de incrementada formación de cálculos y pérdida ósea.[10]

En su libro, *Revierta el envejecimiento,* el Dr. Sang Whang sugiere que envejecemos, porque acumulamos gradualmente desperdicios ácidos.[11] Estos desperdicios se muestran como ácido úrico, urato, sulfato, fosfato, cálculos renales y otros desperdicios orgánicos. La celulitis son bolsas de estas toxinas atrapadas y desperdicios ácidos almacenados en grasa y agua debajo de la piel.

ATACAR LA OPOSICIÓN

Usted debería saber que no todos los profesionales de la salud creen que haya un beneficio al comer más alimentos alcalinos que alimentos productores de ácido. Ellos señalan que todo es ácido en el estómago y que se vuelve alcalino en el tracto intestinal, debido a las secreciones pancreáticas. El rango de pH en la sangre es tan limitado que cualquier cambio medible causaría la muerte. Ni siquiera una botella de antiácidos afectará la acidez del estómago durante mucho tiempo, dicen ellos.

Aunque estos datos científicos sean verdaderos, no significa que el cuerpo no sea afectado por un exceso de alimentos formadores de ácido. El cuerpo puede corregir el pH de la sangre, mientras los tejidos, los huesos, los dientes y los músculos están sacrificándose para mantener un pH normal en la sangre.

Miremos lo que sucede cuando bebe soda. Una porción de 350 mililitros de Coca-Cola, Pepsi o una bebida similar proporciona entre 9 y 11 cucharadas de azúcar. Esto, junto con otros componentes de la soda, es tan ácido que el cuerpo debe reaccionar rápidamente al extraer grandes cantidades de calcio y de magnesio de los almacenes del cuerpo, los cuales provienen de los huesos, los dientes y los músculos, derramándolas en el sistema para neutralizar el exceso de ácido con el fin de restaurar el equilibrio rápidamente.

Una dieta estadounidense típica alta en alimentos productores de ácido pone presión sobre los sistemas reguladores del cuerpo para mantener la estabilidad del pH. La regulación adicional requerida puede mermar los minerales importantes del cuerpo, tales como sodio, potasio, magnesio y calcio. Los minerales con frecuencia son tomados de los órganos vitales, de los huesos, los músculos y los dientes para amortiguar (neutralizar) el ácido. Esto presenta un problema. Mantener al cuerpo con un pH normal o casi normal significa los sistemas reguladores están siendo forzados, lo cual pone una carga en todo el sistema. La típica dieta estadounidense causa estragos particularmente en los tejidos, las coyunturas y los órganos del cuerpo.

El viaje de pérdida de peso de la chef Mia

Mi licencia de conducir decía que yo pesaba 198 libras (89 kg), pero en realidad pesaba más de 200 libras (91 kg). Simplemente no podía enfrentar ser pesada sin la excusa de estar embarazada. Con cada uno de mis dos hijos había aumentado 50 libras (22 kg), pero las perdí un año o dos después de sus nacimientos. Esta vez era diferente. Mi aumento de peso parecía ir de la mano con la depresión, la fatiga crónica y problemas neurológicos asociados con una lesión cerebral traumática que había experimentado. No me era fácil levantarme del sofá y moverme después del accidente. No tenía energía. Una rutina de ejercicio, incluso caminar, era neurológicamente sobre-estimulante y me dejaba tan cognitiva y físicamente exhausta que me tomaba horas e incluso días recuperarme. No podía moverme lo suficiente para ejercitarme.

Desde que me golpeó un coche mientras andaba en bicicleta, pasé la mayor parte de mi tiempo en el sofá o en la cama, y siempre con dolor. Un consejo no solicitado de un vecino bienintencionado que me vio pasar de la persona esbelta de 145 libras (65 kg) que había sido a una persona de más de 200 libras (91 kg) me hizo cuestionarme mis elecciones alimenticias y mi incapacidad de averiguar cómo "mantenerme en movimiento y dejar de comer".

Luego descubrí la cocina vegana cruda y los jugos al leer a diferentes autores en el campo de los jugos, la cocina vegana y la nutrición. En cada libro me asombraba de los estudios consistentes y de los reportes personales de los que habían experimentado pérdida de peso y sanidad a través de los jugos y de comer muchos alimentos crudos. A medida que leía los libros y miraba las fotografías del antes y el después en que cada persona irradiaba una belleza inexorable que brillaba a través de sus ojos, aprendí acerca de su alivio de síntomas físicos y su pérdida de peso—desde unas cuantas libras a varios cientos. Todas las historias de sanidad y pérdida de peso que sucedieron con el simple acto de comer. Comencé a darme cuenta de que a lo menos, perder 50 libras (22 kg) podría volverse una realidad.

El primer año bebí mucho jugo de pasto de trigo. A unas cuantas semanas de mi nuevo programa, acudí a mi revisión y limpieza dental normales. Mi higienista me preguntó si me había blanqueado los dientes y se sorprendió de la plasticidad anterior de mis encías retraídas. Ahora, encías sanas y tonificadas abrazaban mis dientes. Ella pensó que acababa de regresar de unas soleadas vacaciones en algún lugar, porque mi piel brillaba y parecía bronceada, pero le aseguré que no había ido a ningún lugar. Ella comentó que yo estaba hablando más rápido y parecía comprenderla, y no tuvo que repetirme tanto las cosas en esta visita. Me ha visto transformarme con los años y continúa asombrándose con los cambios. "¡Es como si fueras una persona completamente distinta!", dijo ella recientemente.

Mi programa alimenticio rindió frutos. Perdí más de lo que esperaba, aproximadamente 70 libras (31 kg) en siete meses. He estado comiendo una dieta alta en alimentos crudos durante aproximadamente cuatro años y he mantenido el peso lejos, fluctuando entre las 134 y las142 libras (60-64 kg).

—CHEF MIA

LA DIETA TURBO RESPALDA LA PÉRDIDA DE PESO JUNTO CON EL BIENESTAR

A menos que el nivel de pH de su cuerpo sea ligeramente alcalino, usted no experimentará pérdida de peso, buena salud o sanidad si está enfermo. De manera que no importa qué medios elija para deshacerse del exceso de peso o para mejorar su salud, no será verdaderamente eficaz hasta que el pH de su cuerpo esté equilibrado. Si su cuerpo permanece ligeramente ácido, este se aferrará a las células adiposas por el bien de su vida. Y no podrá asimilar eficazmente las vitaminas y los minerales. La acidosis disminuirá la capacidad de su cuerpo para absorber minerales y otros nutrientes, reducirá la producción de energía en las células y su habilidad de reparar las células dañadas. Disminuirá la capacidad de desintoxicarse de metales pesados. Además creará un ambiente en el que las células tumorales suelen multiplicarse. Y puede provocar fatiga y enfermedad.

Una dieta formadora de ácido, el estrés emocional, la sobrecarga tóxica, las reacciones inmunológicas o cualquier proceso que prive a las células de oxígeno y nutrientes puede provocar un pH ácido. El cuerpo intentará compensarlo mediante la utilización de minerales como reguladores. Pero si el cuerpo no obtiene suficientes minerales de la dieta para equilibrar el pH, genera acumulación de ácido. Y cuando la sobrecarga de ácido se eleva demasiado, el exceso de ácido es arrojado a las células para mantener el equilibrio.

La acidosis puede provocar problemas como:

- Aumento de peso y obesidad.
- Diabetes.
- Daño cardiovascular.
- Problemas de vejiga.
- Cálculos renales.
- Inmunodeficiencia.
- Daños de radicales libres.
- Problemas hormonales.
- Envejecimiento prematuro.
- Osteoporosis y dolor en las articulaciones.
- Músculos adoloridos y acumulación de ácido láctico.
- Baja energía y fatiga crónica.
- Lenta digestión y eliminación.
- Excesivo crecimiento de levadura y hongos.
- Baja temperatura corporal.
- Infecciones frecuentes.
- Pérdida de alegría y entusiasmo.
- Depresión.
- Estresarse fácilmente.
- Tez pálida.
- Dolor de cabeza.
- Inflamación de la córnea y párpados.

- Encías inflamadas y sensibles.
- Úlceras en la boca y el estómago.
- Grietas en las esquinas de los labios.
- Exceso de ácido estomacal.
- Gastritis.
- Uñas delgadas y fácilmente rompibles.
- Cabello opaco, puntas quebradas y caída del cabello.
- Piel seca.
- Irritación de la piel.
- Calambres y espasmos en las piernas.

Cuando equilibra la proteína con bastantes verduras y jugos de verdura ricos en contenido alcalino, y complementa su dieta con hojas verdes y suplementos minerales, usted debe conseguir un equilibrio alcalino en su cuerpo y evitar la acumulación de ácido. Esto le ayudará a evitar la pérdida ósea, el deterioro de los músculos y muchas otras dolencias asociadas con la acidosis leve. Y le ayudara a conseguir el peso que desea tener y mantener.

Capítulo 4

El plan de ejercicios de la dieta turbo

¿**S**IEMPRE HA DESEADO tener más energía para ejercitarse? Ahora que está haciendo jugos y comiendo más alimentos de rico contenido alcalino, debería tener la energía que se necesita para levantarse y moverse. El ejercicio es un paso importante en el proceso de pérdida de peso. Yo pienso en este paso como un movimiento disfrutable en lugar de una tarea. "Movimiento" es la palabra clave, porque su cuerpo fue hecho para estar en marcha. Fue maravillosamente diseñado para caminar, correr, nadar, bailar, trotar, levantar, saltar, doblar, estirar, trabajar y jugar. Un cuerpo sano, esbelto, energético y vibrante es un cuerpo que se mueve.

Para mucha gente, la inclinación natural del cuerpo para moverse se ha perdido con los años de inactividad, demasiados de nosotros nos sentamos en una sola posición todo el día. Comenzamos a pensar en el gozo de movernos como el *trabajo* del ejercicio. A menudo no hacemos suficiente ejercicio, porque estamos cansados del estrés de la vida diaria, especialmente de las presiones del trabajo y la casa, además de no tener suficiente alimento vivo y energizante en nuestra dieta que nos dé el poder que necesitamos para movernos.

La buena noticia es que incluso una pequeña cantidad de ejercicio hecho consistentemente con el tiempo produce grandes recompensas. Usted no solo lucirá y se sentirá mejor, sino también estará alimentado y fortalecido por dentro y por fuera.

El movimiento desarrolla músculos, huesos y tejido conectivo fuertes. Y el ejercicio crea un cuerpo esbelto y en forma. Además tiene numerosos beneficios para su cuerpo interno. Fortalece su sistema inmunitario, mantiene sanos su corazón y su sistema cardiovascular, ayuda a metabolizar los nutrientes, desarrolla nuevas proteínas y hormonas, saca los productos residuales de su sistema, alivia el estrés, estimula el crecimiento de las hormonas (lo cual ayuda a desarrollar músculos), estimula un sueño descansado y pacífico, y, desde luego, quema calorías.

Pregúntele a cualquier psicólogo, terapeuta físico o a alguien más del campo de la salud acerca del ejercicio, y ellos le dirán que el ejercicio es una parte importante de un plan para adelgazar. Si usted es físicamente capaz, incluso un ligero incremento en su nivel de actividad le ayudará a sentirse mejor, a dormir mejor y a bajar de peso, con beneficios particularmente evidentes si ha estado llevando un estilo de vida sedentario. Solo media hora de ejercicio moderado como caminar, podría ser suficiente para mejorar su estado físico y facilitar su pérdida de peso.

¡ES TIEMPO DE MOVERSE!

Existen infinidades de maneras diferentes de ejercitarse para perder peso y sentirse genial. Posiblemente usted ya tenga una manera favorita de ejercitarse, pero quizá se inspirará a probar algo nuevo que no ha intentado antes al terminar este capítulo. Los diferentes movimientos están diseñados para conseguir diversos resultados. Las siguientes sugerencias están divididas en tres categorías generales: ejercicios aeróbicos, entrenamiento de resistencia y peso, y ejercicios de fortalecimiento y estiramiento. Para una rutina equilibrada, elija algo de cada categoría. Su meta inicial debe ser ejercitarse tres veces o más a la semana, durante aproximadamente cuarenta y cinco a sesenta minutos cada vez. El factor más importante es ser constante.

Qué hacer si tiene limitaciones físicas

Considere utilizar un rebotador de lona suspendido con resortes, una máquina de oscilación de ejercicio aeróbico o una piscina si tiene limitaciones físicas o discapacidades. Para obtener mis recomendaciones de productos específicos, vea el Apéndice A.

EJERCICIOS AERÓBICOS

Aeróbico significa literalmente *en presencia de oxígeno*. Nuestro cuerpo requiere de oxígeno en cada célula para la producción de energía. Las actividades aeróbicas son aquellas que llevan el máximo de energía a nuestras células a través de actividades prolongadas que se apoyan del oxígeno para producir energía. Estas actividades desarrollan resistencia, queman grasa y acondicionan el sistema cardiovascular.

Usted puede comenzar con treinta a sesenta minutos, tres o cuatro veces a la semana. Treinta minutos sería bueno para quienes han estado inactivos o quienes están comenzando a ejercitarse. A medida que progrese en su régimen de ejercicio, probablemente deba incrementar el tiempo y la intensidad de sus ejercicios, quizá añadiendo algunas de las actividades diferentes que se destacan en este capítulo. Al principio vaya lento y recuerde que el ejercicio consistente con el tiempo es el que produce la mayoría de los beneficios. Revise con su médico si tiene algunos problemas de salud y luego, ¡muévase!

El ejercicio aeróbico es una manera ideal de disipar el exceso de energía que se desarrolla con un estilo de vida de mucho estrés o de simplemente estar mucho tiempo sentado. En lugar de comer más alimento, beber más café, tomar medicamentos o gritarle a los niños, al cónyuge o a los colegas, ¿por qué no tomarse una pausa de ejercicio? Es más sano y mucho más efectivo canalizar las emociones contenidas y el exceso de energía en una forma activa de ejercicio.

Las actividades aeróbicas como caminar, trotar, nadar, andar en bicicleta, los deportes de raqueta, el esquí, las clases de aeróbicos y el baile son grandiosos para bajar de peso. Encuentre algo que disfrute de manera que su ejercicio sea divertido; de otra forma, probablemente no se apegará a ello. Hay una serie de posibilidades que se mencionan en las siguientes páginas, pero definitivamente hay muchas otras actividades de las que no se habla aquí. Y haga lo que pueda para ejercitarse un poco al día, aunque sea estacionarse lejos de la entrada del trabajo o tomar las escaleras en lugar del elevador. Usted desarrollará músculos y revolucionará su metabolismo, de manera que quemará más calorías, incluso en frecuencia cardiaca de reposo; ayudándose así a bajar de peso, lucir más tonificado y sentirse más energizado.

Montar en bicicleta

Montar en bicicleta es un excelente acondicionador aeróbico si se hace con suficiente intensidad y durante suficiente tiempo. Solo pasear por el vecindario en su bicicleta no elevará su ritmo cardiaco. Pero el ciclismo constante desarrollará fuerza, incrementará la resistencia y le ayudará a reducir el estrés. Dependiendo de la velocidad y del terreno, usted puede quemar entre 350 y 450 calorías o más en una hora.

Se recurre al ciclismo porque produce menos estrés en el cuerpo que correr. Además es una excelente opción para quien no puede correr o hacer otras actividades como los aeróbicos, debido a problemas ortopédicos, condiciones agravadas por los ejercicios de peso y por tener sobrepeso.

El ciclismo al aire libre es divertido en el verano o en climas más cálidos, pero no cuando el clima es malo. La alternativa para los entusiastas del ciclismo es la bicicleta estática de interiores que puede mantenerlo igualmente en forma. La mayoría de clubes de salud tienen bicicletas estáticas y clases de ciclismo, los cuales incrementan la motivación de la mayoría de las personas.

Caminar rápido, trotar o correr

Caminar rápido, trotar o correr es un grandioso movimiento aeróbico que usted puede hacer casi en cualquier lado y en cualquier momento. La idea es que hacer que su corazón trabaje lo suficiente para llevarlo a una mayor condición cardiovascular. Incrementar gradualmente la intensidad de su ejercicio al aumentar la velocidad, le ayudará a perder peso más rápidamente y a sacar su cuerpo de su zona de comodidad. Intente incrementar su ritmo hasta que se sienta incómodo durante un minuto, luego regrese a su trancada normal. Usted puede caminar rápido, trotar o correr al aire libre o bajo techo con una caminadora. Una ventaja de la caminadora es que puede incrementar la inclinación para quemar más calorías mientras mantiene el mismo ritmo.

Caminar rápidamente pone menos estrés en su cuerpo que correr, especialmente en sus rodillas y tobillos. Si se mueve suficientemente rápido y va suficientemente lejos, cinco millas por hora durante cuarenta y cinco minutos o más, puede mantenerse tan en forma como si corriera o trotara. Si tiene el tiempo, caminar a velocidades más lentas durante una hora le ayudará a quemar la cantidad máxima de grasa. Estilos de caminata de alta energía como la marcha atlética, son mejores que correr para desarrollar fuerza en sus brazos y en su torso, y para delinear muslos flácidos.

Correr tiene otros beneficios tales como "el clímax del corredor", el cual resulta de las endorfinas liberadas, los neurotransmisores del cuerpo que producen una sensación de "bienestar" que tienen propiedades para el alivio del dolor.

Se ha demostrado que caminar rápidamente, trotar o correr con constancia previene la pérdida muscular y ósea que a menudo ocurre con la edad. Nuestros huesos están hechos para moverse. Al sentarnos en un escritorio o frente a una computadora todo el día y ejercitarnos muy poco en nuestro tiempo libre, nuestro huesos pueden debilitarse. Sin embargo, al caminar rápidamente o trotar con regularidad, la complexión obtiene las requerimientos que necesita para permanecer sana. Además de evitar que nuestros huesos y nuestros órganos externos envejezcan rápidamente, también se ha comprobado que el ejercicio regular de alta intensidad, como caminar rápidamente y correr estimula la producción de la hormona de crecimiento (GH, por sus siglas en inglés), la cual estimula la pérdida de peso y un mejor sueño.

Durante la actividad aeróbica, sus arterias se expanden y se contraen casi tres veces más de lo normal. Caminar rápidamente, trotar o correr ayuda a fortalecer el músculo cardiaco, a mantener la elasticidad de las arterias y a bajar la presión arterial, reduciendo así el riesgo de hipertensión, apoplejías y ataques cardiacos. Estas actividades además elevan el HDL (el colesterol "bueno"), reducen el riesgo de trombos (coágulos de sangre) y estimulan el uso de la parte de sus pulmones que normalmente no se utiliza. Además, estimulan el sistema inmunológico al crear una mayor concentración de linfocitos, que son los glóbulos blancos que atacan la infección, las bacterias y los virus.

Rebotar

Rebotar es un ejercicio que se lleva a cabo en un minitrampolín conocido como rebotador. Este ejercicio es divertido, fácil de hacer, seguro y puede hacerlo en su propia casa. No se necesita golpetear el pavimento, esquivar coches o lidiar con el mal clima. Rebotar es un ejercicio aeróbico de nulo impacto que mejora la circulación e incrementa la capacidad del corazón y los pulmones. Con el rebote regular, su frecuencia cardiaca de reposo puede descender en promedio diez latidos por minuto.

El rebote protege las articulaciones del daño. A diferencia de trotar en superficies duras, lo cual pone mucho estrés en las articulaciones como las de los músculos y rodillas, y puede dañarlas, el rebote afecta las articulaciones, los tendones y los músculos por igual.

El cuerpo no tiene una bomba linfática activa para mover la linfa por los ganglios como nuestro corazón bombea la sangre por los vasos sanguíneos. El sistema linfático es pasivo y tiene válvulas que lo mueven solamente en una dirección. Por lo tanto, se requiere de movimiento activo para mantener los fluidos linfáticos en movimiento. Los ganglios principales corren por las piernas, los brazos y el torso, de manera que el movimiento vertical de arriba hacia abajo del rebote es muy efectivo para bombear la linfa.

El sistema linfático no puede excretar apropiadamente los residuos tóxicos sin un movimiento adecuado. Una de las mejores ventajas del rebote es que ayuda al sistema linfático a sacar del cuerpo los residuos. Cuando la linfa no se mueve mediante el ejercicio adecuado, puede causar que nos sintamos de mal humor y cansados.

Rebotar tiene muchos otros beneficios que mejoran la salud. Por ejemplo, es bueno para estimular la profunda relajación. Ayuda a manejar la constitución corporal y mejora su proporción grasa/músculo. Mejora el índice metabólico para que más calorías se quemen incluso después del ejercicio. Hace circular el oxígeno hacia los tejidos y los órganos, y ayuda a mover los fluidos a través del cuerpo. Fortalece el corazón y otros músculos del cuerpo para que trabajen más eficientemente. Además ayuda a bajar el colesterol circulante y los niveles de triglicéridos, y mejora la digestión y la eliminación.

La mejor manera de comenzar a rebotar es hacerlo lentamente, manteniendo sus pies en contacto con la superficie del rebotador a medida que su cuerpo se mueva de arriba hacia abajo. Este ligero movimiento fortalecerá su cuerpo. A medida que incrementen su fuerza y su equilibrio, usted puede rebotar más alto y más rápidamente.

Es divertido escuchar música mientras rebota, pero también puede mirar televisión y escuchar su programa de radio favorito mientras rebota en su rebotadora.

Usted puede utilizar zapatos para correr o brincar descalzo; solo asegúrese de que no haya nada en sus pies que lo haga resbalarse, como los calcetines. Comience con cinco a diez minutos e incremente su tiempo a medida que su condición mejore. Si usted es más grande o ha estado inactivo durante un tiempo, comience con solo unos cuantos minutos y aumente. Es importante incrementar su tiempo gradualmente, especialmente si está fuera de condición.

Utilizar un trampolín es ideal si tiene limitaciones físicas. Si tiene problemas de articulaciones o de rodillas, y no ha podido ejercitarse, puede descubrir que rebotar lo convencerá de moverse. Las personas ciegas o discapacitadas pueden comprar un pasamano que se conecte al trampolín.

Una máquina de ejercicios para todos: Lymphasizer/Chi Machine® (máquina de oscilación)

La Chi Machine®, también conocida como Lymphasizer o máquina de oscilación, es una alternativa ideal o una grandiosa incorporación a un régimen de ejercicio, porque moverá activamente la linfa y la sangre a través del cuerpo cuando se acueste en el suelo con sus pies en la ranura de la máquina. Es muy benéfica para quienes tienen problemas de circulación en sus pies derivado de cosas como diabetes y la utilización de esteroides. Con esta máquina, usted tendrá un ejercicio de nulo impacto que no requiere movimiento activo. Solo acuéstese en el suelo con sus tobillos en las ondas de la máquina y obtenga los beneficios aeróbicos de media hora de ejercicio en unos diez a quince minutos.

La Chi Machine® proporciona un ejercicio simple sin aplicar estrés a la columna, los tobillos, las rodillas u otras partes del cuerpo. Simplemente recuéstese en el suelo y este moverá su cuerpo de un lado a otro como el movimiento de un pez. El simple movimiento de balanceo mantiene un apropiado equilibrio de energía y provisión de oxigeno en el cuerpo. El uso regular de este relajante movimiento de masaje estimula su cuerpo y logra la relajación y la reducción del estrés. Inmediatamente surge una sensación de bienestar observable de la acción de masaje y balanceo. Utilizar la Chi Machine® antes de dormir estimula un sueño más descansado, así como la pérdida de peso.

Aunque esta máquina sea una incorporación grandiosa para todos, puede ser excelente para las personas discapacitadas, para alguien con graves problemas de rodillas o tobillos, para quienes tienen mucho sobrepeso y encuentran difíciles otras formas de ejercitarse, o para quienes por otras razones médicas no pueden ni siquiera rebotar lentamente en un trampolín. (Para obtener más información acerca de la Lymphasizer/ Chi Machine®, vea el Apéndice A).

Ejercicios aeróbicos de *step* y de danza

Colóquese sus zapatos de *step* y prepárese para moverse con la música. Los aeróbicos de *step* son divertidos y un grandioso ejercicio. Usted puede ser como yo y como muchas otras personas que disfrutan de ejercitarse con otras personas en el ambiente de una clase. Yo creo que es más motivante, divertido y alentador ejercitarse con otras personas en lugar de hacerlo a solas. Además, con una clase usted tiene un tiempo establecido en que llegar a una clase, lo cual es más motivador para algunos que un horario determinado por uno mismo. Casi todos los gimnasios y clubes de salud tienen varias clases de aeróbicos entre las que elegir: aeróbicos *step*, aeróbicos no de *step*, clases de danza aeróbica y ejercicios para todo el cuerpo que combinan mancuernas con *step* para obtener mucho movimiento, desarrollo de músculos y beneficio aeróbico. ¡Encuentre una clase que le guste y llévelo a cabo! El ejercicio de cuerpo completo es uno de mis favoritos.

Nadar

Nadar tonifica todo su cuerpo mientras le proporciona un excelente ejercicio cardiovascular. Fortalece su corazón y mejora la entrega de oxígeno a sus músculos. Es difícil encontrar algo mejor tomando en cuenta que sea un deporte que desarrolle el cuerpo, calme la mente, regule la respiración, estimule la circulación y no inflija estrés en las articulaciones. Es un ejercicio ideal para casi todos: ancianos, jóvenes, personas con sobrepeso, personas con problemas de cadera, rodillas y tobillos; y para personas activas sin problema alguno. Además, nadar tiene un potencial de combustión de calorías de 350 a 420 calorías por hora, de manera que es grandioso para adelgazar. La desventaja evidente es que necesita una piscina, lo cual no siempre es una opción.

Usted puede comenzar asiéndose del costado de la piscina y pataleando o moviendo sus brazos y piernas. Otra sugerencia es simplemente caminar lentamente para un lado y para otro del lado bajo de la piscina. La resistencia mayor del agua le ayudará a fortalecer los músculos sin forzar las articulaciones y los ligamentos.

Aeróbicos acuáticos

Los ejercicios aeróbicos acuáticos generalmente combinan una serie de técnicas que van de ejercicios aeróbicos de suelo, entre ellos caminar o correr en reversa y hacia delante, saltos en tijera, esquí de fondo, junto con varios movimientos de brazo. El ejercicio también puede incorporar equipo como cinturones de flotación, zapatos especializados de aeróbicos acuáticos, artículos de flotación y pesas de tobillos y muñecas. El ejercicio a menudo se lleva a cabo con música a velocidad acuática.

Además de los beneficios comunes de otro ejercicio, el uso de agua sostiene el cuerpo y reduce el riesgo de lesiones musculares o articulares. La disminución de gravedad por flotación inflige menos estrés en las articulaciones y puede permitir un mayor rango de movimiento. La reducción de gravedad además hace que los aeróbicos acuáticos sean seguros para todos, incluso para los ancianos. El ejercicio en agua además puede evitar el sobrecalentamiento mediante el continuo enfriamiento del cuerpo. La mayoría de las clases aeróbicas acuáticas duran de cuarenta y cinco a sesenta minutos.

Zumba

El programa de baile Zumba se está volviendo muy popular al combinar ritmos latinos y movimientos fáciles de seguir para crear un programa único de ejercicios que es más como una fiesta de baile que un ejercicio. La Zumba les ofrece a los participantes una completa explosión en una emocionante hora de movimientos energizantes de combustión de calorías. Las rutinas contienen sesiones de entrenamiento a intervalos en los que se combinan ritmos lentos y rápidos, y entrenamiento de resistencia para tonificar y esculpir su cuerpo mientras quema grasa. Añada sabor latino y música internacional a la mezcla, y tendrá una clase de Zumba. Si piensa que no obtendrá un buen ejercicio, solo tome una clase de prueba en su club local. Yo lo hice. Trabajé tan duro que quedé empapada para el final de la clase, pero con una gran sonrisa en mi rostro.

Caminar

Caminar es un ejercicio que prácticamente todos pueden hacer. Usted puede dar un paseo lento o rápido a casi cualquier lugar, incluso en interiores, y estará quemando calorías en el acto. Caminar a paso ligero lo mantendrá en el rango medio de actividad aeróbica y no forzará demasiado sus articulaciones y ligamentos como lo hacen algunas formas de actividad aeróbica vigorosa. Caminar incrementa su sensación de bienestar y lo saca al aire libre. Entre algunos de los beneficios de caminar se encuentran la reducción del estrés, la relajación de los músculos de los muslos, elevación del ánimo y aminoración de los síntomas de depresión y ansiedad. Es algo que puede hacer en la tarde después de la cena para ayudarse a dormir mejor.

Las siguientes ideas pueden ayudarle a comenzar un programa consistente de caminata:

- Dé una breve caminata antes o después de la cena para relajar su sistema nervioso y a la vez quemar calorías.
- Encuentre un amigo con quien caminar para compañía y motivación. Los perros también son excelentes compañeros de caminata. Si usted no tiene un perro que pasear, posiblemente pueda pasear al amigo peludo de su vecino. Su amigo canino le ayudará a moverse y a mantener su enfoque en las cosas simples de la vida. ¡Pongo las manos en el fuego por eso! Yo paseo a Annie, la Schnauzer, cada mañana además de mis clases de ejercicio dos o tres veces a la semana. No solamente he notado muslos más firmes desde que la adoptamos, sino también he observado unas cuantas cosas en el vecindario, como el vecino que saca un tazón de agua para los perros todos los días y el pequeño perro que nos observa dentro de su verja.
- Camine a paso suficientemente ligero para sudar, pero no tan rápido para quedarse sin aliento. Comience a desacelerar hacia el final de su caminata para bajar la frecuencia cardiaca a su estado de reposo.

ENTRENAMIENTO DE PESO Y RESISTENCIA

Los ejercicios de levantamiento de peso tales como el entrenamiento de fuerza con máquinas y/o mancuernas son una de las formas más eficientes para desarrollar fuerza y tono muscular. Esta forma de ejercicio incrementa la masa corporal magra, que es importante para las personas que intentan perder peso. El entrenamiento de peso fuerza a su cuerpo a producir más músculo, lo cual incrementa el tamaño y el número de las mitocondrias. Las mitocondrias son células orgánulos que queman glucosa y producen energía. Se encuentran en alta concentración en los músculos cardiaco y esquelético. Pueden ser llamados hornos celulares, porque es ahí donde los nutrientes de los alimentos que comemos son quemados para reproducir ATP, el cual produce energía celular (el ATP es un nucleótido derivado de la adenosina que se produce en el tejido muscular, la fuente más importante de energía para las reacciones celulares).

El entrenamiento de peso y de resistencia desarrolla los huesos y los tejidos conectivos, ayudando así a evitar lesiones y osteoporosis. Este tipo de ejercicio también le ayuda a desarrollar coordinación y equilibrio. Incrementa la fuerza, desarrolla y tonifica los músculos y aumenta la resistencia. El entrenamiento de peso además le ayuda a desarrollar autoconfianza y una satisfacción con su cuerpo, porque lucirá más tonificado y esbelto después de unas cuantas semanas de un programa concentrado de entrenamiento de peso.

El entrenamiento de peso contrarresta la tendencia natural del cuerpo de volverse más débil con la edad. El ejercicio de levantamiento de peso es un componente importante para la prevención de la osteoporosis. Sin un entrenamiento regular de peso podemos perder media libra de músculo cada año después de los treinta y cinco años.[1] Con el entrenamiento de peso podemos permanecer más fuertes durante más tiempo. Si nunca ha ido al gimnasio con programas serios de entrenamiento de peso, verá a hombres y a mujeres de cincuenta y tantos, sesenta y tantos y ochenta y tantos años de edad que lucen tan esbeltos y en tan buena forma como una persona de treinta y tantos o cuarenta y tantos. Esto debería animarlo a añadir algún tipo de entrenamiento de peso a su rutina regular.

Usted puede aumentar su fuerza y mejorar su apariencia sin importar cuán viejo, débil o fuera de forma esté. La gente de más de cincuenta años que no ha estado activa o que tiene presión arterial elevada, cardiopatías, dolor de espalda, artritis o cualquier otro problema de salud debe hacerse revisar por su médico antes de comenzar cualquier programa de entrenamiento de fuerza.

Ejercicios de estiramiento, relajación y respiración

A lo largo de la historia, las sociedades han creado ejercicios diseñados para fortalecer y estirar el cuerpo mientras relaja y enfoca la mente. Algunas de estas técnicas tienen filosofías elaboradas asociadas con ellas, no obstante, la simple esencia de sus técnicas es estirar y relajar los músculos, además del control de la respiración, para que más oxígeno sea llevado a las células, especialmente al cerebro, calmando y relajando así todo el cuerpo.

Los ejercicios de estiramiento y de relajación pueden incrementar la flexibilidad, aumentar la relajación mental y física, y mejorar la calidad de su sueño. Estirarse es algo que casi todos pueden hacer, sin importar la edad o el nivel de habilidad. Los movimientos suaves, la respiración profunda y los largos estiramientos son métodos ideales para incrementar la flexibilidad y la relajación. La ventaja de estirarse es que fortalece el sistema nervioso y alivia el estrés y la ansiedad. Además fortalece y relaja los sistemas óseo, muscular, digestivo, cardiovascular y glandular, ayudando así a tranquilizar el cuerpo y la mente. El cuerpo no es exageradamente estimulado, como lo es con el ejercicio extenuante, haciéndolo una buena opción hacia el final del día.

Pilates

Los Pilates, una serie de ejercicios diseñados para mejorar la flexibilidad y la fuerza mediante una variedad de movimientos de estiramiento y equilibrio, se ha vuelto cada vez más popular en los últimos años. Generalmente le da a la gente una apariencia más larga y delgada. Fue desarrollado por Joseph Pilates, un prisionero durante la Segunda Guerra Mundial. Pilates introdujo sus ejercicios, los cuales incluían ejercicios sobre colchonetas, a los reclusos de un campo de reclusión alemán, ayudándolos a mantenerse físicamente en forma.

En la actualidad, el ejercicio Pilates se ha vuelto particularmente popular entre los bailarines, los atletas, las celebridades y los modelos, porque además de ayudar a desarrollar flexibilidad sin causar presión en los músculos, ayuda a mejorar la postura. Un régimen regular de Pilates resulta en un estómago más plano, una cintura más delgada y muslos más esbeltos, así como al incremento de movilidad en las articulaciones. Los Pilates ayudan a mejorar la fuerza, el tono, la flexibilidad y el equilibrio, y hacen que el cuerpo sea menos propenso a lesiones. Reduce el estrés, alivia la tensión y aumenta la energía mediante el profundo estiramiento. Además fortalece la espalda y la columna. Los fisioterapistas les recomiendan los Pilates a quienes están buscando rehabilitación luego de lesiones en sus extremidades. Los Pilates son recomendables para todos: jóvenes, ancianos, sedentarios, aquellos que sufren de osteoporosis, y a aquellos con sobrepeso.

Capítulo 5

Resolución de problemas: Qué hacer cuando no adelgaza

SI USTED HA intentado perder peso y parece que no puede lograr que la báscula se mueva a pesar de sus mejores esfuerzos, o ha alcanzado un estancamiento en la pérdida de peso, posiblemente necesite una intervención específica que llegue a la raíz de por qué no está perdiendo el peso que desea perder. La buena noticia es que cuando corrija el problema, se volverá más sano y la pérdida de peso podrá terminar siendo un beneficio secundario comparado con todas las demás recompensas.

Existen numerosas razones por las que la gente no puede perder peso que van más allá de simplemente comer demasiadas calorías o de no ejercitarse suficiente. ¿Es usted una de las personas que comen muy poco comparada con las demás personas de su vida, y aún así el peso se cuelga como una goma de mascar en su zapato? Si dijo que sí, este capítulo es para usted. Puede ayudarle a identificar lo que puede estar sucediendo en su cuerpo que evita que disfrute del éxito de la pérdida de peso del que muchas personas se han beneficiado con la dieta turbo.

Nancy superó los obstáculos de la pérdida de peso y bajó 25 libras (11 kg)

He perdido aproximadamente 25 libras (11 kg) desde que comencé mi dieta de jugos y alimentos crudos, y el programa de limpieza de los libros de Cherie. Un año antes, había establecido el objetivo de adelgazar 12 libras (5 kg) y simplemente no pude hacerlo. Luego comencé con los jugos, los alimentos crudos y los programas de limpieza para enfocarme en una salud óptima, porque me diagnosticaron cáncer de seno. De manera sorprendente, ¡el peso se desprendió! Yo como muchos alimentos—todos sanos, y un gran porcentaje es crudo. No tengo hambre en absoluto. Tengo mucha energía. Pero la mejor noticia es que pude pasar por los tratamientos de cáncer con energía y vigor.

—NANCY

Por qué algunas personas no pueden perder peso sin importar lo que hagan

Aunque la dieta turbo funciona para la mayoría, hay personas que tienen ciertas afecciones de la salud o problemas de estilo de vida que les dificultan demasiado bajar de peso. Si usted es una de esas personas, a menos que el problema subyacente sea atacado, podría pasar toda su vida persiguiendo adelgazar sin éxito. A menudo, cuando los problemas que causan la mala salud y el aumento de peso son corregidos, el peso simplemente se desprende de manera natural. Cuando sana su cuerpo, equilibra sus hormonas, desintoxica sus órganos de eliminación, identifica y elimina los alimentos que acumulan kilos y lidia creativamente con el apetito emocional, usted puede conseguir y mantener un peso saludable de por vida.

El fallecido Dr. Robert C. Atkins decía que aproximadamente veinte por ciento de la gente en la dieta Atkins no adelgazaba debido a un crecimiento excesivo de levadura, conocida como *Candida albicans*.[1] La candidiasis, como también se le conoce, es una de las condiciones que se cubren en este capítulo, junto con el síndrome metabólico, el síndrome de fatiga crónica, la fibromialgia, los niveles bajos de la hormona tiroidea, los trastornos del sueño, los trastornos digestivos (entre ellos síndrome del intestino irritable y la colitis), las sensibilidades alimentarias y el estrés. Le animo a leer todo el capítulo aunque no crea que se aplique para usted. Podría sorprenderse de lo que aprenda acerca de su cuerpo.

El síndrome metabólico

Aunque el Dr. en medicina, Gerald Reaven, profesor emérito en la Stanford University School of Medicine, identificó en primer lugar el síndrome metabólico en 1998, su principal componente de obesidad no fue inicialmente enfatizado como lo es hoy. El síndrome metabólico, del cual se habló en el capítulo 1, es una combinación de obesidad, hipercolesterolemia e hipertensión vinculada con una resistencia subyacente a la insulina. Cualquiera de las tres características siguientes en una persona muestra síndrome metabólico:

- Obesidad abdominal: una circunferencia en la cintura de más de 102 centímetros (40 pulgadas) en los hombres y más de 88 centímetros (35 pulgadas) en las mujeres.
- Triglicéridos séricos elevados: 150 mg/dl o más.
- Colesterol HDL bajo: 40 mg/dl o menos en los hombres y 50 mg/dl o menos en las mujeres.
- Presión arterial alta: 130/85 o más.

• Azúcar alta en la sangre: glucosa en sangre en ayunas de 110 mg/dl o más (algunos grupos dicen 100 mg/dl).

El síndrome metabólico también está asociado con la excesiva secreción de insulina. El excesivo consumo de azúcar y productos de harina refinada en la dieta, la falta de ejercicio y las tendencias genéticas contribuyen a la resistencia a la insulina y a las demás características que conducen al síndrome metabólico. La insulina les da una señal a las células para que absorban la glucosa del flujo sanguíneo. El cuerpo vigila el alimento que hemos digerido, nuestros niveles de azúcar en sangre y los requerimientos de nuestras células, y luego debe soltar insulina en las cantidades adecuadas para nuestras necesidades. Un cuerpo sano es sensible a la insulina y no resistente a ella.

En la actualidad, la mayoría de las calorías de una dieta promedio estadounidense provienen de los carbohidratos, muchas de estas de carbohidratos simples—azúcares en la forma de dulces y harina refinada—que rápidamente entran en el flujo sanguíneo. El cuerpo tiene que soltar altos niveles de insulina para evitar que el nivel de glucosa del flujo sanguíneo se salga de control. Dejar que su azúcar en la sangre se eleve demasiado simplemente no es aceptable. Al exceso resultante de insulina en el flujo sanguíneo se le denomina hiperinsulinemia. El cuerpo no fue diseñado para niveles prolongados de alta insulina; esto interrumpe el metabolismo celular y extiende la inflamación. Con el tiempo, las células dejan de responder a esta señal, y el cuerpo se vuelve resistente a la insulina. Es como llamar a una puerta y ya nadie responde.

La resistencia a la insulina provoca aumento de peso, porque interrumpe el metabolismo de la grasa. Cuando las células no absorben la glucosa adicional que circula en el flujo sanguíneo, el hígado lo convierte en grasa. Y adivine qué. Las células adiposas normales están cargadas de receptores de glucosa que son sensibles a las señales de la insulina. De manera que mientras las células adiposas están devorando glucosa, las otras células en realidad están "hambrientas" de glucosa. Esta persona se siente cansada seguido y tiende a comer más alimentos ricos en carbohidratos, intentando aumentar la energía, lo cual empeora todavía más la situación. Se vuelve un ciclo frustrante.

Los cambios en el estilo de vida que revierten este síndrome comienzan con una dieta de bajo índice glucémico y con evitar *todo* el azúcar. La Dieta Turbo es un plan ideal. En esta dieta, el énfasis está sobre los jugos de verduras y muchas verduras y alimentos ricos en contenido alcalino. Usted debe eliminar el azúcar e incluso reducir la fruta, comiendo solamente fruta baja en azúcar como manzana verde o bayas, y evitar todos los jugos de frutas, con excepción del jugo de limón y de lima. Los endulzantes, sin importar cómo los llame, continúan siendo azúcares. Los endulzantes más naturales como la miel, el jarabe de agave y el azúcar puro de maple son un poco mejores que los azúcares refinados en cuanto a que tienen algunos nutrientes que no están blanqueados ni refinados; sin embargo, continúan siendo azúcar. Además, usted debe evitar la cafeína y el tabaco. Incluya muchas grasas saludables, especialmente las grasas omega-3, y evite las grasas animales. Limite su consumo de sal, utilizando solamente sal marina celta, y asegúrese de ejercitarse al menos tres o cuatro veces a la semana. Todo esto debe ayudarles a sus células a volverse más receptivas a la insulina y a frenar la sobreproducción de insulina. La pérdida de peso debe seguir sin mucho esfuerzo. Pero la mejor noticia es que su salud mejorará inmensamente.

¿Las sodas dietéticas pueden engordarle?

Usted le añade un sobre de Splenda a su té o su café, y se siente bien por todas las calorías que ahorró. Ordena una soda de dieta, porque no desea ganar peso con las sodas cargadas de azúcar. Y compra galletas sin azúcar por la misma razón. Pero observa que no está perdiendo peso. ¿Los endulzantes dietéticos realmente le ayudan a mantener el peso? No, de acuerdo con un estudio de la Pardue University publicado en el diario *Behavioral Neuroscience* [Neurología del comportamiento]. Este reportó que las ratas con dietas que contenían edulcorante artificial de sacarina ganaban más peso que las ratas que comían alimento endulzado con azúcar. Los investigadores creen que los endulzantes dietéticos cambian la química del cerebro y alteran el metabolismo.[2] Y los estudios han encontrado que los edulcorantes dietéticos además incrementan el riesgo de desarrollar síndrome metabólico.

Un estudio publicado en el *International Journal of Obesity* [Diario internacional de obesidad] (Enero de 1997), observó a catorce mujeres en dietas de pérdida de peso que consumieron bebidas de limonada endulzada con aspartame, limonada endulzada con sacarosa y agua mineral carbonatada en tres días diferentes. Las mujeres comieron significativamente más alimento cuando tomaron bebidas endulzadas con aspartame.[3] De hecho, el University of Texas Health Sciences Center reportó un "incremento de 41% en el riesgo de tener sobrepeso por cada lata o botella de bebida dietética que una persona consume al día". Los hallazgos provinieron de ocho años de colección de datos.[4]

Un estudio con animales publicado en el *Journal of Toxicology and Environmental Health* [Diario de toxicología y salud ambiental] encontró que el Splenda reducía la cantidad de bacterias buenas en los intestinos en un cincuenta por ciento, incrementaba el nivel de pH en los intestinos, y contribuía a incrementos en el peso corporal.[5] Por desgracia, como puede ver, no hay un solo edulcorante dietético bueno en un montón. Le recomiendo que evite por completo todos los edulcorantes artificiales. Estos no suman calorías, porque el cuerpo no sabe qué hacer con ellos. El cuerpo no los reconoce, porque son sustancias que han pasado por cambios moleculares. ¡Eso significa *toxicidad*! Tales sustancias no se encuentran en la naturaleza y los estudios continúan comprobando que tienen un gran rango de efectos nocivos para nuestra salud.

Hipofunción tiroidea o tiroides lenta

Debido a que las personas que padecen de tiroides hipofuncionante tienden a tener una tasa metabólica basal muy baja, uno de los síntomas más evidentes de niveles bajos de tiroides es el aumento de peso y la dificultad para perderlo. En ocasiones, una tiroides hiperactiva puede imitar a una hipofuncionante provocando aumento de peso, pero esto es menos común. En las personas con bajos niveles tiroideos que están a dieta, su metabolismo continúa bajando a medida que se reducen las calorías. Es por ello que algunas personas con bajos niveles de tiroides pueden aumentar de peso aunque restrinjan severamente sus calorías.

Más mujeres que hombres sufren de tiroides lenta o hipotiroidismo, y muchas más mujeres que hombres con problemas de tiroides tienen problemas con el aumento de peso. La mayoría de los problemas tiroideos ocurren dentro de la glándula misma, pero con frecuencia no se descubre hasta que se desarrollan otros desequilibrios hormonales. A menudo, los problemas tiroideos, la menopausia y el aumento de peso aparecen juntos.

Los problemas tiroideos se desarrollan en mujeres más que en hombres, debido a varias razones:

- Con frecuencia, las mujeres pasan gran parte de su vida en dieta, normalmente con un patrón yoyo de excesiva comida y ayuno estricto. Esto socava el metabolismo y disminuye la tasa metabólica, un factor multipartes que impacta la tiroides, especialmente durante la perimenopausia.

- Las mujeres tienden más a internalizar el estrés que los hombres, lo cual afecta las glándulas adrenal y tiroidea. Las glándulas adrenales hiperactivas producen un exceso de cortisol, el cual interfiere con las hormonas tiroideas y los depósitos de grasa en la sección media. Además, la fatiga causada por glándulas adrenales demasiado estresadas incrementa los antojos de dulce y carbohidratos refinados para proporcionar energía rápida y hormonas complacidas.

• El cuerpo de la mujer requiere de un delicado equilibrio de hormonas tales como el estrógeno y la progesterona. Estas pueden alterarse cuando el cuerpo está estresado, cuando está ligeramente ácido o cuando no está obteniendo suficiente soporte nutricional. Esto resulta en desequilibrios hormonales, los cuales actúan como un disparador de problemas tiroideos.

Existe una serie de síntomas que puede experimentar cuando tiene hipofunción tiroidea, tales como fatiga, depresión, aumento de peso, manos y pies fríos, temperatura corporal baja, sensibilidad al frío, sensación de estar siempre helado, dolor de articulaciones, dolores de cabeza, trastornos menstruales, insomnio, piel seca, ojos hinchados, pérdida de cabello, uñas quebradizas, constipación, torpeza mental, infecciones frecuentes, voz ronca, zumbido en los oídos, mareo y falta de impulso sexual. Si usted sospecha que tiene bajos niveles de tiroides, debe examinarse. Sin embargo, esté consciente de que posiblemente no resulte como hipotiroidismo, no obstante puede tener una glándula tiroides hipofuncionante (puede tomar la prueba de salud de la tiroides en mi libro *The Coconut Diet* [La dieta de coco]. En el capítulo 4 de ese libro tengo información acerca de la salud de la tiroides, y más de setenta recetas deliciosas que utilizan aceite de coco).

QUÉ HACER PARA ALIMENTAR SU TIROIDES

Con el fin de arreglar su metabolismo, usted necesita alimentar su glándula tiroides y trabajar en su salud completa. Esto es lo que puede hacer.

Consuma bastantes alimentos ricos en yodo

La tiroides utiliza yodo para producir la hormona tiroides. Si el yodo no está disponible en grandes cantidades en su dieta, la tiroides puede producir una cantidad insuficiente de la hormona. Las tierras agrícolas cada vez son más deficientes en yodo, llevando así a bajar los niveles de yodo en los alimentos. Es importante comer alimentos ricos en yodo, entre ellos pescado, mariscos, verduras, huevos, arándanos, espinaca y pimiento morrón.

Utilice sal marina celta: evite el cloruro de sodio (sal de mesa)

La sal marina celta contiene naturalmente yodo con una dotación completa de minerales que trabajan juntos. No hay ningún nutriente que se dé solo en la naturaleza. Aislar un nutriente o sintetizarlo, como el yodo que se le añade a la sal de mar, requiere que el nutriente salga de su contexto natural. Si usted consume demasiada sal, puede obtener demasiado yodo, lo cual provoca otras formas de problemas tiroideos, entre ellos hipotiroidismo inducido por yodo, tiroiditis autoinmune e hipertiroidismo. Cuando considera toda la sal de los alimentos chatarra, la comida rápida, la comida de restaurante y los artículos empacados además de la sal que se añade en la comida hecha en casa, es fácil ver cómo la gente consume demasiado yodo y sal. La sal marina celta no procesada contiene .000045 por ciento de yodo. Si utiliza 2.5 gramos (aproximadamente ½ cucharadita) de sal celta diariamente, usted obtendrá alrededor de 110 microgramos de yodo. Eso es más de dos tercios del requerimiento diario para los adultos. El resto de su requerimiento puede fácilmente provenir de algas y alimentos ricos en yodo.

Tome un buen suplemento multivitamínico-mineral

Además del yodo, se ha demostrado que una serie de nutrientes contribuyen a la salud tiroidea—el zinc, el selenio, el manganeso, el cromo, las vitaminas B, la vitamina C, la vitamina E y la vitamina A. El aceite de hígado de bacalao es una buena fuente de vitaminas A y D (puede conseguir aceite de hígado de bacalao de limón o de naranja, el cual sabe mejor que el solo). Además, las láminas de algas son una buena fuente de yodo, lo cual respalda las glándulas tiroides y pituitaria. Busque algas islandesas o noruegas; las aguas de esas zonas son más puras. El selenio está involucrado en la conversión de las hormonas T4 y T3. Bajos niveles de selenio podrían llevar a bajos niveles de T3. El cromo ayuda a metabolizar los carbohidratos y la grasa. Además es importante para la actividad hormonal, especialmente la insulina, y juega un papel en el metabolismo de la hormona tiroidea. Vea el Apéndice A para obtener recomendaciones de un buen multivitamínico.

Evite o limite los goitrógenos

Un goitrógeno es algo que obstruye la absorción de yodo de la glándula tiroidea. Los alimentos más comúnmente consumidos de estos son la soja y las nueces. Otros alimentos incluyen las verduras crucíferas (el brócoli, la coliflor, las coles de Bruselas, la col rizada, el repollo, la col china, los nabos y la raíz de mandioca), los piñones y el mijo. Cuidado con el aceite de soja de los aderezos de ensaladas y la comida chatarra; además de la proteína vegetal texturizada, que es soja. Solía ser utilizada como relleno de muchos alimentos chatarra y de barras de energía. Utilice leche de almendra, de avena o de arroz en lugar de leche de soja. Y evite el helado de soja, el queso de soja y el polvo de proteína de soja.

Evite el flúor

El flúor impedirá la absorción del yodo. En Estados Unidos se le añade flúor al tratamiento del agua urbana. A menos que tenga un sistema especial de purificación que extraiga el flúor, usted lo estará bebiendo. Se le añade a la pasta de dientes, de manera que tendrá que comprar pasta de dientes sin flúor. Y evite que le pinten los dientes con flúor en el consultorio dental.

Utilice aceite virgen de coco para preparar los alimentos

Los aceites poliinsaturados tales como el de soja, de maíz, de alazor y de girasol están dañando la glándula tiroidea, porque se oxidan rápidamente y se vuelven rancios. Esto sucede debido a que cuando los aceites se almacenan en nuestros tejidos, están mucho más calientes y más directamente expuestos al oxígeno de lo que están en las semillas. Por lo tanto, la tendencia a oxidarse es grande. Una plétora de investigaciones han mostrado que las grasas trans, presentes cuando los aceites vegetales son procesados y calentados a temperaturas más altas, están dañando especialmente la tiroides. Debido que estas grandes cadenas de ácidos grasos son depositados en las células con más frecuencia como grasa rancia y oxidada, la habilidad del cuerpo para convertir la hormona tiroidea T4 a T3 (lo cual se necesita para convertir la grasa en energía) se ve estropeada. Cuando sucede esta avería, una persona puede desarrollar síntomas de hipotiroidismo.

El efecto contrario sucede con el aceite virgen de coco; este no se oxida ni se vuelve rancio con facilidad. Generalmente tiene una vida de almacenamiento de dos años. Es una grasa saturada sana para el corazón que se ha utilizado en los trópicos durante generaciones, con resultados beneficiosos para la salud. Tiene una habilidad única para evitar el aumento de peso y de hecho le ayuda a la gente a perder peso. Ayuda a incrementar el metabolismo, porque al hígado le gusta quemarlo. Ya que el hígado es el órgano principal donde ocurre el daño de los aceites oxidados y rancios que provoca daño en la membrana celular, y donde sucede gran parte de la conversión de la hormona T4 a T3, reemplazar la larga cadena de aceites poliinsaturados con la cadena media de ácidos grasos del aceite de coco puede, con el tiempo, ayudarle a reconstruir las membranas y a incrementar la producción de enzimas que le ayudará a estimular la conversión de hormonas T4 a T3. El aceite de coco tuvo una mala fama durante años, debido a información incorrecta. Para obtener más información acerca del aceite de coco, vea el Apéndice A.

> ### Julia bajó de peso con el aceite virgen de coco
>
> Yo no me daba cuenta de cuánto estaba el hipotiroidismo afectando mi vida hasta que comencé a utilizar aceite virgen de coco. ¡De pronto tenía energía como el conejo Energizer! Dejé las "toxinas blancas" (harina de trigo, azúcar refinada, papas y otros alimentos de alto índice glucémico). Combiné esta dieta con aceite de coco y ha hecho una tremenda diferencia en mi equilibrio hormonal, mi humor, estabilidad y en la energía total. Estoy perdiendo peso lenta pero continuamente. ¡Me siento *genial*!
>
> —JULIA

TRASTORNOS DEL SUEÑO

¿Ha notado que cuando no duerme lo suficiente tiene antojos? ¿Aquellas noches que se queda hasta tarde en la computadora, mirando televisión o dando vueltas incansablemente en la cama podrían estar alterando su metabolismo?

Los estudios han demostrado que las personas privadas de sueño comen más alimento, a menudo eligiendo las opciones más engordadoras. El Dr. Robert Stickgold, profesor asociado de psiquiatría y neurocientífico especialista en la investigación del sueño en Harvard, dijo: "Al estar despierto a las 2:00 a.m., trabajando en un ensayo, la carne o la pasta no son muy atractivos. Usted en cambio tomará una barra de dulce. Probablemente tenga que ver con la regulación del azúcar que se está descargando. Podría ser que una buena parte de la obesidad epidémica en realidad sea una epidemia de privación del sueño".[6]

En los últimos cuarenta años, la tasa de obesidad en los Estados Unidos casi se ha triplicado en uno de cada tres adultos. Pero considere esto: durante el mismo período, la población estadounidense ha eliminado, en promedio, más de una hora del sueño nocturno y aproximadamente dos horas desde 1910, cuando la persona promedio dormía 9 horas cada noche. De acuerdo con la National Sleep Foundation, los estadounidenses típicamente duermen alrededor de 6.8 horas entre semana (son 2 horas menos que hace un siglo), y 7.4 horas los fines de semana.[7]

En un estudio sobre los hábitos de sueño en 3 682 individuos, conducido por la Columbia University, quienes dormían menos de 4 horas cada noche fueron setenta y tres por ciento más propensos a ser obesos que quienes dormían 7 a 9 horas cada noche. Las personas que durmieron 6 horas cada noche fueron veintitrés por ciento más propensas a ser obesas. Otros estudios han reportado que dormir 6.5 o menos horas durante noches sucesivas puede provocar cambios metabólicos, hormonales e inmunológicos potencialmente dañinos que pueden llevar a enfermedades y dolencias tales como el cáncer, la diabetes, la obesidad y las cardiopatías.[8] Las investigaciones muestran que las hormonas que provocan hambre y las hormonas que controlan el apetito pueden ser significativamente influidas por la cantidad de sueño que obtenemos. Esto es lo que han revelado los estudios:

- Cinco hormonas importantes que provocan el hambre pueden trastornarlo cuando no duerme suficiente, lo cual afecta especialmente la cantidad de comida que consume.
- Su metabolismo puede sufrir de verdad cuando se priva del sueño.
- Cuando duerme siete a nueve horas por noche, su cuerpo regulará mejor sus hormonas de supresión del apetito y de estimulación del apetito.
- Los antojos de alimentos altos en calorías y en carbohidratos disminuirán cuando obtenga un sueño refrescante.
- Usted podrá manejar su nivel de azúcar en la sangre con más eficacia cuando duerma suficiente, lo cual le ayuda a manejar su apetito. Solo una semana de privación del sueño puede activar un "efecto diabético" temporal, provocando que se le antoje el azúcar y otros alimentos engordadores.
- El sueño extra tiene sus ventajas. La investigación muestra que si incrementa su sueño tan solo treinta minutos por noche, es probable que pierda peso exponencialmente.

Nunca vuelva a sentirse culpable por dormir. Pero, ¿qué si desea dormir y no puede? Hay muchas cosas que puede hacer para corregir trastornos del sueño. Consiga una copia de mi libro *Sleep away the pounds* [Adelgace durmiendo], donde encontrará docenas de remedios que le ayudarán a corregir una gran cantidad de problemas del sueño.

Además, puede revisar el programa de aminoácidos que descubrí hace algunos años cuando no podía dormir (consulte el Apéndice A). De hecho estaba trabajando en mi libro de sueño y pérdida de peso cuando desarrollé un insomnio terrible. Me practiqué un examen de uriálisis, el cual mostró que algunos de mis neurotransmisores cerebrales importantes estaban realmente enloquecidos, específicamente la serotonina, la dopamina, la epinefrina y la norepinefrina. Descubrí que cuando se salen bastante de control, es muy difícil equilibrarlas de nuevo solo con dieta. Los aminoácidos correctos para mis necesidades específicas funcionaron asombrosamente rápido. En cuestión de aproximadamente tres semanas, me encontraba durmiendo profundamente otra vez.

El programa de aminoácidos que puede ayudarlo a dormir

Los aminoácidos pueden ayudarlo a equilibrar neurotransmisores que influyen en el sueño. Los neurotransmisores son químicos naturales elaborados en el cuerpo a partir de las proteínas que consumimos. Estos facilitan la comunicación a lo largo del cuerpo y el cerebro. Dos neurotransmisores juegan un papel muy importante en el buen ciclo del sueño: la serotonina y la norepinefrina. Necesitamos suficiente serotonina para convertirla completamente en melatonina, así como suficiente norepinefrina.

Cuando despertamos en la mañana, nuestros neurotransmisores excitadores o estimulantes, tales como la norepinefrina deben ser altos. Los neurotransmisores excitadores necesitan bajar todo el día para que tengamos un buen ciclo de sueño en la noche. Sin un equilibrio de la serotonina y la norepinefrina, el sueño de descanso no se da. Si sus niveles de serotonina son demasiado bajos o los de norepinefrina demasiado altos (o demasiado bajos), usted tendrá insomnio. Cuando están equilibrados, debe tener un buen sueño por la noche, lo que significa siete a nueve horas de sueño profundo de descanso en la mayoría de la gente.

La serotonina se convierte del aminoácido L-triptófano, el cual se descompone en 5-hidroxitriptófano (5-HTP) para la creación de serotonina. El cuerpo necesita mayores cantidades de este aminoácido del que obtenemos de la comida. Además, otros factores como las vitaminas B y las enzimas deben estar presentes para que esto ocurra. Ya que el L-triptófano se rompe en 5-HTP en un porcentaje muy bajo, a menudo, el 5-HTP es tomado en un suplemento. Sin embargo, las dosis deben estar basadas en análisis. Las vitaminas B están entre los nutrientes necesarios para la creación y el transporte de L-triptófano y la conversión del 5-HTP en serotonina. Deben ser igualmente tomados como parte de un plan completo de bienestar cerebral. Los ácidos grasos omega-3 y el variado consumo de proteínas son imperativos. Usted puede beneficiarse sumamente del programa de suplemento de aminoácidos hecho especialmente para las necesidades específicas de su cuerpo (consulte el Apéndice A para obtener más información).

Además esté consciente de que si el hígado está congestionado, puede estársele dificultando dormir. Yo he observado personalmente asombrosas mejoras en mi calidad de sueño luego de completar una limpieza de hígado. Anímese, si el sueño ha sido un problema para usted. Si puede llegar a la raíz del problema, puede corregir un trastorno de sueño haciendo los cambios necesarios.

Sara encontró que la limpieza ayudó a su sueño

Me quitaron la vesícula hace veinte años, de manera que tengo que apoyar mi hígado y mi sistema de eliminación. Si mi cuerpo se vuelve demasiado tóxico, me encuentro despertando con una mente intranquila, aunque no esté bajo ningún tipo de estrés. La buena limpieza puede ayudarlo a uno a dormir.

—SARAH

CANDIDIASIS

La *Candida albicans* generalmente es levadura benigna (u hongos) que habitan naturalmente en el tracto digestivo. Deben vivir en una relación armoniosa con la flora intestinal benéfica. En las personas sanas, no representan un problema, porque se mantienen controladas por las bacterias buenas del intestino.

Pero cuando las bacterias buenas son destruidas por el uso de antibióticos u otros medicamentos, las levaduras florecen. Combine eso con muchos de los hábitos de vida del siglo XXI, tales como una dieta rica en azúcar, carbohidratos refinados, alcohol, píldoras anticonceptivas y el estrés, y se crea el perfecto ambiente que estimula el crecimiento de la levadura fuera de control.

La candidiasis puede provocar una variedad de síntomas tales como antojos de azúcar, pan o alcohol; aumento de peso, fatiga, vaginitis, disfunción del sistema inmunológico, depresión, trastornos digestivos, infecciones de oídos y de senos paranasales, intensa comezón, sensibilidades químicas, úlceras bucales y tiña. Algunas personas dicen que se sienten "completamente enfermos". Si cree tener un crecimiento excesivo de levadura, puede tomar la prueba de cándida que viene en mi libro *The Coconut Diet* [La dieta de coco].

Usted puede hacer varias cosas para corregir el problema de crecimiento excesivo de levadura, comenzando con la lista a continuación. Esté consciente de que a medida que las levaduras mueren sus síntomas pueden empeorar durante corto tiempo o puede experimentar algunas reacciones adversas, tales como dolores de cabeza o diarrea. Esas reacciones se conocen como la reacción de Herxheimer (efecto de desaparición), el cual es el resultado de la rápida aniquilación de los microorganismos y la absorción de grandes cantidades de toxinas de levadura, partículas celulares y antígenos. Espere. Su salud y su pérdida de peso mejorarán si se apega al programa.

• *Siga la dieta de control de cándida.* La Dieta Turbo es ideal, porque es de bajo índice glucémico y elimina granos, fruta, alcohol, azúcares y otros carbohidratos que rápidamente se convierten en azúcar, de los cuales se alimenta la *Candida albicans.* Incluso los azúcares naturales como el jarabe de agave, el jarabe de arroz integral o el jarabe puro de maple deberían ser eliminados durante la limpieza corporal de levaduras y eso incluye la fruta, con excepción de los limones y las limas. Los azúcares son el alimento principal de las levaduras. La leche y los productos lácteos necesitan ser igualmente omitidos, porque la lactosa de la leche estimula el crecimiento excesivo de levaduras. Además, todos los alimentos mohosos y aquellos que contienen levadura, tales como el alcohol, el queso, la fruta seca, el pan y las nueces deben evitarse por completo. Los alérgenos alimentarios también deben ser eliminados.

• *Incluya aceite virgen de coco en su dieta.* Las investigaciones muestran que los ácidos grasos de cadena media del aceite de coco matan la *Candida albicans.*[9] El ácido caprílico es uno de los ácidos grasos que se encuentran en el aceite de coco que ha sido usado para combatir las infecciones de *Candida albians.* Además del ácido caprílico, se ha mostrado que otras dos grasas de media cadena (ácido láurico y cápirco) que se encuentran en el aceite de coco matan las levaduras.

Un estudio de la Universidad de Islandia mostró que el ácido cáprico provoca la eliminación más rápida y efectiva de las tres variantes probadas de *Candida albicans*, dejando al citoplasma desorganizado y encogido, debido a una membrana plasma afectada o desintegrada. El ácido láurico fue más efectivo en menores concentraciones y luego de un mayor tiempo de incubación. Este estudio presenta el argumento de que todos los ácidos grasos de cadena media en el aceite de coco trabajan juntos para matar la *Candida albicans.*[10] Es interesante observar que la gente que come mucho coco vive en áreas donde la levadura y los hongos son extremadamente abundantes, no obstante rara vez son afectados por infecciones de levadura.

Las mujeres de las Filipinas, quienes comen su dieta tradicional basada en el coco, rara vez, o nunca, contraen infecciones de levadura. Comer aceite de coco con regularidad, como lo hacen los filipinos, ayuda a mantener el crecimiento excesivo de levadura a raya (para obtener más información acerca del aceite virgen de coco, vea el Apéndice A).

• *Tome enzimas digestivas.* Un paso importante al tratar la candidiasis es mejorar las secreciones digestivas. El ácido hidroclórico, las enzimas pancreáticas y la bilis inhiben el crecimiento excesivo de levaduras y evitan su penetración en las superficies del intestino delgado. La secreción reducida de cualquiera de estos componentes puede conducir a la proliferación de la *Candida albicans.* Suplementarlo con ácido clorhídrico (betaina HCL), enzimas pancreáticas y nutrientes que mejoran el flujo biliar, es crucial para tratar la candidiasis crónica. Las proteasas (enzimas pancreáticas) son enzimas que rompen las proteínas y son mayormente responsables de mantener al intestino delgado sin parásitos (levadura, bacterias, protozoo y parásitos). Una deficiencia de proteasas es también una de las razones por las que algunos experimentan cabello excesivamente quebradizo o pérdida de cabello. El suplemento debe incluir betaina HCL, enzimas pancreáticas y fórmula lipotrópica para estimular el flujo biliar (la fórmula debe incluir colina, metonina y/o cisteína). (Para obtener una recomendación sobre enzimas, vea el Apéndice A).

• *Respaldo del sistema inmunológico.* Un sistema inmunitario en peligro conduce a un crecimiento excesivo de levadura, y una infección de *Candida albicans* estimula el daño al sistema inmunológico. Usted puede practicarse pruebas de disfunción inmunológica, pero son costosas. Una evaluación práctica (y gratuita) es examinar su historial de salud. ¿Alguna vez ha tenido infecciones virales frecuentes, entre ellas resfriados y gripe, brotes de herpes labial o genital, o prostatitis en los hombres e infecciones vaginales en las mujeres? Estos son indicios de disfunción inmunológica. El suplemento de antioxidantes, el cual incluye vitaminas C y E, beta-caroteno, selenio y glutatión (que se encuentra en abundancia en los jugos de verduras), junto con aceite virgen de coco, puede ser muy útil para mejorar la función inmunológica.

- *Tome prebióticos.* Los prebióticos son saturaciones de bacterias intestinales benéficas, tales como los *Lactobacillus acidophilus* y *Lactobacillus bifidum*, los cuales estimulan un sano ambiente intestinal. Es muy importante que a medida que mata las levaduras, las reemplace con bacterias buenas. Un buen suplemento probiótico debe ser parte de su plan de bienestar.

Carol conquistó los problemas de levadura y perdió peso

Yo soy un testimonio viviente de los beneficios de una dieta de bajo contenido de carbohidratos y de alto contenido de grasa [grasas saludables]. Había batallado con la *Candida albicans* y con la cistitis durante años. Solía comprar Monistat, dos o tres paquetes a la vez. Ahora uso mucho aceite de coco para cocinar y como bastantes productos de coco, tales como coco fresco, hojuelas de coco y leche de coco. El coco contiene ácidos cáprico, caprílico y láurico, todos los cuales se ha comprobado que matan la cándida, mientras dejan una sana flora intestinal intacta. Yo estaba tomando un antibiótico de largo plazo de amplio espectro para la cistitis crónica durante dos años, ¡y ahora son dos años desde que dejé de reponer la receta sin recurrencia! La transformación más notable de todas sucedió cuando comencé a utilizar aceite de coco y a eliminar simultáneamente la leche descremada y todos los productos de soja de mi dieta. Y adelgacé.

—CAROL

TRASTORNOS DIGESTIVOS

La función principal del sistema digestivo es descomponer y absorber los nutrientes. Cuando su sistema gastrointestinal no está funcionando adecuada y normalmente, los nutrientes esenciales que son necesarios para mantener un peso apropiado y una buena salud pueden no ser absorbidos adecuadamente de los alimentos que comemos, aunque estemos comiendo una dieta sana. Esto puede conducir a deficiencias de nutrientes, antojos, comer en exceso, aumentar de peso y a una mala salud.

Cuando está comiendo una dieta de alimentos enteros y evitando el azúcar y otros carbohidratos refinados, usted no debe aumentar de peso. Sin embargo, muchas personas que han cambiado a una dieta sana e incluso han limitado bastante su consumo de carbohidratos, continúan teniendo problemas para bajar de peso. Usted puede ser una de las personas que sufre de mala digestión y experimenta síntomas como gas, eructos, constipación o un trastorno digestivo que evite que descomponga y utilice adecuadamente los alimentos. Usted puede tener la mejor nutrición de la Tierra, y se desperdiciará a menos que pueda digerirla bien.

Cuando el cuerpo sufre de un trastorno digestivo, se vuelve muy difícil digerir las grasas. De manera que aunque sea importante eliminar las grasas nocivas de su dieta y cambiar a grasas sanas como aceite de pescado, aceite virgen de coco y aceite extra virgen de oliva, usted necesita asegurarse de que su sistema digestivo pueda digerir las grasas que consume. A quienes tienen un páncreas que funciona mal se les dificulta digerir las grasas. El páncreas produce enzimas que se requieren para descomponer y absorber los alimentos. Por ejemplo, la lipasa, junto con la bilis, funciona en la descomposición de las grasas. La malabsorción (la absorción defectuosa) de la grasa y de las vitaminas solubles en grasa sucede cuando hay una deficiencia de lipasa.

El sistema digestivo está interrelacionado, y un aspecto de mal funcionamiento del sistema normalmente afecta a todos los demás. Por ejemplo, el hígado elabora bilis, la cual es importante en la absorción de grasas, aceites y vitaminas solubles en grasa. Cuando la función del hígado es entorpecida y no se produce suficiente bilis, las heces pueden volverse bastante duras y difíciles de pasar. Esto afecta a la salud del colon e incrementa la absorción de toxinas del excremento hacia el interior del sistema. Además, la bilis sirve para mantener al intestino delgado sin microorganismos tales como la *Candida albicans*, la cual examinamos anteriormente.

Otros trastornos digestivos incluyen la digestión, el síndrome de intestino irritable (SII), gastritis, enfermedad diverticular, disbiosis (flora bacterial alterada) y constipación. Trastornos digestivos más severos se conocen como enfermedad inflamatoria intestinal (EII) e incluyen la enfermedad de Crohn y la colitis ulcerativa, caracterizada por una reacción inflamatoria en el intestino. Quienes sufren de EII, generalmente experimentan episodios de diarrea, calambres y pérdida de peso.

Le hayan diagnosticado o no un trastorno digestivo, si tiene problemas con la digestión en cualquier forma—eructos, hinchazón y flatulencia a problemas más severos como los que se mencionaron anteriormente—es probable que sus órganos de eliminación necesiten desintoxicarse y su sistema digestivo necesite ayuda. Esto sucede especialmente a medida que envejece. Hay una serie de pasos que puede dar para mejorar su digestión.

- *Mastique muy bien su comida.* Mastique meticulosamente cada bocado de comida. La digestión de carbohidratos comienza en la boca—masticar la comida meticulosamente permite que la amilasa, la enzima digestiva presente en la saliva, digiera los carbohidratos.

- *Beba suficiente agua todos los días, es decir, aproximadamente ocho vasos.* No beber suficiente agua es una causa principal de la constipación. La constipación promueve un desequilibrio de bacterias, contribuye a la inflamación del recubrimiento intestinal e incluso puede conducir a la absorción de moléculas más grandes, una condición conocida como permeabilidad intestinal. Además, la insuficiencia de vitamina C y de magnesio puede contribuir a la constipación. Tome vitamina C hasta donde lo tolere su intestino (deposiciones sueltas), y luego reduzca esa cantidad aproximadamente 500 miligramos. Esto debe indicar la cantidad de vitamina C que necesita su cuerpo. Y tome citrato de magnesio para ayudar a mejorar la función intestinal (consulte el Apéndice A para obtener más información).
- *Coma bastante fibra.* Procure consumir cinco a nueve porciones de verduras al día. Asegúrese de que esas verduras sean crucíferos altos en fibra como la coliflor, la col rizada, el brócoli y la col de Bruselas. Coma una manzana verde baja en azúcar como un tentempié. Esparza semillas de linaza en su avena o en el jugo o batido de la mañana. Tome productos con inulina, un probiótico bueno para el colon (la inulina es una fibra vegetal soluble que tiene un sabor ligeramente dulce).
- *Trate las sensibilidades alimenticias.* Las sensibilidades alimenticias están detrás de los trastornos digestivos. Por ejemplo, un tercio a dos tercios de los pacientes de SII reportan tener una o más intolerancias alimenticias que generan hinchazón, gas y dolor. Los culpables más comunes son los lácteos, los granos, el maíz y la soja.
- *Incremente las bacterias intestinales buenas (probióticos).* Los *lactobacillus acidophilus* y las *bifidobacterium bifidum* son consideradas bacterias probióticas buenas, porque pueden ayudarlo a mantener la salud intestinal.
- *Tome suplementos que restauren la salud digestiva.* El aceite de menta de cubierta entérica puede reducir el dolor abdominal, la hinchazón y el gas. Las enzimas digestivas respaldarán las propias enzimas digestivas del cuerpo y ayudarán a la digestión.

La fibromialgia y el síndrome de fatiga crónica

El síndrome de fatiga crónica (SFC) es una enfermedad debilitadora que provoca extremo cansancio, dolor muscular, perturbación del sueño, dificultades cognitivas y deficiencias y desequilibrios hormonales. La fibromialgia es un trastorno crónico que provoca dolor muscular extendido, fatiga, perturbación del sueño, dificultades cognitivas ("fibro niebla"), rigidez y dolores de cabeza. Las personas con estas condiciones aumentan de peso, debido a desequilibrios hormonales, trastornos del sueño y cambios en los niveles de actividad. Los desequilibrios hormonales, particularmente el hipotiroidismo encontrado en pacientes con SFC, provocan que el metabolismo se desacelere, conduciendo al aumento de peso. El cortisol, la "hormona del estrés", con frecuencia es bajo durante el día, pero también puede comenzar a bombear durante la noche, causando problemas de sueño en los pacientes con SFC, y esto pude contribuir al aumento de peso. El cortisol provoca aumento de peso, especialmente alrededor de la cintura y el abdomen.

Para mejorar estas condiciones, usted pude hacer lo siguiente:

- *Respalde sus glándulas adrenales.* La mayoría de las personas con fibromialgia o síndrome de fatiga crónica tienen glándulas adrenales exhaustas. Los estudios muestran que es importante normalizar el nivel de azúcar en la sangre comiendo alimentos de bajo índice glucémico; evitar sustancias que carguen las glándulas adrenales, tales como la cafeína (el café, el té negro, el chocolate, la soda), el alcohol y el azúcar; e incluir suplementos que respalden las glándulas adrenales, tales como la vitamina C, la vitamina B_5 y el ácido pantoténico.

- *Coma una dieta de bajo índice glucémico.* La Dieta Turbo es ideal para la fibromialgia y para quienes sufren de SFC, ya que es de bajo índice glucémico y está cargada de nutrientes que ayudan al cuerpo a sanar. Los alimentos de alto contenido de carbohidratos deben evitarse por completo y ser reemplazados por proteínas magras, verduras y grasas saludables como el aguacate, el aceite extra-virgen de oliva y el aceite virgen de coco.

- *Incluya alimentos ricos en magnesio.* Enfóquese especialmente en los alimentos abundantes en magnesio, ya que los niveles bajos de magnesio son bastante comunes en quienes padecen SFC y fibromialgia. El magnesio está involucrado en más de trescientas reacciones enzimáticas en el cuerpo, especialmente las que producen energía. Los bajos niveles de magnesio son equivalentes a una baja energía. Entre los alimentos ricos en magnesio se encuentran las leguminosas, las semillas, nueces y hojas verdes, especialmente hojas de remolacha, espinaca, acelga roja, hojas de berza y perejil. Usted también puede beneficiarse al incluir un suplemento que combine el magnesio con el ácido málico (consulte el Apéndice A para obtener más información).

• *Limpie su cuerpo de toxinas.* La limpieza es una parte muy importante para corregir estas condiciones. Yo lo sé de primera mano. Al sufrir de un devastador caso de síndrome de fatiga crónica que incluía dolor crónico, cambié mi salud por completo mediante los jugos, la limpieza y cambiar totalmente mi dieta. Puede leer mi historia y mis programas extensos para estas condiciones en mis libros *The Juice Lady's Guide to Juicing for Health* [La guía para hacer jugos y estar saludable de La Dama de los Jugos] y *Juicing, Fasting, and Detoxing for Life* [Jugos, ayuno y desintoxicación que dan vida]. Le recomiendo que si sufre ya sea de SFC o de fibromialgia, comience un programa de limpieza tan pronto como sea posible.

• *Tome dos a tres cucharaditas de aceite virgen de coco cada día.* Los triglicéridos de media cadena en el aceite de coco proporcionan una rápida fuente de energía y estimulan el metabolismo. Además, los ácidos grasos del aceite de coco pueden matar las levaduras y los virus tales como el virus de Eisten-Barr, el herpes y la guardia. Con menos organismos virales que carguen el sistema, el sistema inmunológico puede funcionar más eficientemente. He recibido reportes de pacientes de fibromialgia que se han recuperado de esta terrible enfermedad y están viviendo sin dolor después de añadir jugo fresco y comenzar la dieta de coco (consulte mi libro *The Coconut Diet* [La dieta de coco]).

Trudy bajó 12 libras (5 kg) con los jugos y la desintoxicación

Yo hice una seria desintoxicación casi solo con alimentos y jugos crudos, junto con la ayuda de los suplementos personalizados prescritos por mi terapista nutricional. Finalmente, después de intentar durante años, bajé 12 libras (5 kg) sin esfuerzo. ¡Eso me hizo una creyente! No creo que hubiera podido bajar de peso sin los alimentos crudos y los jugos.

—TRUDY

Sobrecarga de químicos y toxicidad

Muchas de las personas que batallan con el sobrepeso se culpan por la falta de disciplina o de fuerza de voluntad, pero los especialistas en salud ambiental explican que los químicos de los pesticidas, los plásticos, los cosméticos, los solventes de limpieza y muchos otros productos de uso común desarrollan niveles tóxicos en nuestro cuerpo y rompen nuestras defensas naturales y nuestros mecanismos de control de peso. Estas sustancias extrañas acumulan células adiposas porque es el lugar más seguro para que el cuerpo las almacene. Entre más químicos y toxinas, más grasa conserva el cuerpo e incluso elabora almacenamiento para estas sustancias dañinas.

Una vez que el material tóxico, como los organofosfatos (un compuesto que contiene grupos de fosfatos) entra en su cuerpo es probable que proceda a dañar sus sistemas de control de peso, dificultándole perder peso en el futuro. Los químicos sintéticos, los cuales han sido usados para engordar animales para la producción de carne al reducir su capacidad de usar sus propios almacenamientos existentes de grasa, también contribuyen al aumento de peso en los humanos. Los animales alimentados con dosis bajas de organofosfatos ganan peso con menos alimento. Aunque su uso como promotores de crecimiento en la producción de la carne haya sido prohibido después de que las investigaciones los encontraron altamente tóxicos, los organofosfatos continúan siendo un pesticida común y son utilizados para elaborar aditivos de gasolina, aceite lubricante y plástico. Este es solo un ejemplo de las múltiples toxinas de nuestro ambiente que pueden perturbar nuestros sistemas de control de peso.

La dieta turbo está cargada de antioxidantes en los jugos y en los alimentos enteros que ayudan al cuerpo a desintoxicarse y lo llevan del modo de aumento de peso al modo de pérdida de peso.

Además, existen programas específicos diseñados para desintoxicar diferentes órganos de eliminación en el cuerpo. Por ejemplo, cuando desintoxique el hígado, este metabolizará los azúcares y las grasas más eficientemente. Deshacerse de las toxinas y estimular su sistema de desintoxicación es un componente esencial del control de peso a largo plazo y de un metabolismo sano. Yo tengo un excelente programa de desintoxicación en mis libros *Juicing, Fasting, and Detoxing for Life* [Jugos, ayuno y desintoxicación que dan vida] y *The Juice Lady's Guide to Juicing for Health* [La guía para hacer jugos y estar saludable de La Dama de los Jugos], que lo llevarán paso a paso para desintoxicar su colon, hígado, vesícula y riñones.

Sensibilidad alimenticia

Las reacciones a los alimentos no siempre son inmediatas. Pueden suceder muchas horas después de comer, con síntomas tales como hinchazón e inflamación de las manos, los pies, los tobillos, el rostro, el abdomen, la barbilla y el contorno de los ojos. Además pueden ser responsables de las ojeras y las bolsas debajo de los ojos. Mucho del peso que se gana es retención de fluidos causada por inflamación y la liberación de ciertas hormonas. Además está la fermentación de los alimentos, en particular de los carbohidratos, en los intestinos, lo cual puede resultar en un estómago inflamado y distendido debido al gas.

Entre los síntomas de sensibilidades alimentarias pueden encontrarse dolor de cabeza, migraña, indigestión o acidez, fatiga, depresión, dolor de articulaciones o artritis, fuegos, síntomas crónicos respiratorios tales como jadeo, congestión de los senos paranasales o bronquitis, y problemas crónicos de intestino, tales como diarrea y constipación.

Estrés

El estrés puede provocar que aumente de peso, mientras que relajarse puede adelgazarlo. Bajo el estrés físico o psicológico, el cuerpo está diseñado para: protegerse, almacena calorías y conserva el peso y surte de hormonas como el cortisol a su sistema, el cual incrementa las grasas sanguíneas, el azúcar y la insulina para preparar al cuerpo para "pelear o huir". Es bien sabido que el exceso de cortisol soltado durante tiempos estresantes provoca que la grasa sea depositada en la sección media. Sin comer más o ejercitarse menos, el estrés por sí solo provocará aumento de peso y puede conducir a la diabetes. La relajación activa ayuda a reducir el estrés y la inflamación, e incrementa la combustión de grasa para mejorar el control de azúcar en la sangre.

Capítulo 6

El apetito emocional, los atracones de comida y las adicciones a la comida

MIENTRAS SE PIERDE en un plato de alimentos prohibidos, ahogando sus penas o alegrando su alma, una pequeña voz en el interior le susurra: "¿Qué estás haciendo?". Usted la ignora y sigue adelante cucharada tras cucharada de felicidad cremosa o crujiente. No es sino hasta después, que el remordimiento, la culpabilidad y quizá incluso la vergüenza burbujean a la superficie y usted se siente completamente derrotado en su determinación de seguir su nueva dieta saludable de jugos. Completamente molesto consigo mismo por acabar de liquidar otra ración de cosas "prohibidas", usted cae en depresión, a medida que su autoconfianza es atacada con la duda de si en realidad podrá lograr su meta.

¿Alguna vez ha sentido que vivir en la constante montaña rusa del apetito emocional, los atracones y los incontrolables antojos es más de lo que un mero mortal puede manejar? Bueno, aliéntese. Hay herramientas que puede utilizar, las cuales le ayudarán a cambiar su vida.

En primer lugar, necesita comprender que usted mismo es la respuesta a su frustración. No hay píldoras mágicas que noqueen sus emociones y sus obsesiones por la comida. Las respuestas yacen en el interior. Los cambios pueden venir en "porciones" a medida que avance y suelte los viejos patrones. Usted puede hacerlo bien durante un rato y bajarse del tren de los jugos turbo de vez en cuando. Levántese. Continúe. Usted alcanzará su meta.

Hace un par de años trabajé con una mujer en el plan de la dieta turbo a quien le estaba yendo muy bien. Ella había bajado de peso cada semana y estaba muy animada. Luego, su gato falleció. Su dolor tomó el timón, y ella se dirigió por otro camino. Comía grandes cantidades de alimentos altos en carbohidratos, recuperó mucho peso y se sentía tan culpable que dejó de consultarme.

Este capítulo se trata de cómo lidiar con las emociones que nos descarrilan, tales como el dolor, la pena, el aburrimiento, la tristeza o el dolor: emociones que con demasiada frecuencia claman por alimentos reconfortantes. Y usted puede aprender a lidiar con la culpabilidad de manera creativa, en lugar de arrojar por la ventana todo el plan de pérdida de peso cuando sienta que ha cometido un gran error.

En las páginas que siguen veremos patrones para responder a los eventos de la vida que se han construido alrededor de la comida. Probablemente ha tomado años, quizá décadas o incluso generaciones de patrones transmitidos de alimentación en su familia para que estos planes de acción se establezcan en su alma. Tomará algo de trabajo revertirlos. ¡Pero usted puede lograrlo! Solo tenga en mente que unas cuantas personas han tenido un éxito instantáneo al cambiar tales patrones. El resto de nosotros tenemos que trabajar por ello, cometer errores, establecer una nueva determinación y ver el resultado de nuestras malas decisiones suficientes veces para que sepamos que ya no deseamos experimentarlo.

Los lazos emocionales que atan

La comida está tan poderosamente conectada con los sentimientos que a veces parece imposible considerar diferentes alimentos separados de ciertas emociones o celebraciones. Hay muchas emociones vinculadas con nuestros alimentos favoritos: el gozo de las celebraciones, el dolor de las tragedias, momentos felices, días tristes, aburrimiento, ansiedad y placer. Nuestros alimentos favoritos pueden estar atados a emociones poderosas. Conectan una variedad de asociaciones de las que es difícil separarse: recuerdos, emociones y sentimientos.

Desde la infancia hemos desarrollado profundos sentimientos con respecto a la comida, a menudo enterrados en el subconsciente. Cuando llorábamos de bebés, nos alimentaban; la angustia causada por el hambre era reemplazada con una pancita cálida y llena. De niños, la comida calmaba nuestras lágrimas y nuestros temores. De adultos, automedicamos nuestras ansiedades, heridas, temores, soledad y desilusiones. La comida es un amigo confiable, constante y seguro. Puede sustituir el contacto humano y el puente por el que formamos conexiones.

¿A cuántas fiestas o reuniones sociales ha asistido en las que no sirvieran comida? La comida es el centro de las celebraciones. Piense en el Día de Acción de Gracias, la Navidad, el Janucá, los cumpleaños, el Día de la Independencia, las bodas, las citas y las fiestas de negocios. Apuesto a que tiene una larga lista de "alimentos de celebración" que disfruta en esas ocasiones. Todos tenemos emociones positivas con respecto a nuestros alimentos favoritos que se sirven en ciertas ocasiones especiales. La mayoría de nosotros también tenemos una lista de *alimentos reconfortantes* a los que acudimos cuando estamos insatisfechos, tristes, estresados o experimentando una serie de emociones. Cuando las cosas se ponen difíciles, a menudo gravitamos hacia los alimentos que nos hacen sentirnos bien que recordamos de la juventud, todo desde macarrones con queso a puré de papas con salsa, pan caliente con mantequilla, galletas de chispas de chocolate (¿usted se comía la masa?), dulces o helado. Si su novio la deja, el pescado a la parrilla con espárragos hervidos probablemente no bastarán. Si lo despiden de su empleo, apuesto a que la sopa de verduras y la ensalada no serán lo que ordene en el almuerzo. ¿Qué come cuando suceden cosas malas? ¿A qué recurre cuando está estresado? Si es como la mayoría de nosotros, usted irá detrás de todos los alimentos emocionalmente reconfortantes. Y normalmente son la porción que está en la lista de los alimentos "prohibidos".

Muchos de nosotros hemos crecido con productos de marca que tienen poco en común con los alimentos enteros de los cuales están procesados. Muchas veces preferimos estos alimentos en tiempos de estrés. Incluso para los de nosotros que hemos consumido una dieta de alimentos enteros durante años, todavía existen, en algún lugar de las profundidades de nuestra alma, recuerdos afectuosos por cosas como platones humeantes de sopa de tallarines con pollo, servida con un emparedado hecho de suave y blanco pan asado con margarina y relleno de queso anaranjado derretido. Nuestras madres, quienes estaban exhaustas por el exceso de trabajo o seducidas por el concepto de la conveniencia, nos servían con amor alimentos procesados altos en carbohidratos, y aunque podían ser todo menos saludables, en nuestro subconsciente todavía son deseables y nos llevan de vuelta al calor del hogar.

Pero, ¿cuál es el precio de los alimentos reconfortantes dañinos o de los placeres simples? Muchos de nosotros podríamos decir que sería aumento de peso en uno y mala salud en el otro. Lamentablemente, quienes crecimos llevando una dieta de alimentos de marca, llenos de azúcar y de carbohidratos refinados tenemos que hacer importantes reflexiones y ajustes de actitud si deseamos adoptar exitosamente un estilo de vida saludable que estimule el manejo de peso a largo plazo.

Además, en Estados Unidos hemos crecido con la mentalidad de "entre más grande mejor". Es la idea de "súper engórdame" la que se ha vuelto tan popular en la actualidad en todo, desde los bufés de coma todo lo que pueda a las *Big Mac* y los batidos colosales. ¿Ha visto la película *Súper engórdame?* Morgan Spurlock, el director de cine y personaje de la película, arruina su salud en poco tiempo consumiendo comida chatarra extra grande. Terminó el proyecto antes de lo programado, debido al alarmante empeoramiento en su análisis sanguíneo y a sus síntomas de mala salud. Hemos llegado a creer que no obtendremos el valor de nuestro dinero a menos que sea una porción grande. De manera que cuando estamos lidiando con el apetito emocional o los antojos, no solamente deseamos nuestros caprichos favoritos, sino también los deseamos en grandes cantidades. Aquí yacen dos problemas: los alimentos "prohibidos" y la cantidad que comemos de ellos.

¿QUÉ PROVOCA EL APETITO EMOCIONAL?

Aquello que puede disparar un desborde de emociones no tiene límites. Quizá sea una cuenta que no podemos pagar, un día estresante en el trabajo, discutir con un familiar o que una cita nos deje plantados. Cuando un torrente de energía emocional hace derramar nuestras tuberías psicológicas, muy a menudo la reacción es correr al refrigerador por nuestra comida favorita y reprimir todo.

En tales ocasiones, usted come no porque tenga hambre, sino porque está triste, deprimido, desanimado, aburrido o ansioso. Ese "pequeño demonio" en su hombro le dice: "¡Sí, tienes razón! Ha sido un día horrible y te lo mereces. Vamos. Come un tazón que rebose de helado o una gran rebanada de torta de queso con doble chocolate. ¡Te sentirás mucho mejor!".

El estrés de cualquier tipo provoca una caída de los niveles de serotonina, lo cual puede provocar antojo de dulces y almidones como galletas, pasta o pan. Las mujeres generalmente son más susceptibles a comer por estrés, debido a la fluctuación de hormonas. El SPM puede causar que las mujeres consuman comida chatarra y dulces. Por un momento, estos alimentos pueden ayudar a mejorar el humor y alentar recuerdos o sentimientos felices (pero *por un momento* es la frase clave). Su atracción tiene gatillos químicos y emocionales. Algunos alimentos trabajan en los niveles de serotonina en el cerebro, que es como un "Prozac instantáneo". Otros funcionan a nivel emocional, recordándonos del consuelo y la calidez. Pero los efectos no duran, y a menudo terminamos peor que cuando comenzamos a comer chatarra.

Las emociones tienen raíz en el pasado. Usted quizá no pueda hallar el gatillo que lo envía a correr a la alacena o a la tienda de comestibles, pero está en su subconsciente. Posiblemente escuche una canción familiar en la radio mientras va conduciendo de camino a casa del trabajo. Simplemente sucede que era *su canción* cuando su novio de preparatoria y usted estaban enamorados. Luego él la dejó por otra chica, y usted ahogó la pena con galletas de chispas de chocolate. De pronto, tiene un deseo insaciable de comer chocolate cuando escucha la canción, aunque ya hayan pasado años desde que pensó la última vez en ese chico. Usted probablemente no piensa en él cuando escucha la canción; ¡solo desea chocolate! El consejo de su mamá de antaño: "¡No arruines la cena!", acaba de salir volando por la ventana.

Sin importar lo que suceda en sus momentos de apetito emocional, no sea tan duro consigo mismo. La mayoría de patrones sobre los que está trabajando duro para vencer comenzaron cuando era joven. Quizá no recuerde cuándo o en dónde comenzaron, pero estuvieron ahí. Sus recuerdos más antiguos a menudo giran en torno a la comida, alimentos ricos en calorías y ligeros en nutrientes. El temor, el dolor, la pena, el gozo y la felicidad; estas emociones casi siempre están asociadas con alimentos muy dañinos: azúcar, harina blanca y bocadillos salados.

Pero no se dé por vencido. Usted puede cambiar este patrón. Si su cerebro puede formar nuevas dendritas y su hígado puede rejuvenecerse a sí mismo, usted puede desarrollar nuevos patrones de alimentación y de comportamiento.

USTED NO PUEDE CONTROLARLO TODO

Cuando el retrete se derrama, el coche se descompone o su computadora falla, usted definitivamente no puede saber cómo arreglar todo. Creemos que podemos manejar el universo, pero no somos expertos en todos los frentes. Simplemente no podemos controlarlo todo. Cuando suceden cosas, nuestras emociones con frecuencia se salen de control. Es ahí cuando corremos por nuestra comida reconfortante favorita. En mi caso, solía ser el puré de papa con un montón de mantequilla. Incluso, hace años comencé a comprar cajas de puré de papa instantáneo, para poder prepararlo rápidamente (anímese, hay esperanza, no he comprado esas cajas en años). Lo que comamos no resuelve el problema, como ya sabe, y a menudo lo empeora. Mientras tanto, el problema continúa ahí.

El reparador de computadoras probablemente nunca desee comer una bolsa grande de papas fritas por la frustración cuando está trabajando en un problema de la computadora. Pero cuando mi computadora se descompone o mi conexión de Internet se cae, me siento desesperanzada y desesperada. ¿Qué le hace sentirse desesperanzado y fuera de control?

Mientras trabajaba en este capítulo, mi caldera se descompuso. Hacía frío afuera. Yo no deseaba llamar a la empresa de calderas. Cuesta sesenta y cinco dólares que ellos entren por mi puerta principal y me digan que los paneles de mi caldera no encajan apropiadamente, y por lo tanto, el pequeño botón blanco no se está presionando para prender la caldera. Yo enfrento este problema casi cada vez que cambio el filtro de mi caldera. Sé que los paneles no encajan bien. Es difícil montarlos. Hoy no funcionaron sin importar lo que hiciera. Pero hoy estoy haciendo uno ayuno con jugos. Solo estoy consumiendo jugos de verdura fresca y sopa cruda. No voy a romper mi ayuno de jugos simplemente porque estoy frustrada. De manera que hice algo que funciona. Funciona cada vez. He intentado todas las pequeñas sugerencias inteligentes de las que escriben los expertos que se supone que nos ayudan a pasar por estos eventos emocionalmente intranquilizadores. Ninguno de ellos me ha funcionado. Pero este sí funciona.

La oración. Así es. La oración. Cuando no puedo resolverlo, he aprendido a orar. Por lo tanto, simplemente oro por que un ángel de calderas venga y me ayude con una idea creativa. Como es de esperarse, se me ocurre una idea. Cinta adhesiva (a mi ángel de los arreglos le encanta la cinta adhesiva). Unos cuantos pedazos de cinta adhesiva enrollados y colocados en el lugar correcto del panel, ¡y *voilà*! La caldera estaba zumbando. Hace algunos años, me habría hecho un desastre, golpeado el panel, congelado y cansado emocionalmente en un nudo. Probablemente habría comido mucho más que un tazón de puré de papas con mantequilla. Pero ahora, mi problema se resolvió. Yo estuve feliz y en paz. Tomé un vaso de jugo de betabel, zanahoria, pepino, col rizada, lima y jengibre, y me senté a beber mi almuerzo.

¡Pruébelo! Ya sea que esté sentado en el mostrador de genios, esperando que un experto en computadoras arregle su computadora descompuesta y con esperanzas recupere todos los archivos que teme que se perdieron permanentemente; o esté sentado esperando que su representante de internet de alta velocidad averigüe por qué no puede conectarse: ore. Ore por la persona que está trabajando en su problema. Ore por ideas creativas para la persona que lo arregla. Ore por usted y por su paz mental. Lo que sucede es asombroso. Puede cambiar su vida entera.

Usted no puede controlar todo lo que sucede. Pero puede controlar sus emociones. Y puede dejar ir el asunto y orar.

Admita, acepte, confronte

Usted quizá no haya pensado demasiado acerca de los atracones que se da de vez en cuando. Estos episodios simplemente suceden, ¿no? Y la vida continúa. Pero la vida no continúa bien, y los atracones nunca cambiarán—usted nunca cambiará—hasta que admita que se da atracones y confronte su comportamiento.

Yo he escrito muchos libros, enseñado numerosas clases y hablado a grandes grupos de personas en seminarios. La gente toma notas, subraya los puntos en mis libros y habla mucho acerca de comer los alimentos correctos. Generalmente el apetito emocional y los atracones son lo que los aleja del peso que desean y de la buena salud que anhelan.

Si usted está manteniendo en secreto sus atracones, quizá ni siquiera lo admita delante de usted mismo, usted permanecerá en esa montaña rusa de apetito emocional durante mucho tiempo. ¿No es hora de mirar de cerca lo que está sucediendo? ¿Cómo está influyendo en usted su mente? ¿Cómo lo está provocando su pasado? Usted puede estar intentando mantener bajo el agua esa pelota de playa con todas sus fuerzas, pero de vez en cuando, esa cosa surge. El volcán de las experiencias pasadas con las emociones que genera está enterrado en su subconsciente. Estas emociones hacen erupción de vez en cuando.

Su historia puede partirme en dos el corazón. Mucha gente que sufre de los atracones, del apetito emocional o de trastornos alimenticios más graves, han sufrido abuso, carencia, una pérdida dolorosa o rechazo en su pasado. Cosas devastadoras pueden sucedernos. La vida nos ofrece un camino escarpado que recorrer. Pero en algún momento tenemos que preguntarnos si permitiremos que lo que sucedió en el pasado cause estragos en nuestro presente y nuestro futuro. Aunque no puede controlar lo que le sucedió, usted puede controlar su respuesta a lo que sucedió después y su respuesta a lo que sucede ahora y en el futuro.

No importa cuántas veces haya intentado y fracasado al elegir un estilo de vida saludable, no pierda la esperanza. Usted puede lograrlo. Solo se necesita un corazón dispuesto. Usted lo tiene. Es por ello que eligió este libro. Usted estaba buscando esperanza y un plan que funcionara. La fuerza de voluntad u obligarnos a hacerlo funciona poco tiempo. Luego todo se quiebra como una banda elástica rota. Y encuentra su camino de vuelta a su antiguo comportamiento. Pero un corazón dispuesto que está abierto a cambiar y a encontrar una nueva manera de responderle a la vida bueno, esa clase de perspectiva humilde lo llevará más lejos de lo que cree. Un corazón dispuesto busca maneras creativas y ángeles ayudadores para pasar por los momentos difíciles de la vida. Le prometo que puede pasar por esos momentos de su vida, y puede cambiar.

Mi historia

Yo experimenté una devastadora crisis de salud a los veintitantos años y tuve que renunciar a mi empleo cuando cumplí treinta. Tuve un caso de síndrome de fatiga crónica que me enfermó tanto que no pude trabajar. Me sentía como si tuviera una gripe interminable. Constantemente febril con las glándulas inflamadas y constantemente letárgica, sentía constante dolor. Mi cuerpo me dolía como si me hubieran hecho rebotar en una lavadora.

Me mudé de vuelta a la casa de mi padre en Colorado para recuperarme. Preparé jugos y comí una dieta casi perfecta durante tres meses. Una mañana me desperté sintiendo como si alguien me hubiera dado un cuerpo nuevo en la noche. De hecho, mi cuerpo había estado sanando en todo ese tiempo; simplemente la sanidad se manifestó en ese momento. Lucía y me sentía completamente renovada y totalmente sanada. Acompañada de mi extractor y de un nuevo estilo de vida que apreciaba por completo, regresé al sur de California para terminar de escribir mi primer libro. Durante casi un año di "diez pasos hacia delante" con una buena salud y más energía y resistencia de la que recordaba.

Entonces, de pronto, di un gran paso hacia atrás.

Estaba cuidando la encantadora casa de unos amigos de nuestra familia que se habían ido de vacaciones en un vecindario de California del sur, y trabajando en mi libro. Era el cuatro de julio.

Me desperté a alrededor de las 3:00 a. m., me deslicé de la cama y vi a un joven en cuclillas en la esquina de la habitación, algo que todas las mujeres que he conocido han temido. En lugar de huir, él saltó del suelo y me atacó, golpeándome repetidamente con un tubo y gritando: "¡Ahora estás muerta!". Peleamos, o debo decir que me defendí y tomé el tubo. Finalmente se le escapó de las manos. Luego me ahorcó hasta que quedé inconsciente. Y en esos últimos segundos de mi vida supe que estaba muriendo. Me sentí triste por la gente que me amaba y de cómo se sentirían por esta trágica muerte. Luego sentí que mi espíritu se marchaba con una sensación como si saliera de mi cuerpo y flotara hacia arriba. De pronto, todo estaba tranquilo y quieto. Sentí que estaba viajando, en lo que parecía la velocidad de la luz, aunque a través del espacio negro. Y vi luces tintineantes a la distancia.

De pronto, estaba de vuelta en mi cuerpo, afuera de la casa, asiéndome de una verja al final del parque de perros. Yo no supe cómo llegué allá. Grité por ayuda. Era mi tercer grito y me quitó toda la fuerza. Sentí como si fuera a ser el último. Cada vez que gritaba, me desmayaba y luego tenía que levantarme de nuevo. Una vecina me escuchó esa vez y envió a su esposo a ayudarme. En cuestión de minutos, me encontraba de camino al hospital.

Sufrí varias lesiones en la cabeza, el cuello, la espalda y la mano izquierda, con múltiples heridas en la cabeza y parte de mi cuero cabelludo quedó separado de mi cabeza. Además tuve varios dientes rotos que resultaron en varias endodoncias y coronas. Pero mi mano derecha se llevó las lesiones más severas, con dos nudillos reducidos a meros fragmentos de hueso que tuvieron que ser unidos por tres pinzas de metal. Seis meses después del ataque, todavía no podía usarla. La férula que usé, y varias partes moldeadas en formas extrañas parecían algo sacado de una película de ciencia ficción. Yo me sentía y lucía peor que desesperanzada con la parte superior de la cabeza rapada, los ojos completamente rojos e hinchados, una cicatriz en mi rostro, una mano derecha inútil, un temor aterrador y apenas suficiente energía para vestirme en la mañana.

No necesito decir que estaba en una conmoción emocional. No podía dormir en la noche, ni siquiera un minuto. Fue tortuoso, sin importar que estuviera viviendo con una prima y su familia. No había necesidad de preocuparse por la seguridad desde un punto de vista práctico, pero eso no hacía una diferencia emocionalmente. Me acostaba en la cama toda la noche y miraba al techo o a la puerta de la habitación. Mantenía encendidas cinco luces toda la noche. Intentaba leer, pero me ardían los ojos. Solamente podía dormir un rato durante el día.

Pero lo peor fue el dolor interior de mi alma que casi me quitó el aliento. Todo el dolor emocional del ataque se juntó con el dolor y el trauma de mi pasado causando un tsunami emocional. Mi pasado había estado impregnado de pérdida, trauma y ansiedad. Mi madre había muerto de cáncer cuando tenía seis años. Yo no podía recordar mucho de su muerte, los recuerdos parecían bloqueados. Pero mi prima dijo que me desmayé en su funeral. Eso me dijo que el impacto fue enorme.

Durante los siguientes tres años viví con mis abuelos maternos y mi padre. Pero el abuelo John, el amor de mi vida, murió cuando yo tenía nueve, la pérdida fue inconmensurable. Cuatro años después, mi padre estuvo involucrado en una situación muy trágica que tomaría mucho tiempo discutir en este capítulo, pero puedo resumirla diciendo que fue horrenda. Él ya no estaba en mi vida diaria. Yo me sentía aterrada de mi futuro. Mi abuela tenía ochenta y seis años. Yo no tenía idea de cuántos años más viviría. Al siguiente año me mudé a Oregón para vivir con una tía y un tío, hasta que me gradué de la preparatoria.

Como posiblemente se imagine, alrededor de mi alma había una gran angustia y dolor que disparaban todo tipo de apetito emocional y atracones alimenticios. Conozco de primera mano el comportamiento de los trastornos alimenticios: darse un atracón y luego no comer nada durante algunos días. Sé cómo es recibir un impulso emocional y no tener idea de qué disparó el atracón. La comida es el consuelo inmediato. A menudo es lo primero a lo que acudimos. Lo fue para mí. Pero al no desear aumentar demasiado peso, luego evitaba la comida un día o dos después del atracón.

Luego del ataque, me tomó cada onza de mi voluntad, mi fe y mi confianza en Dios, profundo trabajo espiritual, ayuda médica alternativa, vitaminas y minerales adicionales, jugos de verduras, liberación emocional, oración de sanidad y numerosos programas de desintoxicación para sanar física, mental y emocionalmente. Conocí a un médico con una orientación a lo nutricional que había sanado sus propios huesos de lenta reparación con muchas vitaminas y minerales y me dio varios cócteles vitamínicos intravenosos. Los jugos, la limpieza, los suplementos nutricionales, una dieta casi perfecta, la oración y la terapia física ayudaron a mis huesos y a otras lesionas a sanar.

Después de seguir este régimen durante aproximadamente nueve meses, se volvió realidad lo que el cirujano de mi mano dijo que sería imposible que sucedería: una mano completamente restaurada y totalmente funcional. Él me había dicho que nunca usaría mi mano derecha de nuevo y que ni siquiera era posible ponerme nudillos de plástico debido a su mala condición. Pero mis nudillos sí mejoraron, y regresó la función de mi mano. Llegó el día en que él me dijo que estaba completamente sana, y aunque admitió que no creía en los milagros, dijo: "Eres lo más cercano que he estado de ver uno". ¡*Fue* un milagro! Yo tenía una mano útil otra vez y mi carrera de escritora no estaba perdida.

Hacia el final, mis heridas internas eran las que parecían ser más severas. Sin embargo, también sanaron. Experimenté sanidad de los recuerdos dolorosos y del trauma del ataque y de las heridas del pasado a través de mis propias oraciones y de las oraciones de los demás. Hubo varias mujeres que oraron por mí, alrededor de su mesa de cocina, semana tras semana hasta que mi salud fue restaurada. Yo las llamo los *ángeles de la cocina*. Lloré interminables baldes de lágrimas que habían estado en mi alma reprimida. Todo necesitaba soltarse. El perdón y la liberación llegó en etapas y fueron una parte integral de mi sanidad total. Tuve que ser sincera acerca de lo que sentía realmente y estar dispuesta a enfrentar el dolor y las emociones tóxicas confinadas en el interior, y luego dejarlas ir. Pero finalmente, un día luego de un largo viaje, me sentí libre. Llegó un momento en que pude celebrar el cuatro de julio (el aniversario del ataque) sin temor.

Ahora conozco más paz y salud de las que pensé posible. He experimentado lo que es sentirme plena: completa; no dañada, quebrantada, herida, estropeada; sino verdaderamente sanada y restaurada en mi cuerpo, mi alma y mi espíritu. Y ya no estoy llena de apetito emocional.

¿Adicto a una descarga de adrenalina?

Algunas personas buscan la emoción de la tristeza, el caos o la crisis. A ellos les gusta estirar los límites, ir a la orilla, ver cuán lejos pueden llevar las cosas. No es de sorprenderse que muchas de estas personas crecieran en hogares chiflados y disfuncionales con padres o hermanos problemáticos o con caos, trauma, pérdida o crisis como un escenario familiar de la infancia. No saben cómo funcionar a menos que las cosas estén agitadas, y casi se aterran cuando las cosas marchan bien. ¿Alguna vez ha pensado que este puede ser un ejemplo de su experiencia?

Cuando pensamos acerca de todas las cosas difíciles que han sucedido en nuestro pasado, sabemos que no deseamos que el futuro sea una repetición. Pero en un nivel subconsciente, podemos estar creando repeticiones una y otra vez. Los psicólogos nos dicen que podemos volvernos adictos a los altibajos de las descargas hormonales producidas por el trauma, las tragedias, las crisis o el caos. Algunas personas son *dramáticas*; a otras les gusta agitar las cosas. Algunas personas parece que se encuentran en líos una y otra vez. Estas son personas adictas al caos o a la crisis.

En esos momentos, se bombean disparos de adrenalina y de cortisol a través de nuestro cuerpo y nos llevan de regreso a los antiguos días en que esas hormonas bombearon por nuestro sistema como pequeños torpedos. Aunque no es agradable, lo ansiamos: nos volvemos adictos a ello. De alguna manera buscamos traer de regreso todo ese caos emocional y hormonal que nos es familiar. Destruye nuestro cuerpo, pero no podemos ver el daño. Solamente sentimos la descarga familiar. A menudo, la comida está vinculada con todo este escenario. Puede ser que ansiemos comer lo que comimos durante esos tiempos de crisis en el pasado, cuando nos golpea la crisis en el presente. De hecho, la comida afecta nuestra bioquímica. Muchos alimentos y sustancias pueden ayudarnos a conseguir esos picos y descargas caóticas hormonales.

Usted puede vencer las adicciones a la comida, los atracones y el apetito emocional. Yo los vencí. Muchas otras personas los han vencido. Angela Stokes cuenta su historia en el folleto *Raw Reform* [Reforma cruda], acerca de cómo es que comer en exceso provocó que alcanzara un peso de 300 libras (136 kg). Ella aprendió a vencer el apetito emocional, los antojos y las adicciones a la comida, y perdió más de 160 libras (72 kg). ¡Ella ha recuperado su vida mientras inspira a otros activamente a hacer lo mismo! Come una dieta de alimentos crudos y es una fuerte partidaria del estilo de vida de alimentos crudos como el camino hacia una vida sana.[1]

Por qué sufrimos de apetito emocional

- Tenemos dolor emocional y esperamos adormecer el dolor.
- Deseamos taponar las emociones.
- Queremos escondernos de las emociones.
- Percibimos la necesidad de desconectarnos de la vida.

El apetito consciente

Un estudio practicado por Duke y la Universidad Estatal de Indiana encontró que la concentración al comer, incluyendo las instrucciones específicas de saborear lentamente el sabor de la comida y estar consciente de cuánta comida es suficiente, ayudaba a reducir los atracones de un promedio de cuatro atracones por semana a uno solo.[2]

Casi nunca es fácil hacer un cambio importante, aunque nuestro sentido común nos diga que es el mejor programa y el camino a estar en forma. Sin importar cuán convencidos o motivados estemos, todavía hay una pequeña voz en algún lugar de nuestras profundidades que grita: "¡Deseo hojuelas de maíz cubiertas de azúcar para desayunar!". O lo que sea su favorito. Y sin importar los alimentos que elijamos como una "dosis" temporal, para nuestras emociones vociferantes, los efectos positivos son solo momentáneos. Al final, nos preparan para una verdadera depresión por nuestro aumento de peso, baja energía y una dura muerte. No siempre es fácil hacer cambios, pero si consideramos que no hacer ningún cambio puede significar una vida de tener sobrepeso, estar enfermos y cansados, la decisión de cambiar se vuelve forzosa.

Cuando comienza el ataque de un atracón emocional, usted quizá quiera pensar en tratarse a sí mismo como trataría a un niño pequeño que toma algo que podría ser peligroso. La mayoría de nosotros encontraríamos rápidamente algo que darle al niño a cambio del objeto peligroso, para poder alejar fácilmente aquello que podría dañarlo. Comience a trabajar consigo mismo de esta forma. Dentro de usted hay un niño. El solo hecho de alejar de nuestro alcance la comida o la bebida "prohibida" que deseamos no va a funcionar durante mucho tiempo. La rebeldía surgirá y será echado por la borda. De manera que en lugar de forzarse a seguir una regla estricta de vida, desarrolle su lista de cambios para esos momentos de antojo. Digamos que desea una galleta. Podría intercambiarla por un trozo de fruta o por algo con la fibra inulina, que tiene sabor dulce. Usted puede decirle a su yo: "No podemos comer eso, pero podemos comer esto". ¿Qué puede hacer cuando desea un helado? Puede hacer recetas de postres congelados que son solo de fruta que congela y licua. Yo he desarrollado una receta con verduras: el "batido congelado picante de jitomate". Está medio derretido, es picante y me funciona. También podría congelar agua de coco y licuarla. Hace una deliciosa aguanieve.

ENCONTRAR SOLUCIONES

Hágase las siguientes preguntas cuando se sienta tentado con apetito emocional o para darse atracones de comida:

- ¿Qué estoy sintiendo en realidad?
- ¿Puedo soportar este sentimiento?
- Si consumo esta comida engordadora o me doy un atracón de azúcar, ¿qué me costará a largo plazo?
- ¿Qué es realmente importante para mí ahora?
- ¿Qué deseo lograr?
- ¿Existe una mejor manera de cuidarme emocional y físicamente?
- ¿Qué me puedo dar ahora que no me costará mi fuerza?
- ¿Cómo me puedo alimentar ahora sin lastimarme?
- Si fuera niño, ¿cómo me gustaría ser consolado?
- ¿Qué puedo hacer hoy que me hará sentir bien mañana?
- ¿Cómo puedo recompensarme con cosas que sean buenas para mí?

DESARROLLE UNA LISTA DE SUSTITUTOS Y RECOMPENSAS SALUDABLES

Haga una lista de sustitutos de alimentos saludables y tenga a la mano los alimentos. ¿Qué recompensas no alimenticias cree que son buenas para usted? Aquí hay algunas sugerencias:

- Llamar a un amigo.
- Dar una caminata.
- Ver su película favorita.
- Tomar un baño caliente junto a las velas con su música favorita y una taza de té herbal.
- Hacer ejercicio y dejar ir sus preocupaciones. Ejercitarse puede ayudar porque incrementa las endorfinas y otras hormonas para "sentirse mejor".

Un plan de acción

- Consiga un diario y escriba acerca de sus antojos alimenticios; escribir acerca de los antojos puede ser útil. Vea si descubre un patrón con respecto a lo que los dispara.
- Deje que sus emociones hablen en lugar de suprimirlas; escriba acerca de ellas.
- Pregunte acerca de sus antojos. Podría sorprenderse de lo que escuche. El asunto es escuchar y averiguar cuál es su verdadera necesidad.
- La comida suprime las emociones; permita que sus sentimientos y sus emociones sean escuchados y comprendidos.
- Piense en una persona esbelta y saludable a quien admire. ¿Cómo cree que esa persona manejaría un deseo de atracón?
- Aprenda a divertirse con la comida.
- Cultive fuerza personal.
- Incremente experiencias alimentadoras de vida que puedan ayudarle a ir más allá del consumo de comida chatarra y de comida reconfortante.
- Acepte sus emociones en lugar de taponearlas o acallarlas.
- Permita que sus emociones surjan y déjelas ir.
- Enfrente con valentía las situaciones y emociones dolorosas sin bloquearlas ni cubrirlas.
- Invite a personas enriquecedoras a su vida.
- Cultive experiencias de amor a sí mismo.
- Practique la reducción del estrés.

Siete pasos que puede dar para vencer el apetito emocional

1. Tenga un plan claro en mente acerca de lo que hará la siguiente vez que se sienta tentado a comer alimentos que sabe que no se encuentran en la dieta turbo.

2. Asocie sus acciones con el resultado de sus elecciones. Sea tan gráfico como pueda e intente de verdad sentir lo que experimentaría físicamente si comiera todas las cosas que no debe comer. O si no experimenta sensaciones físicas adversas, piense en cómo esa comida impactaría su peso. ¿Cómo se sentirá cuando se suba a la báscula y vea que ha engordado un kilo o más?

3. Marque los alimentos perjudiciales para su programa de pérdida de peso con un símbolo muy negativo, tal como escribir encima las palabras "veneno de rata", o cualquier otra asociación negativa que realmente lo disuada.

4. Asocie los alimentos que son parte de su programa de pérdida de peso con pensamientos positivos tales como: "¡El agua mineral con una rebanada de limón es una gran bebida de fiesta! ¡Es mejor para mí que el alcohol, y sabe genial!".

5. Desarrolle una lista de alimentos reconfortantes "correctos" a los que pueda acudir cuando esté emocionalmente desanimado. Escriba una lista de alimentos aceptables para celebraciones. Asegúrese de tener algunos de estos alimentos a la mano siempre, de manera que no se sienta tentado a salir por helado o nachos cuando sus emociones griten por consuelo, cuando se sienta ansioso y desee tapar la situación, o cuando sienta ganas de celebrar.

6. La siguiente vez que salga a cenar o prepare una comida especial en casa y se sienta tentado a echar por la ventana la prudencia y derrochar, recuerde que lo que coma impactará su peso y su salud. Piense en cómo se sentirá a la mañana siguiente cuando se suba a la báscula o cuando se refleje lo que hizo. Usted se ha embarcado en una misión especial para perder peso y ponerse en forma.

7. Si se da un atracón, no se castigue. Comience de nuevo en la siguiente comida con un plan positivo para tomar decisiones sabias en el futuro. Y sin importar lo que suceda, nunca sucumba ante la tentación de tirar el plan por la borda porque se haya equivocado una o más veces. ¡Solo levántese y regrese a la carrera!

CREAR EL CUERPO QUE SIEMPRE HA DESEADO

Imagínese en seis meses con brazos y piernas fofos, con sobrepeso y desanimado con su apariencia. Está fatigado, es olvidadizo, está deprimido y atrapando cada "virus" que se le aparece. ¿Cómo se siente? Ahora imagínese en seis meses con un buen tono muscular, en su peso ideal o cerca de él, energético lleno de vigor, con una actitud mental positiva y una salud vibrante. ¿Cómo se sintió esta vez?

Las decisiones que tome hoy crearán la forma y la salud que tendrá en el futuro, y el cuerpo que tendrá en seis meses. Actuar es la clave. Si continúa con la misma vieja rutina, usted tendrá más de lo mismo y nada cambiará. Es hora de comenzar un nuevo plan de acción. Las investigaciones indican que las personas que tienen estilos de vida activos parecen tener lo que puede llamarse un "futuro emocionante". Esto significa que tener una imagen de un futuro positivo puede motivarlo a hacer lo que sea necesario para hacer realidad su futuro deseado.

Esto es lo que puede hacer ahora mismo. Imagínese en seis meses o en un año. Le llamaremos a este su "yo futuro". Cuando vea claramente a su yo futuro, imagínese convirtiéndose físicamente en esa persona. Ahora dé un paso atrás y mire a su yo futuro de nuevo. Pregúntele a ese yo futuro qué desea que usted comience a hacer ahora para tener un estilo de vida más activo y saludable que puede crear ese yo futuro deseado. Escriba lo que diga su yo futuro. Mire a su alrededor. Observe a varias personas que sean más grandes que usted. Piense en ellos uno a la vez. ¿Cuál se parece a la persona que le gustaría ser en cinco, diez, quince y veinte años? ¿Quién está más cercano a vivir el estilo de vida que le gustaría tener a esa edad? Escriba las actividades y los hábitos de salud que ha desarrollado esa persona.

Recuerde que cada día está construyendo una de las dos imágenes: su mejor o su peor yo. La gente que crea el mejor futuro posible toma decisiones positivas continuamente por el bien de la salud, como hacer jugos de verduras cada día y ejercitarse treinta minutos a una hora, tres o cuatro veces por semana. A menudo usan las escaleras en lugar de tomar un elevador, y ordenan más ensaladas que emparedados o pizza. Dan más caminatas. Pasan más tiempo en ocupaciones positivas. Y saben acerca de la gratificación aplazada. Piensan en las consecuencias de las decisiones diarias y de cómo estas decisiones los alejan o los llevan a su mejor futuro yo.

Ahora interrumpa la lectura y dibuje una imagen de su mejor yo futuro y una de su peor yo futuro. Debajo de cada imagen escriba los buenos y los malos hábitos que crearían a cualquiera de las dos personas. Coloque estas imágenes donde pueda mirarlas cada día. Cada mañana tome una decisión de escoger actividades y acciones que correspondan con crear su mejor yo. Las recompensas son inmensas. Vale la pena el esfuerzo. Cada noche mire de nuevo las dos imágenes y evalúe hacia qué imagen se dirigió ese día con sus acciones.

Este no es un ejercicio inútil o la idea de moda de alguien que no cambia nada. Escribir sus metas y hacer *collages* funciona de verdad. A mí me ha funcionado una y otra vez. Hace años hice un *collage* de mi futuro. Coloqué imágenes en una hoja de papel de 8 x 11 que incluía escribir libros, aparecer en la televisión, trabajar con un instituto de salud y tener dinero para ayudar a las personas necesitadas. Continúa estando en mi oficina. En ese momento solo había escrito un libro, y nada de lo demás parecía remotamente posible. Hasta ahora he escrito diecisiete libros, este es el número diecisiete. Y todo lo demás se ha materializado. Dos años antes de casarme, hice una lista de todas las cualidades que deseaba en un esposo. Al principio de la lista se encontraba sacerdote/psicólogo. ¡Adivine qué! El padre John es todo lo que hay en esa lista y más. ¿Se asombró? Yo sigo asombrada hasta ahora.

Cuando conocí a George Foreman en Las Vegas, en una muestra de productos gourmet en 1995, donde revelaron su nueva máquina para asar Lean, Mean, Fat-Reducing Grilling Machine que sacudió a la nación, yo estaba trabajando con Salton, la compañía que desarrolló ese producto. En ese momento decidí que deseaba trabajar con George para promover la parrilla como su nutricionista. Obtuve una foto autografiada de George y la coloqué en el tablón de anuncios de mi oficina. Cada día cuando pasaba por ahí, decía: "Voy a trabajar contigo en ese proyecto de la parrilla". Bueno, como dicen, el resto es historia. La compañía y George aceptaron mi propuesta. Yo aparecí en tres infomerciales de la parrilla George Foreman. Aparecí en QVC durante más de once años con la parrilla y fui una de las principales presentadoras al aire de los artículos para el hogar en QVC. Además escribí un libro de mayor venta de cocina a la parrilla con George.

¿Ahora qué piensa acerca de escribir sus metas futuras y crear imágenes de su mejor futuro yo?

¿Qué tipo de cuerpo necesitará para completar sus metas y sueños? ¿En qué peso debería estar para satisfacer sus metas? ¿Qué nivel de salud necesita para cumplir su destino?

Su futuro está en sus manos: una decisión, quizá un sorbo de jugo o un poco de comida a la vez.

Usted tiene un propósito

Después de todo lo que me ha sucedido, incluyendo mi muerte y mi regreso, supe que había un propósito para mi vida, una razón para mi vida. Yo podría ayudar a otros a encontrar su camino a la plenitud—en cuerpo, alma y espíritu. Podría ayudar a la gente, quizá a usted, a soltar el dolor emocional y a tomar decisiones saludables de por vida.

Existe un propósito para su vida. Todo el dolor, el trauma, el rechazo, la desilusión o la pérdida que ha experimentado puede volverse la tela para un alma más fuerte y la plataforma de lanzamiento para una vida vivida al máximo. Usted puede alcanzar el mundo con un corazón generoso y hacer la diferencia justo donde vive y alrededor del mundo, si esa es su meta.

Hace varios años cuando estaba al aire en QVC como portavoz de las parrillas George Foreman, uno de los hombres del departamento de mantenimiento del hotel donde me estaba hospedando me llevaba en la camioneta del hotel a QVC para los eventos nocturnos. En el camino hablábamos acerca de nuestra vida. Quizá él era el responsable de mantenimiento de noche, pero de día tenía un propósito especial en su vecindario. Muchos padres solteros trabajaban largas horas, pero como él trabajaba en el horario de media noche en el hotel, tenía tiempo qué darles a los niños del vecindario por la tarde. Su esposa, sus hijos y él les abrieron su casa después del horario escolar a los niños que no tenían adónde ir. Él les hacía asados en el jardín, jugaba con ellos, los llevaba a juegos de pelota y salía con ellos a pescar los sábados en el verano. Les dio muchos recuerdos lindos a los niños que de otra manera serían solitarios y que probablemente se meterían en problemas después de la escuela. Quién sabe de qué clase de problemas habrá salvado a los niños porque estaba viviendo su propósito.

A menudo, cuando este hombre me relataba las historias de los niños, yo pensaba acerca del propósito de cada persona. Él me hizo tan consciente de que cada uno de nosotros tiene un propósito, un lugar donde podemos hacer una diferencia en este lugar. ¿Cuál es el suyo? ¿Ya lo descubrió? Estoy segura de que hay más de un propósito.

¿Por qué debería trabajar duro para mantenerse en la cima de su juego físico? ¿Por qué no sucumbir a los placeres momentáneos como tomar una bolsa de papas fritas y devorárselas? ¿O comprar una caja de barras de chocolate con caramelo para la película? Hay algo más grande para su vida que solo sobrevivir un día más. Usted necesita un cuerpo sano, en forma y fuerte para completar sus metas. Los "caprichos" temporales, aquellas pequeñas adicciones a la comida y antojos a los que muchos les guiñamos el ojo, podrían estar quitándole el gran gozo de cumplir la razón por la que está aquí en esta Tierra. Hay personas que lo están esperando *solo a usted*. Nadie más puede hacer lo que usted hace.

Cuando descubra su propósito y se aferre a él completamente, usted podrá abrazar por completo el estilo de vida de La Dieta Turbo y soltar los alimentos que no le sirven bien. Si no tiene idea de cuál es su propósito, ore. Eso es lo que yo hacía cada vez que hacía una lista para el futuro o un *collage* de imágenes. Mientras tanto, prepárese físicamente. Usted necesita energía, un cuerpo saludable, una mente clara y una salud abundante para completar sus metas. Hoy puede escoger vivir sano, en forma y fuerte, de manera que pueda compartir sus dones con el mundo.

Capítulo 7

El plan de la dieta turbo

BIENVENIDO AL PLAN de menús de la dieta turbo. Usted está a punto de experimentar la pérdida de peso en una misión saludable. El plan incluye dos vasos de delicioso jugo de verduras al día, bastante satisfacción para su gusto y recetas de bajo índice glucémico con un delicioso sabor. ¡Está al borde de un gran comienzo! Y al igual que muchas de las personas que están en la dieta turbo, usted se asombrará de cómo se sentirá.

Si cree que no le queda nada interesante que comer en una dieta de bajo índice glucémico, se sorprenderá gratamente. La dieta turbo ofrece deliciosas comidas, jugos y recetas de bajo índice glucémico que son parte de un plan alimenticio de catorce días. De hecho, el plan de catorce días es solo el comienzo de una vida de alimentación saludable. Es su "faro" en el mar agitado de las malas decisiones que lo atraen lejos de sus mejores y más altos objetivos. Si se desvía, es la manera en que regresa a la timonera y de vuelta a las decisiones que le darán la vida.

Usted puede elegir buenos carbohidratos de una amplia variedad de verduras de colores brillantes y frutas ricas en antioxidantes y otras vitaminas y minerales importantes que le darán soporte a su sistema inmunológico. La carne magra, las aves, el pescado y los huevos (si no es vegano), los frijoles, las lentejas, los guisantes, las semillas y las nueces le darán a su cuerpo la proteína que necesita.

Las grasas saludables tales como el aceite extra virgen de oliva y el aceite virgen de coco le ayudarán a satisfacer su hambre más rápida y completamente. El aceite de coco ayuda a aumentar el metabolismo del cuerpo. Estos aceites se queman rápidamente, casi como la yesca en una fogata. Lo ayuda a contener sus antojos, especialmente de dulces, y mantiene el hambre a raya.

Esta no es una dieta de privación, sino una dieta de disfrute. Con dos o tres comidas al día, dos jugos de verduras y un par de refrigerios saludables, usted no debe sentirse hambriento ni privado. Lo mejor de todo es que aprenderá un nuevo estilo de vida en el que coma lo que puede seguir comiendo el resto de su vida.

La dieta turbo no solo es placentera; también es fácil. No se le pide que mida la comida ni cuente los carbohidratos; solo escoja de las listas de alimentos saludables lo que pueda comer, y no coma los de la lista de alimentos "prohibidos".

Consumir alimentos de bajo índice glucémico le dará a su cuerpo la oportunidad de lidiar con problemas como la resistencia a la insulina provocada por comer demasiados carbohidratos equivocados, los cuales son principalmente los refinados y procesados. Cuando ya no experimente oscilaciones en el nivel de azúcar en la sangre, debería ser más fácil controlar los antojos de dulces y de otros alimentos de alto contenido de carbohidratos. Como resultado, usted perderá peso más rápidamente. Muchas personas que están en el programa de alimentos vivos no comen productos animales. Pero si usted lo hace, asegúrese de elegir lo mejor.

ELEGIR LO MEJOR

Antes de llegar a la lista de alimentos que se le anima a disfrutar en la dieta turbo, hablemos acerca de cómo elegir los mejores productos de la lista de alimentos. No todos los productos animales son iguales; tampoco lo son las verduras y la fruta, de hecho, ni lo que está en la lista. El problema con la "comida saludable" es en lo que difiere *La dieta turbo de La Dama de los Jugos* de muchos otros libros de dieta y programas de pérdida de peso. Este es un programa de pérdida de peso con una misión. La misión es ayudarle a volverse más sano y más delgado, no solamente más delgado. Con ese fin, le estoy dando la información clave para ayudarle a elegir sabiamente cuando compre la despensa.

Proteína animal

La proteína de calidad es importante para su salud y su control de peso. Estimula la producción de glucagón, una hormona que funciona contrario a la insulina. El glucagón estabiliza los niveles de azúcar en la sangre y proporciona combustible cerebral al hacerle una señal al cuerpo para que libere la energía almacenada. Cuando se sincronizan, la insulina y el glucagón crean un sistema hormonal estable.

Al elegir proteína animal, opte por productos de res, de cordero, de búfalo y de aves alimentados con hierba (o con pastura) cuando sea posible. Usted obtendrá carne más sana en comparación con los productos comerciales—carne con más grasas "buenas" y menos grasas nocivas. Por ejemplo, la carne de animales alimentados con hierbas tienen de dos a cuatro veces más ácidos grasos omega-3 que la carne de animales alimentados con granos. Esta carne también es más rica en antioxidantes, incluyendo vitamina E, beta-caroteno y vitamina C. Además, la carne alimentada con pastura no tiene rastros de hormonas, antibióticos u otras drogas. Y tiene cantidades apreciables de ALC (ácidos linoleicos conjugados), tres a cinco veces más que los productos de animales alimentados con dietas convencionales.[1] ¡Escuche! Los estudios han demostrado que el ALC promueve la pérdida de peso. Es un ácido graso producido naturalmente que se encuentra en las grasas animales y lácteas como la carne de res, el cordero, los productos lácteos, las aves y los huevos. Recientes estudios han mostrado también posibles beneficios a la salud del ALC, tales como la inhibición de la formación de tumores, la conservación de vasos sanguíneos sanos y la normalización del metabolismo de la glucosa.[2]

Si no puede encontrar carne alimentada con hierbas, compre carne de campo o, por lo menos, carne de res, lácteos, cordero, búfalo y aves sin antibióticos. Las hormonas de crecimiento inyectadas a los animales de granjas industriales les provocan aumento de peso. Después de todo, engordar rápidamente a los animales para llevarlos al mercado significa más dinero para los proveedores. ¿Pero qué significa para nosotros? Estas hormonas no son saludables; incluso son dañinas para nosotros. Los alimentos naturales de mercados tales como las cooperativas Whole Foods, Wild Oats y muchos mercados independientes de alimentos saludables, así como agricultores locales, han alimentado con hierbas o criado naturalmente a sus reces, corderos, búfalos y aves.

Tenga en mente que si consume demasiada proteína animal, lo cual es agobiante para los riñones, puede contribuir con un exceso de acidez en el sistema. Por ello es mejor limitar los tamaños de las porciones entre 4 y 6 onzas (113 y 170 g), y las mujeres que no consuman más de 4 onzas (113 g).

¡Dulces para las vacas!

Algunas unidades comerciales de engorde están dándole dulce rancio al ganado en un esfuerzo por reducir los costos de engordarlos para el mercado. De acuerdo con una reseña reciente, la leche de chocolate y los dulces como las gomitas en forma de oso, de gotas de limón y otras son medios baratos para engordar al ganado. En ocasiones se les da dulce a los animales con todo y envoltura. De acuerdo con un artículo, "el límite máximo de alimentación de dulce o de mezclas de dulce y chocolate es de 5 a 2 libras (907 g a 2 kg) por vaca al día, respectivamente".[3]

¿Está indignado? Yo sí. Mientras los productores de carne no rindan cuentas por el valor nutricional de la carne, ellos continuarán formulando dietas para los corrales con base en la reducción de costos, y los consumidores estadounidenses continuarán comiendo carne cuya calidad es sumamente inferior—artificialmente alta en grasa y baja en vitamina E, beta-caroteno, ácidos grasos omega-3 y ALC.

Carne roja

No toda la carne roja es creada igual. Además de ser más alta en grasas omega-3 y ALC, la carne de animales alimentados con pastura también es más alta en vitamina E. Los estudios muestran que la carne de ganado alimentado con pastura es cuatro veces más rica en vitamina E que la carne de ganado de corral, e interesantemente, casi dos veces más alta que la carne de corral que recibió suplementos de vitamina E.[4] Eso es benéfico en cuanto a que la vitamina E está vinculada con un menor riesgo de cardiopatía y cáncer. La carne alimentada con pastura también es menor en grasa total y particularmente en las grasas saturadas vinculadas con las cardiopatías. Además es más alta en beta-caroteno, las vitaminas B tiamina y riboflavina, y los minerales calcio, magnesio y potasio.

Los corderos alimentados con pastura tienen un nivel más alto de proteína y luteína, y un nivel más bajo de grasa

Un equipo de científicos del Departamento de Agricultura de los Estados Unidos comparó los corderos alimentados con pastura con los corderos alimentados con grano en los corrales. Encontraron que los corderos que pastaron tenían catorce por ciento menos grasa y aproximadamente ocho por ciento más proteína comparados con los corderos alimentados con granos. ¡Y observe esto! La carne de ovejas criadas con pastura han demostrado tener el doble de luteína (caroteno) que la carne de ovejas alimentadas con granos. La luteína reduce el riesgo de degeneración macular (una causa importante de la ceguera) y además puede ayudar a prevenir el cáncer de seno o de colon.[5]

Aves y huevos

Las aves criadas con pastura son mucho más sanas que las aves de corral criadas con fines comerciales. Las aves alimentadas con pastura son los pollos, pavos, patos y gansos criados en jaulas profundas o en gallineros sobre pasto donde pican y rascan la tierra y cazan insectos y semillas junto con su grano. Su estiércol se extiende en grandes zonas de pastura ya que se mueven. Esto es mejor para las aves y para la tierra.

A veces las llaman por error pollos de granja. Pero los pollos de granja continúan estando confinados; solo se les permite "andar libres" dentro de su confinamiento. Del huevo a la adultez, las aves comerciales son encerradas en confinamiento paradas sobre su propio estiércol. No obtienen los beneficios del aire libre, del sol, del pasto, de las semillas ni de los insectos de la pastura.

¿Entonces cuáles son los beneficios de comer aves alimentadas con pastura?

- **Carne limpia.** Las aves comerciales son lavadas con agua altamente clorada que deja un residuo en la carne. Es por ello que Rusia y la Unión Europea no compran productos de la mayoría de las unidades de procesamiento estadounidenses.[6]
- **Carne más sana.** Desde la década de 1930 se ha sabido que el confinamiento y una dieta a base de puro grano reduce significativamente la salud de los pollos. Cuando se les coloca en pasturas para que coman insectos, pasto y semillas además de su grano, y se les permite andar en el aire libre y el sol, los pollos crecen sanos. Esto representa carne muscular más sana para el consumidor.
- **Grasas más sanas.** El pollo alimentado con pastura tiene más omega-3 que la carne comercial de pollo, y más vitaminas E y C, y beta-caroteno.[7]
- **No tienen hormonas antibióticos y drogas.** Hay una creciente preocupación de que los residuos de hormonas y drogas en la carne y la leche puedan ser nocivas para la salud humana y el ambiente. Podría haber efectos inmunológicos y riesgos de cáncer para los consumidores.[8]
- **No tienen arsénico.** Las aves comerciales a menudo son alimentadas con pequeñas cantidades de arsénico en su alimento para estimular su apetito. Se puede encontrar rastros de arsénico en la carne, lo cual digerimos.[9]
- **La carne es más sabrosa.** Pregúnteles a los chefs de restaurantes lujosos acerca de la diferencia entre las aves alimentadas con pastura y las comerciales. Ellos pagarán más por pollo y otras carnes alimentados con pastura, porque por ello tienen una alta demanda; saben mejor que las aves comerciales.

Huevos de gallinas alimentadas con pastura

Los huevos contienen los ocho aminoácidos esenciales y son una fuente rica en ácidos grasos esenciales, especialmente cuando son criados con pastura. Además contienen considerablemente más lecitina (un emulsionante de grasa) que colesterol. Aun más, los huevos de gallinas procreadas en el exterior tienen tres a seis veces más vitamina D que los huevos de gallinas procreadas en confinamiento.[10] Las gallinas alimentadas con pastura están expuestas a la luz solar directa, la cual es convertida en vitamina D y transmitida a los huevos. Y son ricas en sulfuro y en glutatión. Las aves alimentadas con pastura también ofrecen ácido fólico y vitamina B_{12}. En parte, esta información proviene de un estudio británico publicado en 1974. En ese tiempo, los consumidores británicos estaban preocupados por la tendencia hacia las granjas industriales. Un estudio detallado confirmó sus sospechas: los huevos de gallinas de granja contienen significativamente más ácido fólico y vitamina B_{12}.[11] Busque huevos de gallinas criadas sin jaula en pasturas, sin hormonas y alimentadas con una dieta orgánica que incluya hierba verde. Cuando las gallinas son encerradas y privadas de hierbas, sus huevos se vuelven artificialmente más bajos en grasas buenas. Los huevos de gallinas alimentadas con pasturas pueden contener hasta diez veces más omega-3 que los huevos de gallinas industriales.

En cuanto a las aves alimentadas con pasturas, busque cooperativas y mercados de alimentos naturales; además busque productores, agricultores o hacendados locales que alimenten con hierbas a sus aves o las dejen andar libres.

Pruebas de laboratorio en huevos de gallinas alimentadas con pastura

Mother Earth News recopiló muestras de catorce parvadas de gallinas alimentadas con pastura en todo el país y las mandó examinar en un laboratorio acreditado. Los resultados fueron comparados con información oficial del Departamento de agricultura de Estados Unidos sobre los huevos comerciales. Los resultados mostraron que los huevos de pastura contenían asombrosas cantidades:

- Un tercio menos de colesterol que los huevos comerciales.
- Un cuarto menos de grasa saturada.
- Dos tercios más de vitamina A.
- Dos veces más de ácidos grasos omega-3.
- Siete veces más beta-caroteno.[12]

Pescado

Cuando se trata de pescado, compre pescado capturado en el medio silvestre tanto como sea posible. El pescado de criadero se vuelve casi tan pobre como los animales de granja industrial. A menudo reciben antibióticos, son criados encerrados en estanques atestados y no son alimentados con su dieta habitual. Por lo tanto, no tienen los ácidos grasos esenciales que ofrece el pez silvestre y que son tan importantes para nuestra salud.

Con respecto a la grasa animal, el pescado es una buena fuente de ácidos grasos omega-3 saludables, especialmente los peces de agua fría como el salmón, la macarela y la trucha, si son capturados en el medio silvestre. Además, entre más pequeños son los peces, menos mercurio y otros metales pesados se almacenarán en la carne.

Jugo de verduras, té y otras bebidas

El jugo de verduras recién hecho es la esencia de la dieta turbo. Usted beberá dos vasos de delicioso jugo de verduras al día para facilitar la pérdida de peso efectiva. Es mejor beber un vaso de jugo de verduras en la mañana y uno antes de la cena. El jugo matutino ayuda a energizar su cuerpo y le da supernutrientes para resistir toda la mañana; el jugo nocturno ayuda a contener su apetito y le da energía para hacer una cena saludable. Si este horario le es imposible, entonces beba jugos cuando pueda. Puede hacerlos en la noche anterior y llevarse el jugo al trabajo en una botella de agua o un termo de acero inoxidable. Usted puede almacenar el jugo en un contenedor cubierto en el refrigerador durante hasta veinticuatro horas. Elija productos agrícolas orgánicos para hacer un jugo más sano. Cuando no pueda hacer jugo en absoluto, puede ir a una barra de jugos. Si eso no es posible, revise la sección de refrigeradores de su tienda local para conseguir jugos de verduras o elija jugo V-8 bajo en sodio.

Los jugos frescos de verduras crudas producen alcalinidad (yo no recomiendo jugo de fruta, debido al azúcar; pero en especial evite jugos de frutas procesados; se vuelven más ácidos cuando son procesados y especialmente cuando son endulzados). Además de ser una parte activa de un régimen de pérdida de peso, el jugo de verduras estimula la salud en muchas formas diferentes. La concentración de vitaminas, minerales y enzimas que proporciona el jugo, le da al cuerpo resistencia extra así como un aumento en el sistema inmunológico. Esto puede ser de gran valor cuando está intentando perder peso.

El té verde es especialmente útil para la pérdida de peso. Rico en antioxidantes y en los fitonutrientes catequinas y otros polifenoles que nos protegen contra la inflamación, el cáncer y otras enfermedades, el té verde también es *termogénico*. La *termogénesis* es la producción de calor, es decir, lo que revoluciona su metabolismo. La mayor parte de la acción termogénica del té verde se debe al galato de epigalocatequina (EGCG), el cual es un potente polifenol. Parece que el EGCG también incrementa la efectividad de los suplementos de pérdida de peso, tales como el 5-HTP y la tirosina. Por estas razones es una gran idea hacer del té verde parte de su plan alimenticio diario. Intente beber al menos una taza de saludable té al día. Una taza de té verde tiene aproximadamente un tercio de la cafeína que contiene una taza de café. Evite el té verde si es sensible a la cafeína, si tiene una función adrenal baja o es hipoglucémico. El té blanco tiene menos cafeína y puede tolerarse mejor. Los tés herbales también son una grandiosa opción. Cuando elija té verde, blanco y herbal, búsquelo orgánico. Y las bolsas de té sin blanquear son mejor opción que las blanqueadas.

En cuanto al agua gasificada, elija agua mineral gaseosa que esté naturalmente carbonatada, en lugar de las variedades gasificadas, tales como S. Pellegrino y Apollinaris. Si sufre de síndrome de intestino irritable (SII), es aconsejable eliminar por completo las bebidas carbonatadas de su dieta, con el fin de permitir que sane el revestimiento gastrointestinal.

Asegúrese de tomar bastante agua. Se recomienda que beba al menos ocho vasos de 8 onzas (236 ml) de agua diarios para facilitar su pérdida de peso. El agua purificada es mejor. Cuidado con las toxinas plásticas que se filtran en el agua de las botellas de plástico. Lleve consigo el agua en botellas de acero inoxidable. Un buen purificador de agua es una gran inversión.

Evite por completo los refrescos; son como beber dulce líquido. Están cargados de azúcar. Diversos estudios los han conectado con el aumento de peso y numerosos problemas de salud. Además son muy ácidos. También cuídese de los tés endulzados, las bebidas energéticas, las bebidas deportivas y el agua con infusión de vitaminas. Y siempre evite los refrescos dietéticos, debido a los efectos nocivos para la salud y el hecho de que los estudios muestran que los edulcorantes artificiales provocan que la gente suba de peso.[13]

Grasas y aceites

Los mejores aceites son el aceite virgen de coco y el aceite extra virgen de oliva; el aceite de coco para cocinar y el aceite extra virgen de oliva para alimentos fríos y aderezo de ensaladas. El aceite de coco es mucho más durable que otros aceites y no se oxida tan fácilmente cuando se calienta. Evite por completo aceites poliinsaturados como el de maíz, alazor, girasol, canola y soja. Todos estos aceites se oxidan cuando se calientan, lo cual provoca inflamación en el cuerpo. La inflamación produje resistencia a la insulina. La resistencia a la insulina provoca aumento de peso. El aumento de peso genera citocinas que conducen a más resistencia a la insulina y a más aumento de peso.

Se recomienda consumir 2 a 3 cucharadas de aceite virgen de coco al día para una pérdida acelerada de peso. El aceite de coco le ayuda a perder peso.

Es termogénico. Al hígado le gusta quemarlo, lo cual significa que incrementa el metabolismo. Actúa como yesca en una fogata, en lugar de un viejo leño. Por otro lado, al cuerpo le gusta almacenar otras grasas.

Sea selectivo con respecto a su aceite de coco. Muchos aceites de coco de grado comercial están hechos de *copra*, que es que la pulpa (carne) seca del coco. Si la copra común se utiliza como un material de partida, el aceite de coco sin refinar extraído de la copra no es apto para consumo humano y debe ser refinado. Esto se debe a que gran parte de la copra se seca bajo el sol al aire libre en condiciones muy insalubres, donde está expuesta a insectos y moho. Aunque los productores pueden comenzar con cocos orgánicos e incluso etiquetar su aceite de coco como orgánico, el producto final de algunas marcas es aceite refinado, blanqueado y desodorizado. En este proceso normalmente se utilizan altas temperaturas y solventes químicos.

Si usted usa aceite virgen de coco hecho a mano a la antigua, inmediatamente percibirá la diferencia de sabor, olor y textura del aceite hecho con copra común. El aceite elaborado tradicionalmente, el cual es conocido como aceite virgen de coco, es mucho muy superior en todos sentidos. Usted pagará más por este aceite, pero bien lo vale.

Al aceite de oliva se le llama *virgen* si es extraído mediante presión de las piedras de molino. El aceite virgen de oliva no es tratado con calor ni químicos. Lotes de olivos son exprimidos más de una vez para producir numerosas tandas de aceite. La primera presión conocida como *extra virgen* es la más favorable y tiene la menor acidez. La primera presión fría también tiene la mayor cantidad de ácidos grasos y polifenoles (antioxidantes). Los aceites de oliva del Mediterráneo, y particularmente de España, son los más altos en antioxidantes. La mejor elección es el aceite extra virgen presionado en frío, que es cultivado orgánicamente en el Mediterráneo.

Si utiliza un poco de mantequilla, busque mantequilla tierna cultivada de vacas lecheras que han sido criadas con pastura. Es más rica en vitamina A y ALC cuando proviene de vacas alimentadas con pastura. Utilice mantequilla con más moderación que los aceites. Evite por completo la margarina ya que está hecha de aceites que se oxidan en el proceso, puede contener grasas trans y es una opción muy dañina.

Frutas, verduras y leguminosas

Para elegir las mejores frutas, verduras y leguminosas, opte por productos orgánicos con tanta frecuencia como sea posible para evitar pesticidas tóxicos y disfrutar de una mayor nutrición. En 1995, el Departamento de Agricultura de los Estados Unidos probó más de diez mil muestras de frutas y verduras, y dos de cada tres muestras contenían residuos de pesticidas.[14]

Las plantas absorben los nutrientes de la tierra; además toman los pesticidas. La tierra sana es rica en minerales y está viva con microorganismos. Los pesticidas matan a estos necesarios microorganismos. Y los fertilizantes químicos para nada reponen los nutrientes de la tierra como el compostaje tradicional u otras prácticas naturales para reponer los nutrientes de la tierra.

La calidad de la proteína de los granos y de las verduras está relacionada con la cantidad de nitrógeno de la tierra. Cuando hay mucho nitrógeno en la tierra, las plantas incrementan la producción de proteína y reducen la síntesis de carbohidrato. Cuando los requerimientos metabólicos de proteína son satisfechos, la proteína restante producida se almacena en forma de proteína que contiene menos aminoácidos esenciales. El resultado de los altos niveles de nitrógeno, como se encuentra en los fertilizantes químicos convencionales, es un incremento en la cantidad de proteína, pero una reducción de su calidad. Las tierras manejadas orgánicamente sueltan nitrógeno en cantidades más pequeñas en un tiempo mayor que los fertilizantes convencionales. Como resultado, la calidad de la proteína de los cultivos orgánicos es mejor en términos de nutrición humana.

Además de que los alimentos orgánicos son siempre la mejor opción para evitar pesticidas, los estudios también muestran que son mayores en contenido de nutrientes. En un estudio de 2001 publicado en la revista médica *Journal of Complementary and Alternative Medicine* dice que los productos agrícolas orgánicos en promedio contenían veintisiete por ciento más vitamina C, veintiún por ciento más hierro y veintinueve por ciento más magnesio que los productos agrícolas convencionales, y los veintiún minerales comparados en el estudio fueron más abundantes en los productos agrícolas orgánicos.[15]

Entre más ricos en nutrientes sean los alimentos que consume, su cuerpo estará más satisfecho y sus antojos disminuirán. A este respecto, los productos agrícolas orgánicos son útiles para la pérdida de peso. Pero la razón más importante para elegir alimentos cultivados orgánicamente es su salud.

- **Fruta.** Una de las mejores frutas que puede elegir es el aguacate (sí, el aguacate es una fruta). Es una excelente fuente de ácidos grasos esenciales y glutatión (un poderoso antioxidante), y ofrece algo de proteína. Contiene más potasio que los plátanos (los cuales están fuera de la lista hasta que alcance sus objetivos de pérdida de peso) haciéndolo una opción excelente para trastornos cardiacos. Elija la frutas de más bajo índice glucémico, tales como melón nacional, cerezas, toronja, manzanas (especialmente verdes) y bayas. Busque concentrado de arándano no endulzado o jugo puro de arándano y jugo de lima y de limón para añadirles sabor al agua y a los jugos de verduras.

- **Verduras.** La mayoría de las verduras se encuentran en la lista de alimentos que puede disfrutar. Coma muchas verduras de colores brillantes, porque están llenas de nutrientes satisfactorios. Coma bastantes ensaladas, brotes, ramas de verdura y verduras cocidas junto con verduras incorporadas en platillos de alimentos crudos. Evite las verduras asadas tanto como sea posible, ya que el contenido de azúcar es mayor cuando están cocidas. Limite el consumo de verduras con alto contenido de almidones tales como papa, batata y calabacín a no más de tres veces por semana; evite las papas blancas hasta que alcance su objetivo de pérdida de peso. Si está cenando afuera o es una ocasión especial y no puede resistir una papa, la mejor opción son las papas rojas (menos carbohidratos). Si sucumbe ante una papa horneada, la cual tiene muy alto contenido de carbohidratos, cómala con una grasa como mantequilla. Esto ayudará a disminuir la tasa a la cual el azúcar entra en su flujo sanguíneo.

- **Leguminosas (frijoles, alubias, lentejas y guisantes).** La capa exterior de las leguminosas (fibra) desacelera la tasa a la que el azúcar entre en el flujo sanguíneo, pero aún así se recomienda que limite los frijoles, las alubias, las lentejas y los guisantes a no más de tres porciones de una taza a la semana, durante las primeras tres semanas.

Sal

Elija solamente sal marina celta o sal gris. La sal marina pura tiene un perfil mineral similar al de nuestra sangre. La sal regular de mesa es cloruro de sodio altamente refinado que generalmente contiene aditivos para hacerla verterse fácilmente. Cuando la sal se procesa, se eliminan los minerales. Luego, los químicos antiaglomerantes tales como el óxido de potasio o el silicato cálcico o de aluminio, el yodo y la dextrosa (azúcar) son añadidos para hacer sal de mesa. Consuma sal con moderación. Hace que el cuerpo retenga agua y nos hace esponjarnos.

¡Dele más sabor a sus comidas!

Incorpore bastantes especias en sus recetas como pimienta negra, de cayena, jengibre, pimienta inglesa, cardamomo, canela, cilantro y cúrcuma. Se ha mostrado que todas estas especias inducen la termogénesis, lo cual significa que ayudan a metabolizar la grasa. El comino, el chile en polvo, el ajo en polvo y la cebolla en polvo son otras especias que puede utilizar para respaldar el proceso de combustión de grasa. La pimienta inglesa, la albahaca, el comino, el hinojo, la menta, la salvia, el tomillo y la cúrcuma mejoran la función cerebral. Usted puede agregarlas a sus recetas. No solamente ayudarán al cuerpo a quemar grasa, sino también ayudarán a su cerebro a trabajar más eficientemente y ayudarán a prevenir enfermedades como el cáncer.

Las especias les dan a sus papilas gustativas mucha satisfacción. A menudo continuamos comiendo porque nuestras papilas están anhelando más sabor. Las especias también le envían una señal al cerebro de que estamos bien alimentados y llenos. Desde los tiempos bíblicos, las especias han sido importantes en la preparación y preservación de la comida. Eran comerciadas como el oro en los tiempos antiguos, porque la gente valoraba el placer que le agregaban a su comida. Los comerciantes viajaban por las rutas de especias en el Medio Oriente con su valioso comercio, vendiendo sabores que satisfacían a sus clientes. En nuestra cultura, comemos más comida blanda, con frecuencia sazonada con solo grasa, sal o azúcar. Pero nuestras aburridas y hambrientas papilas anhelan más. De manera que las mantenemos comiendo y esperando satisfacción. ¡Agregarle especias a sus comidas crea una aventura de sabor que podría ayudarle a controlar su apetito!

Cómo endulzar naturalmente

Para endulzar naturalmente, intente utilizar jugo natural de fruta tal como de manzana, de naranja, de mora azul o de pera. Puede agregar pequeños pedazos de manzana deshidratada, piña, coco en trozos o grosella (es más pequeña que las pasas). Espolvoree canela, nuez moscada y clavo. Añada una gota o dos de stevia (una gota endulza bien).

La lista de alimentos saludables de la dieta turbo (alimentos que escoger y alimentos que evitar)

VERDURAS Y LEGUMINOSAS

A elegir *Prepárelos crudos, ligeramente al vapor o asados*	A limitar *Hasta alcanzar su objetivo de pérdida de peso*	A evitar
Alcachofa	Calabaza bellota	Frijoles horneados o refritos
Espárrago	Frijoles, todos	Verduras empanizadas, fritas, fritas sumergidas en aceite o salteadas
Brotes de bambú	Maíz	Aceitunas, envasadas en aceite
Remolacha y hojas de remolacha	Lentejas	Papas, blancas
Ejotes (verdes y amarillos)	Camotes	Pepinillos curtidos dulces
Col china	Guisantes (partidos, frijoles de careta)	
Brócoli romanesco	Papas (púrpura, roja)	
Brócoli	Batatas	
Brócoli rabé		
Broccolini		
Coles de Bruselas		
Repollo (chino, verde, rojo, de Milán)		
Zanahorias		
Mandioca		
Coliflor		
Apio		
Apio nabo		
Acelga		
Chayote		
Berzas		
Pepino		
Hojas de diente de león		
Berenjena		
Escarola		

VERDURAS Y LEGUMINOSAS

A elegir *Prepárelos crudos, ligeramente al vapor o asados*	A limitar *Hasta alcanzar su objetivo de pérdida de peso*	A evitar
Hinojo		
Jícama		
Col rizada		
Colirrábano		
Lechuga, todas las variedades		
Hongos, todas las variedades		
Hojas de mostaza		
Quimbombó		
Cebollas		
Perejil		
Vainas		
Pimientos (rojo, verde, amarillo, púrpura)		
Achicoria roja		
Rábano, todas las variedades		
Colinabo		
Chucrut		
Cebolleta		
Acedera		
Soja (edamame, solo orgánica)		
Espinaca		
Brotes		
Calabacita (Hubbard, espagueti, amarilla, calabacín)		
Tomate verde		
Jitomate (aunque considerado verdura, en realidad es una fruta, clasificada como baya), todas las variedades		
Ñame		
Nabo		
Castaña de agua		

VERDURAS Y LEGUMINOSAS

A elegir *Prepárelos crudos, ligeramente al vapor o asados*	A limitar *Hasta alcanzar su objetivo de pérdida de peso*	A evitar
Berro		

FRUTAS

A elegir	A evitar
Manzana	Plátano
Albaricoque	Fruta confitada
Zarzamora	Fruta enlatada
Mora azul	Dátiles
Melón	Fruta deshidratada
Cerezas	Uvas, de todo tipo
Coco	Mango
Toronja	Caqui
Melón chino	Plátano macho
Kiwi	Pasas
Melón	Sandía
Nectarina	
Naranja	
Papaya	
Melocotón	
Pera	
Piña	
Ciruela	
Frambuesa	
Fresa	
Tangelo	
Mandarina	

PROTEÍNA

	A elegir	A evitar
Vegana	**Animal** *Prepárela horneada, asada, a la parrilla o al vapor*	**Animal** *Evite por completo los alimentos empanizados, fritos y fritos sumergidos en aceite*
Frijoles	Res: los cortes magros son mejores, como la falda o el matambre, la molida (menos de 10% de grasa), tiras de New York, solomillo, lomo, aguayón	Res: todos los cortes grasosos; se almacenan más toxinas en la grasa que en el músculo

PROTEÍNA

A elegir		A evitar
Lentejas	Bisonte (búfalo)	Tocino
Tofu orgánico (en pequeñas cantidades)	Calamares	Alitas Búfalo
Nueces	Pollo (sin piel, la pechuga y los muslos son los mejores)	Tocino canadiense
Guisantes partidos	Almejas	Dedos de pescado
	Gallineta	Pollo frito
	Cangrejo	Res molida (más de 10% de grasa)
	Huevos	Perritos calientes (res, pollo, cerdo, pavo)
	Alce	Tasajo (res y pavo)
	Pescado silvestre, todo tipo	Hígado
	Cordero	Leberwurst
	Mejillones	Cerdo (especialmente tocino jamón con miel)
	Ostras	Aves procesadas
	Pavo (sin piel es mejor)	Salami
	Tocino de pavo (limite a dos rebanadas)	Salchicha
		Mariscos (enlatados en aceite)
		Tocino de pavo
		Salchicha de pavo

LÁCTEOS Y ALTERNATIVAS A LOS LÁCTEOS

A elegir *sin antibióticos, preferentemente orgánicos*	A evitar
Leche alternativa (almendra, cáñamo, avena, arroz)	Queso cottage
Queso (las mejores opciones son almendra, feta, cabra, arroz)	Crema, media crema
	Queso crema, todo tipo

LÁCTEOS Y ALTERNATIVAS A LOS LÁCTEOS

A elegir *sin antibióticos, preferentemente orgánicos*	A evitar
	Yogur congelado
	Helado, todo tipo
	Leche
	La mayoría de quesos (excepto los de la lista a elegir)
	Crema agria
	Yogur

BEBIDAS

A elegir	A evitar
Té verde	Alcohol (cerveza, vino, cócteles)
Té herbal	Bebidas con sabores artificiales o edulcorantes)
Agua mineral con limón, lima o concentrado de arándano no endulzado para añadir sabor	Bebidas con azúcar, jarabe de maíz con alto contenido de fructosa u otros edulcorantes
Jugos de verduras	Bebidas de chocolate, leche con chocolate
Té blanco	Café
	Bebidas dietéticas
	Agua con sabor, endulzada
	Jugos de fruta
	Refrescos
	Leche de soja (un goitrógeno)
	Bebidas deportivas

GRANOS, PANES Y CEREALES

A elegir	A evitar
Granos 100% germinados	Bagels, todo tipo
Cebada	Bollos
Arroz integral	Pan (excepto la lista a elegir)
Granos	Migas de pan
Muesli (sin azúcar ni fruta deshidratada añadidas)	Palitos de pan
Salvado de avena	Papas fritas, todo tipo
Pan de salvado de avena	Pan de maíz
Avena, grano en trozo	Galletas saladas, todo tipo

GRANOS, PANES Y CEREALES

A elegir	A evitar
Salvado de arroz	Cruasán
Centeno, entero	Mantecadas, todo tipo
Cereales de salvado sin endulzar	Granola, todo tipo, y otros cereales (excepto la lista a elegir)
Arroz silvestre (hierba de cereal)	Tostadas delgadas
	Panecillos, todo tipo
	Panqueques
	Pasta y fideos, incluso estilo ramen
	Pan de pita
	Palomitas de maíz (hasta que alcance su peso ideal)
	Torta de palomitas de maíz
	Pretzels
	Arroz (blanco, frito, español)
	Torta de arroz
	Bollos (panecillos; bollos de hamburguesa, bollos de hot dog)
	Sopas (de crema, fideos, pasta)
	Tostadas, tostada para taco
	Tortillas
	Gofres

GRASAS Y ACEITES

A elegir	A evitar
Aceite de coco (virgen, orgánico)	Aceite de canola
Aceite de oliva (extra virgen, orgánico)	Aceite de cacahuete
	Aceite de cártamo
	Aceite de Safflower
	Aceite de sésamo
	Aceite de soja
	Aceite de girasol

NUECES, MANTEQUILLAS O CREMAS DE NUECES, SEMILLAS Y CREMAS DE SEMILLAS

Artículo	Cantidad
Crema de almendra	1 cdita.
Almendras	Menos de 24
Nueces de Brasil	Menos de 6
Mantequilla de nuez de la India	1 cdita.
Nueces de la India	Menos de 6
Mantequilla de avellana	1 cdita.
Avellanas	Menos de 12
Mantequilla de nuez de macadamia	1 cdita.
Nueces de macadamia	Menos de 12
Mitades de pecana	Menos de 24
Piñones	Menos de 24
Pistaches	Menos de 24
Semillas de calabaza	Menos de 2 cdas.
Semillas de sésamo	Menos de 2 cdas.
Semillas de girasol	Menos de 2 cdas.
Tahini (pasta de ajonjolí)	1 cdita.
Nuez en mitades	Menos de 12

No se recomienda que coma más de las porciones sugeridas al día, a menos que esté siguiendo un plan dietético de alimentos crudos. Si combina nueces y semillas, tenga en mente la porción, porque las nueces y las semillas tienen carbohidratos, así como proteína y grasa. Los cacahuetes no se recomiendan, ya que son un goitrógeno, es decir, tienen sustancias que obstruyen la absorción de yodo. Solo se debe comer una pequeña cantidad ocasionalmente.

Nota: Puede comer dos galletas de semillas deshidratadas al día en lugar de nueces o semillas; la mayoría de ellas contienen fibra vegetal. Las galletas de semillas son deshidratadas y consideradas como alimento crudo; la mayoría está hecha sin granos. Algunas tiendas de salud las venden. Además puede prepararlas en un deshidratador. Vea las páginas 198–199 para obtener recetas de galletas deshidratadas. Algunas de las recetas de alimentos crudos contienen nueces. Si elije una de estas recetas, entonces escoja una galleta sin nueces y no las incluya como refrigerio ese día.

AZÚCAR, SUSTITUTOS DE AZÚCAR Y POSTRES DULCES

A elegir	A evitar
Fruta fresca	Jarabe de agave
Agua de coco congelada	Edulcorantes artificiales, todos
Semillas (girasol, calabaza)	Jarabe de arroz integral
	Azúcar moreno
	Bizcochos de chocolate
	Tortas
	Dulces
	Barras de chocolate
	Jugo de caña
	Chocolate
	Galletas
	Jarabe de maíz
	Dextrina
	Donas
	Barras energéticas
	Golosinas congeladas
	Yogur congelado
	Gelatina
	Jarabe de maíz alto en fructosa
	Miel
	Helado
	Jarabe de maple, puro
	Melaza

La mayoría del azúcar que comemos está disfrazado en los refrescos y otras bebidas, postres, cereales en caja, barras de energía, alimentos empacados, refrigerios y yogur. Gran parte es jarabe de maíz alto en fructosa, el cual se usa para endulzar todo, desde galletas, salsas de jitomate, kétchup, refrescos, carnes procesadas e incluso algunos productos saludables. Se usa principalmente porque es barato. Pero muchos profesionales de la salud le atribuyen el incremento de la obesidad, el síndrome metabólico, la diabetes, algunos cánceres y las cardiopatías. Entre más evite el azúcar, menos tendrá que antojársele. ¡Y bajará de peso!

Revise el sitio web www.sugarshock.com. Aprenderá acerca del viaje de la periodista Connie Bennett hacia un cambio de vida. Ella sufrió de decenas de síntomas debilitantes durante años. Finalmente, un médico conectó su condición con el exceso de consumo de carbohidratos procesados y dulces, los cuales incluían sus favoritos: caramelo de regaliz rojo, chocolate y caramelo macizo.

Por el bien de su salud, no solamente de su peso, evite por completo todos los edulcorantes artificiales, incluso el Splenda y el NutraSweet. Estos edulcorantes provocan una infinidad de problemas de salud. Y si piensa que le están ayudando a perder peso, échele un vistazo a las investigaciones. La gente que consume sustitutos de azúcar en realidad engorda más que quienes consumen azúcar.[16] Y utilizar azúcar es muy mala elección para su peso, así como para su salud.

Mire la película *Sweet Misery* [Dulce desdicha] para ver un reporte que le abrirá los ojos acerca del aspartame (NutraSweet). El Dr. Woodrow C. Monte dice: DEl metanol [uno de los productos en los que se descompone el aspartame] [...] es considerado una sustancia tóxica. La ingesta de dos cucharaditas se considera letal en los humanos.[17] El uso a largo plazo puede causar trastornos neurológicos y otras enfermedades, incluso cáncer cerebral, la enfermedad de Lou Gehrig, la enfermedad de Graves, síndrome de fatiga crónica, esclerosis múltiple y epilepsia.[18]

AZÚCAR, SUSTITUTOS DE AZÚCAR Y POSTRES DULCES

A elegir	A evitar
	Mousse
	Masas
	Tartas
	Pudín
	Sorbete o nieve
	Azúcar de caña
	Sacarosa (azúcar blanco)
	Alcohol de azúcar (i.e. sorbitol, manitol)
Postre de tofu congelado	Tofu frozen dessert
	Cubierta batida, betún, nata montada o glaseado
	Xilitol

James Turner, presidente de Citizens for Health, ha declarado que la FDA debe revisar su aprobación del Splenda, basado en un estudio de la sucralosa que revela nueva información impactante acerca de los efectos nocivos potenciales de este endulcorante artificial en los humanos. Cientos de consumidores se han quejado de efectos secundarios al usar Splenda. El estudio, publicado en la revista científica *Journal of Toxicology and Environmental Health*, confirma que los químicos de los pequeños paquetes amarillos deberían llevar una gran etiqueta roja de advertencia, dijo Turner.[19] Se encontró que el Splenda reduce la cantidad de bacterias buenas en los intestinos en un 50%, incrementa el nivel de pH en los intestinos, contribuye a incrementos en el peso corporal y afecta la P-glucoproteína (P-gp) en el cuerpo de tal manera que medicamentos cruciales para la salud podrían ser rechazados y no ser absorbidos.[20] El estudio es claro: ¡el Splenda puede provocar que aumente de peso!

CONDIMENTOS

A elegir	A evitar
Aceite extra virgen de oliva	Trocitos de tocino
Ajo	Aderezos para ensalada hechos con aceites poliinsaturados
Hierbas	Tostones
Rábano picante	Mermeladas de fruta, jaleas, conservas
Humus	Salsas de fruta
Jugo de limón	Kétchup
Jugo de lima	Manteca
Mayonesa	Margarina
Mostaza	Mantequilla de cacahuete
Olivas, en agua	Encurtidos (excepto los pepinillos con eneldo)
Cebolla	Condimentos para untar emparedados

CONDIMENTOS

A elegir	A evitar
Pepinillos con eneldo	Grasa, vegetal
Salsa	Crema agria
Chucrut	Pepinillos dulces picados
Chalotas	Jarabe, todo tipo
Salsa de espagueti, sin azúcar	
Especias	
Tahini	
Aceite virgen de coco	

Pautas para las porciones diarias

- Proteína: animal o vegana: 4 a 6 onzas por comida.
- Huevo: no más de uno al día.
- Leguminosas: tres porciones de 1 taza a la semana.
- Granos: dos a tres porciones de 1 taza a la semana.
- Nueces, semillas, mantequillas de nueces: veinticuatro semillas pequeñas; doce de tamaño mediano, como las almendras; seis nueces grandes, como las de macadamia; 1 cucharadita de mantequilla de alguna nuez.
- Fruta: una o dos porciones al día.
- Verdura: ilimitada.
- Edulcorante: una pequeña cantidad de stevia.

NO OLVIDE SUS VITAMINAS

Cuando está reduciendo la comida en general, y en especial ciertos alimentos tales como la fruta y los granos, es importante que llene los huecos con una buena cápsula multivitamínica. Esté consciente de que no todos los suplementos son de alta calidad. Usted pagará un poco más por un suplemento natural de alta calidad, pero vale la pena.

De buen ánimo

Cuando estamos felices, generalmente comemos menos. ¡Un estudio de 1990 encontró que el selenio estimulaba un temperamento más alegre! En este estudio, los voluntarios recibieron 100 microgramos de selenio o una pastilla de azúcar. Quienes recibieron el selenio observaron un temperamento mejorado en solo dos semanas.[21]

Suplementos para estimular la pérdida de peso

Suplementos de enzimas

Las enzimas digestivas juegan un papel importante en el control del peso. Una falta de enzimas es un factor oculto en la obesidad. Las enzimas son esenciales para respaldar una sana pérdida de peso. La lipasa es una enzima abundante en los alimentos crudos, y ya que muy pocos de nosotros tenemos una dieta rica en alimentos crudos, carecemos de las cantidades suficientes para digerir las cantidades normales de grasa en nuestra dieta. Cuando comemos dietas ricas en grasa, pero bajas en alimentos ricos en enzimas, nuestro cuerpo no puede quemar esa grasa extra tan eficientemente, ni convertirla en energía. Cuando tenemos suficiente lipasa, nuestro cuerpo es capaz de descomponer y utilizar la grasa. Sin esta enzima vital, la grasa se acumular y se almacena en las arterias, los órganos, los vasos capilares y, desde luego, la células adiposas. Usted la verá acumularse en sus caderas, sus glúteos, su estómago y sus muslos.

Piloto de la NASCAR adelgaza 60 libras (27 kg)

En el cenit de mi vida poco saludable, yo pesaba 217 libras (98 kg). Ahora peso alrededor de 160 libras (72 kg). Sorprendentemente, solamente me tomó unos cuantos meses perder casi 40 de esas libras (18 kg). Fue por completo el resultado de enfocarme en los alimentos saludables y beber jugos de verduras. Nunca conté las calorías, medía mi comida por cantidades o intentaba evitar consumir cierta cantidad de comida.

Cuando comencé mi viaje de pérdida de peso, de hecho me encontraba en una crisis de salud. A la edad de veintinueve, me diagnosticaron melanoma metastático y me dieron una probabilidad de cinco por ciento de pasar los treinta años. Estaba devastado. Mi esposa y yo deseábamos comenzar una familia. Acababa de comenzar a competir en el circuito NASCAR. Había mucho por lo que tenía que vivir. Por lo tanto, decidí que me instruiría acerca de los tipos de alimentos que le darían vida a mi cuerpo. Comía tanto de esos alimentos como podía. Hacía jugos de productos agrícolas y también comía muchos de ellos crudos. Ahora he disfrutado miles de ensaladas, y ansío la siguiente. Nunca sentí que estuviera limitado a comer "solamente esto" o "solamente aquello". En cambio, me enfoqué en lo que podía comer y dónde podía disfrutar la libertad de mi alimentación.

En cuestión de tres meses había perdido 40 libras (18 kg). Pero la mejor noticia fue que después de la cirugía y los cambios en mi dieta, mi médico dijo que todo lucía bien y que "lo que estuviera haciendo, continuara haciéndolo". Aproximadamente un año más tarde, no había signo de melanoma recurrente. Además había perdido otras 20 libras (9 kg). Lo mejor de todo es que me sentía genial. Había encontrado un estilo de vida al que deseaba apegarme por el resto de mi vida.

—JERROD SESSLER
AUTOR DE *FIVE PERCENT CHANCE* [UNA PROBABILIDAD DE 5%]

La proteasa es una enzima vital para romper las proteínas y eliminar las toxinas. Si su cuerpo está almacenando toxinas, se le dificulta quemar grasa; las células adiposas son donde su cuerpo almacena el exceso de toxinas. Cuando quema grasa, las toxinas son liberadas de vuelta a su sistema, lo que puede provocar retención de líquidos o inflamación. De manera que una dieta rica en proteasa, o un suplemento de enzimas, le ayudará a eliminar toxinas, por lo que estas dos enzimas son muy importantes cuando está bajando de peso.

La amilasa es una enzima que descompone el almidón en azúcar. La amilasa está presente en la saliva humana; la boca es donde comienza el proceso químico de digestión. La amilasa asiste en la digestión de los almidones y los carbohidratos, y, cuando se combina con otras enzimas, respalda toda la digestión. Además sirve como un equilibrador de la glucosa. Esta es una de las razones por las que es tan importante masticar muy bien la comida.

Calcio

Un estudio encontró que una dieta que consiste principalmente en alimentos altos en calcio resultaba en un promedio de pérdida de peso de 24,6 libras (11 kg) en dieciséis semanas.[22] Esto es mayor que la pérdida de peso en un año de las pruebas que utilizaron medicamentos para adelgazar. Según la revista *Journal of the American College of Nutrition*, cincuenta y cuatro mujeres jóvenes participaron en un estudio de dos años;

de ellas quienes consumieron la mayor ingesta de calcio perdieron más peso y grasa corporal en los programas de control de peso, independientemente de su nivel de ejercicio.[23] Otras pruebas revisadas por expertos continuaron indicando que las dietas altas en calcio están asociadas con un menor peso corporal. En otro estudio, los investigadores estimaron que solamente 1 000 miligramos de consumo adicional diario de calcio resultó en una diferencia de 17,6 libras (7,986 kg) de pérdida de peso[24] (consulte el Apéndice A para obtener recomendaciones sobre calcio).

Vitamina D

Un estudio de la Universidad de Minnesota ha descubierto que niveles más altos de vitamina D en una dieta baja en calorías puede ayudar a perder más peso, especialmente alrededor del abdomen. El estudio encontró que los sujetos perdieron un cuarto a media libra más de grasa cuando su nivel de vitamina D fue incrementado[25] (consulte el Apéndice A para obtener recomendaciones sobre vitamina D).

5-hidroxitriptófano (5-HTP)

El 5-HTP es el precursor inmediato de la serotonina y ha sido estudiado en el tratamiento de la obesidad. Un estudio concluyó que el 5-HTP reducía el número total de calorías sin un esfuerzo consciente para perder peso en ninguna de las participantes femeninas. La pérdida de peso promedio en este estudio en particular fue de 3 libras (1 kg) durante el curso de cinco semanas.[26] Un segundo estudio abarcó un período de seis semanas sin restricción alimenticia y el segundo seis semanas con la incorporación de una dieta de 1 200 calorías. Hubo un marcado incremento de pérdida de peso en los participantes que tomaron el suplemento, contra los que recibieron un placebo. La pérdida de peso promedio fue de 10,3 libras (4,672 kg) en el grupo del placebo. La conclusión fue que la acción del 5-HTP en el centro de saciedad del cerebro provocó que los usuarios consumieran menos calorías.[27] Además, el 5-HTP ayuda a algunas personas a aliviar el insomnio. Y el 5-HTP ayuda a la depresión, lo cual puede ayudar a reducir el apetito emocional debido a los estados de ánimo como tristeza, soledad y autodesprecio.

Maca en polvo

La maca es una planta anual cultivada en Perú que produce una raíz parecida al rábano. Los peruanos afirman que la maca incrementa la energía, ayuda a la depresión y la anemia, y mejora la memoria y la vitalidad. ¡Este poderoso alimento también es un estimulante de la libido! Más energía representa más actividad y combustión de más calorías.

Inulina

La inulina es una fibra soluble de bajo índice glucémico que asume una consistencia parecida al gel cuando se expone al agua. La inulina incrementa la saciedad—la sensación de satisfacción. Se encuentra en la pataca (tupinambo), en los tallos de espárrago, la raíz de la endivia (utilizada con más frecuencia para elaborar inulina comercial), en el bulbo de la alcachofa y en la raíz de salsifí. La fibra reduce su antojo de comida. Además, la naturaleza probiótica de la inulina le ayuda a proporcionar un ambiente sano para que las bacterias continúen creciendo en el tracto intestinal. Un estudio con niños publicado en la revista médica *Journal of Pediatrics* mostró que los suplementos de inulina resultaron en un índice de masa corporal (IMC) mucho más bajo en un período de un año.[28]

Capítulo 8

El plan alimenticio de la dieta turbo

LOS PLANES ALIMENTICIOS de este capítulo están diseñados para ayudarlo a perder el máximo de peso que pueda de la manera más sana posible. Con ese fin, el plan de menús con alimentos crudos se coloca al principio. Se coloca antes del plan que incluye productos veganos y animales cocidos de manera que, si lo desea, usted pueda probar una dieta en su mayoría de alimentos crudos durante una o dos semanas para darle el mejor arranque en su plan de pérdida de peso. Aunque puede utilizar alternadamente el plan de menús que incorpora más alimentos y productos animales cocidos, tenga en mente que los alimentos crudos funcionan muy bien para adelgazar, porque estos alimentos están cargados de enzimas, fibra, vitaminas, minerales y fitonutrientes. Las enzimas reponen su hígado y páncreas, los cuales producen jugos digestivos y liberan a estos órganos para concentrarse en otro trabajo. La fibra ayuda a sacar la grasa del cuerpo. Y la abundancia de antioxidantes y otros nutrientes que se encuentran en los jugos frenan sus antojos y desintoxican todo su sistema.

Fortalecer el hígado es muy importante en un programa de pérdida de peso, porque es el principal órgano de combustión de grasa del cuerpo y regula el metabolismo de la grasa. Además de que puede bombear la grasa fuera del cuerpo a través de la bilis hacia el intestino delgado. Cuando la dieta es alta en fibra y en nutrientes, esta grasa no deseada será echada fuera. Un hígado sano es un órgano excepcional para mantener el peso bajo control, ya que es un órgano que quema grasa y bombea la grasa. El plan de menús de alimentos crudos de la dieta turbo es especialmente rico en fibra y nutrientes para darle a su hígado las herramientas que necesita para un grandioso arranque para la pérdida de peso.

Las deliciosas recetas y sugerencias de menú de este capítulo proporcionan bastantes ideas sobre las maneras de incorporar más alimentos vivos en su plan alimenticio y maximizar su potencial de pérdida de peso.

RECOMENDACIONES DE EQUIPO DE COCINA PARA LA DIETA TURBO

Existen varios artículos de cocina que harán que preparar su comida sea más fácil en la dieta turbo. Es muy útil tener un extractor y una licuadora, y otros artículos que le ayudarán a preparar comida grandiosa que pueda disfrutar de modo que se incline más a apegarse a su plan de pérdida de peso de la dieta turbo.

- **Extractor**. Un buen extractor fácil de usar y limpiar es la herramienta principal de la dieta turbo. Si no tiene un extractor o no se siente satisfecho con el que tiene, y se está preguntando qué extractor es el adecuado para usted, vea el capítulo 2 acerca de cómo elegir un extractor. Además, consulte el Apéndice A para obtener información adicional.
- **Licuadora**. Una licuadora es necesaria para hacer las grandiosas sopas crudas y las deliciosas recetas de batidos del capítulo 9. Pero no tiene que gastar mucho dinero para obtener una buena licuadora. Muchas licuadoras funcionan bien. La mejor de la línea es la Vita Mix, la cual desempeña un grandioso trabajo.
- **Deshidratadores**. Aunque no se necesita un deshidratador para que La Dieta Turbo funcione, es un gran aparato que le permite preparar deliciosos refrigerios bajos en calorías y de bajo índice glucémico que harán que esta dieta sea disfrutable y fácil. Consulte el Apéndice A para obtener recomendaciones.
- **Rebanador en espiral y rebanador Spirooli**. El rebanador en espiral, originario de Japón, es utilizado para hacer platos de "espagueti" crudo, delgadas rebanadas para verduras deshidratadas y rizos para ensaladas y platos decorativos (este espagueti se asemeja más al ancho del lingüini con el rebanador en espiral). El Spirooli es un rebanador tres en uno para verduras: rebana, troza y corta las verduras con un brazo rotador. Hace una hebra más gruesa que el rebanador en espiral—más parecido al ancho del espagueti. Usted puede convertir casi cualquier verdura en hebras, rebanadas y rebanadas en juliana tipo espagueti, funciona con cebolla, calabaza, zanahoria, pepino, nabo, camote, rábano blanco y calabaza moscada.
- El **rebanador de mandolina** hace cortes ondulados, rebanadas delgadas uniformes y tiras en juliana en una variedad de grosores. La navaja asegura que incluso los alimentos suaves como el jitomate se rebanen perfectamente. Esta herramienta es muy útil para hacer delgadas rebanadas de alimentos deshidratados y platillos crudos.

Consejos para una acelerada pérdida de peso

Seguir estos consejos impulsará su éxito de pérdida de peso con un gran arranque.

- Beba un mínimo de dos vasos de 10 a 12 onzas (295 a 354 ml) de jugo de verduras al día.

- Para el mejor éxito, intente comer entre 75 y 80% de sus alimentos crudos (los alimentos que han sido deshidratados a 105 grados Fahrenheit o 40 ºC son considerados crudos, porque las enzimas y las vitaminas no han sido destruidas con el calor).

- Durante al menos las primeras tres semanas, omita todas las verduras almidonadas, tales como papas, batatas, calabaza, maíz y guisantes. Además, omita todos los granos. Usted puede comer arroz silvestre; en realidad es un cereal de hierba y es más bajo en carbohidratos.

- Limite las nueces de los refrigerios a no más de una docena al día y las semillas a no más de 1 o 2 cucharadas; las mantequillas de cacahuete a aproximadamente 1 cucharadita, ya que las nueces contienen carbohidratos.

- Un día a la semana haga un festín de jugos. Ese día consuma solamente jugos de verduras o sopas crudas junto con la porción de agua y té verde, blanco o herbal.

- Beba ocho a diez vasos de agua purificada al día. Si le agrega un poco de jugo de arándano o concentrado de arándano al agua, le ayudará a expulsar grasa y además actuará como diurético. Compre jugo no endulzado de arándano o concentrado de jugo de arándano. Esto también ayudará a frenar su apetito.

- Coma un pequeño refrigerio o tome un vaso de jugo de verdura a media mañana y a media tarde. Esto le ayudará a mantener estable su nivel de azúcar en la sangre, para que no se sienta tentado a comer de más en el almuerzo o picar refrigerios antes de la cena, o que coma de más en su comida de la noche.

- Entre más ligera sea la comida de la noche, más rápido perderá peso, porque normalmente no quemará tantas calorías en la noche como lo hacemos durante el día.

- Desarrolle un plan de ejercicio que incluya una variedad de ejercicios tres o cuatro veces a la semana.

La dieta acelerada de jugos de un día

Para acelerar su pérdida de peso, incluya una dieta de un día de jugos de verduras a la semana. Puede escoger su día libre del trabajo para que se le facilite, pero también puede preparar el jugo con anticipación y llevárselo al trabajo. Este es un día de solo líquidos que lo ayudará a desintoxicar su cuerpo y a expulsar la grasa. Durante este día, usted beberá jugo de verduras, caldo de verduras, agua, agua mineral y té herbal o té blanco. Si se siente ausente o su nivel de azúcar desciende demasiado, añada un tazón de sopa energética cruda en una comida. ¡Este día es un gran estimulante de la pérdida de peso! Le ayuda especialmente a deshacerse de la grasa y las toxinas acumuladas, mientras a la vez rejuvenece su cuerpo.

Desayuno
- Té verde, blanco o herbal con jugo de limón o agua caliente con limón, y una pizca de pimienta de cayena (esto ayuda a que el hígado se mantenga en movimiento).
- Receta de su elección de jugo de verduras.

Media mañana
- 9:30 a.m.: 8 onzas (236 ml) de agua simple o de agua de arándano.
- 10:30 a.m.: jugo de verduras de su elección.
- 11:30 a.m.: té verde, blanco o herbal, y 8 onzas (236 ml) de agua o de agua mineral.*

Almuerzo
- Receta de su elección de jugo de verduras.

Media tarde
- 1:30 p.m.: 8 onzas (236 ml) de agua simple o agua de arándano.
- 2:30 p.m.: 8 onzas (236 ml) de agua simple o agua de arándano.
- 3:00 p.m.: jugo de verduras de su elección.
- 4:00 p.m.: 8 onzas (236 ml) de agua simple o agua de arándano.
- 5:00 p.m.: 8 onzas (236 ml) de agua simple o agua de arándano.

Cena
- Jugo de verdura de su elección.
- (También puede añadir una taza de caldo caliente de verduras).

---

* El agua mineral gaseosa puede sustituirse con agua en cualquier momento. Puede agregar jugo de limón o lima para añadir sabor, o jugo no endulzado de arándano.

Plan de menús con alimentos veganos crudos o cocidos

En esta sección hay dos planes de menús: el plan de menús crudo y el plan de menús que contiene algunos alimentos veganos y algunos productos animales cocidos. Usted puede adaptar cualquier plan de menús a sus necesidades.

Usted beberá dos vasos de jugo de verduras al día. Prepare jugo fresco cuando pueda. Si no puede preparar jugo fresco, usted puede comprarlo en una barra de jugos. O puede comprar jugo refrigerado o V-8 bajo en sodio. Puede tomar más de dos vasos de jugo de verduras al día, pero no menos. La hora del día en que beba el jugo depende de usted. A mucha gente le gusta comenzar su día con jugo fresco para energizar su mente y su cuerpo, mientras que otros se llevan al trabajo el jugo en una botella de acero inoxidable o un termo, y lo beben a media mañana como un estimulante. El otro vaso de jugo debería consumirse ya sea a media mañana o antes de la cena. Esto le ayudará a frenar su apetito para que coma menos en la cena y no se sienta tentado a comer un refrigerio antes o después de la cena. La comida de la noche debe ser ligera, ya que es la hora en que la mayoría nos ejercitamos menos y quemamos el menor número de calorías. Si este horario no funciona bien para su estilo de vida, entonces acomode los vasos de jugo de verduras cuando pueda. El siguiente plan de menús es simplemente una guía para ayudarlo a ver cómo puede planear sus días. Puede utilizar las recetas y las ideas de este capítulo y elegir las suyas propias que encajen con las directrices de bajo índice glucémico para comer sanamente. Recuerde, eso significa mantener fuera de su dieta los carbohidratos refinados y almidonados, y evitar por completo los alimentos refinados y procesados.

Se incluye un jugo a elegir en el desayuno y un jugo de su elección opcional para media mañana. Lo mismo sucede en la tarde. Esto no significa que necesite beber dos vasos de jugo en la mañana y dos en la tarde, a menos que lo desee; las opciones se mencionan para que usted pueda elegir la hora en que le acomode mejor. Y las recetas se mencionan solo para darle una idea de las recetas que están disponibles. Esto de ninguna manera significa que usted tenga que beber esa receta en ese momento. Elija las recetas que le agraden, acomódelas en su plan de menús.

Día 1

Desayuno
- Jugo a elegir, tal como el energizante matutino (página 172).

- El asombroso batido verde de Cherie con almendras molidas (página 181).
- Té verde, blanco o herbal (y un chorrito de limón le va bien).

Refrigerio de media mañana
- Jugo a elegir (opcional).
- Manzana Granny Smith o manzana reineta.

Almuerzo
- Batido refrescante de salsa (página 189).
- 1 galleta de maíz (página 198).
- Veggie sticks

Refrigerio de media tarde
- Jugo a elegir (opcional).
- Palitos de verduras.

Cena
- Jugo a elegir, tal como la Superbebida verde (página 173)
- Ensalada de cena con aderezo a elegir.
- Rollos de lechuga del sur de la frontera (página 205).

Día 2
Desayuno
- Jugo a elegir, tal como el Mañana rosada picante (página 178).
- Té verde, blanco o herbal (un poco de jugo de limón le va bien).
- Germinado de granos de alforfón (página 200) con leche de almendra, avena o de arroz, 1 cucharada de almendras molidas y una pizca de canela (opcional).

Refrigerio de media mañana
- Jugo a elegir (opcional).
- Palitos de verduras.

Almuerzo
- Crema de jitomate (página 186).
- Hojas de primavera con Vinagreta de limón (página 202).

Refrigerio de media tarde
- Jugo a elegir (opcional).
- 1 Pastelito de brócoli (página 197).

Cena
- Jugo a elegir, como Sorpresa de jícama (página 173).
- Ensalada asiática (página 203).

- 1 Galleta de jícama con ajo (página 198).

Día 3

Desayuno
- Jugo a elegir, como Buen humor matutino (página 167).
- El Batido de nuez saludable (página 185).
- Té verde, blanco o herbal (un chorrito de limón le va bien).

Refrigerio de media mañana
- Jugo a elegir (opcional).
- Media docena de aceitunas orgánicas verdes o negras secadas al sol o procesadas naturalmente.

Almuerzo
- Sopa francesa de jitomate y albahaca (página 188).
- 1 Galleta de Verduras.

Refrigerio de media tarde
- Jugo a elegir (opcional).
- 4 papitas de col rizada (página 195).

Cena
- Jugo a elegir, como jitomate picante (página 170).
- Mezcla de ensalada verde con su aderezo favorito.
- Pimientos morrones rellenos (página 205).

Día 4

Desayuno
- Jugo a elegir, tal como el Repara-Humor (página 172).
- "Tocino" sin culpas (página 199).
- Rebanadas de jitomate o rebanadas de aguacate.
- Té verde, blanco o herbal (un chorrito de limón le va bien).

Refrigerio de media mañana
- Jugo a elegir (opcional).
- Palitos de apio con 1 cucharadita de crema de almendra.

Almuerzo
- Sopa de energía rápida (página 181).
- Rebanadas de jitomate con aceite de oliva extra virgen y vinagre balsámico.
- 1 Galleta de Semillas (página 199).

Refrigerio de media tarde
- Jugo a elegir (opcional).

- Arillos de cebolla deshidratada (página 196).

Cena
- Jugo a elegir, como el Refrescante de menta (página 172).
- Rebanadas de pepino con vinagre de arroz integral.
- Phad Thai Fácil (página 207).

Día 5
Desayuno
- Jugo a elegir, tal como el Cóctel tenga un buen día (página 162).
- Cereal de germinado de centeno (página 200) con leche de avena, almendra o arroz, y almendras molidas, al gusto.
- Bayas frescas o congeladas: mora azul, zarzamoras o fresas.
- Té verde, blanco o herbal (un chorrito de limón le va bien).

Refrigerio de media mañana
- Jugo a elegir (opcional).
- 2 cucharadas de semillas de girasol.

Almuerzo
- Rollos de ensalada soleada sin huevo (página 203).
- 1 galleta de verduras (página 198).

Refrigerio de media tarde
- Jugo a elegir (opcional).
- 3 o 4 jitomates deshidratados con albahaca (página 196).

Cena
- Jugo a elegir, como el cóctel de limpieza de betabel y jengibre.
- Hamburguesas de jalapeño y nuez (página 206).
- Rebanadas de jitomate o jitomate deshidratado con albahaca (página 196).
- Ensalada verde con aderezo de tahini de limón.

Día 6
Desayuno
- Jugo a elegir, como el saltamontes de jengibre (página 177).
- Pan de germinado de centeno* con crema de almendra cruda.
- Té verde, blanco o herbal (un chorrito de limón le va bien).

Refrigerio de media mañana
- Jugo a elegir (opcional).

- Manzana Granny Smith o manzana reineta, o palitos de verduras.

Almuerzo
- Ensalada de espinaca con vinagreta de limón (página 202).
- Delicioso bisque de batata (página 184).

Refrigerio de media tarde
- Jugo a elegir (opcional).
- 6 almendras crudas.

Cena
- Jugo a elegir, como el cóctel del sur de la frontera (página 175).
- Enchiladas crudas (página 208).
- Rebanadas de jitomate con aceite de oliva extra virgen y vinagre balsámico.

Día 7

Desayuno
- Jugo a elegir, como el de jengibre torcido (página 167).
- El Batido de nuez de la saludable (página 185).
- Té verde, blanco o herbal (un chorrito de limón le va bien).

Refrigerio de media mañana
- Jugo a elegir (opcional).
- Arillos de cebolla deshidratada (página 196).

Almuerzo
- Ensalada de jardín con aderezo de tahini de limón.
- Gazpacho helado picante (página 183).

Refrigerio de media mañana
- Jugo a elegir (opcional).
- 1 manzana Granny Smith o reineta.

Cena
- Jugo a elegir, como el aliado de la pérdida de peso (página 180).
- Salsa picante de cacahuete sobre fideos de calabaza (página 206).

PLAN DE MENÚS CON ALGUNOS ALIMENTOS VEGANOS COCIDOS, Y PLATILLOS DE PESCADO Y POLLO

Día 1

Desayuno
- Jugo a elegir, como el saltamontes de jengibre (página 177).

- El asombroso batido verde de Cherie con almendras molidas (página 181).
- Té verde, blanco o herbal (un chorrito de limón le va bien).

Refrigerio de media mañana
- Jugo a elegir (opcional).
- 4 papitas de col rizada (página 195).

Almuerzo
- Sopa de frijoles y chipotle (página 214).
- Ensalada de repollo o ensalada césar.

Refrigerio de media tarde
- Jugo a elegir (opcional).
- 2 cucharadas de semillas de girasol o de calabaza crudas.

Cena
- Jugo a elegir, como el aliado de la pérdida de peso (página 180).
- Ensalada de cena con vinagreta de limón y estragón (página 202).
- Verduras de primavera con salsa de nuez de la India y zanahoria (página 213).

Día 2

Desayuno
- Jugo a elegir, como el Buen humor matutino (página 167).
- Té verde, blanco o herbal (un chorrito de limón le va bien).
- Germinado de granos de alforfón (página 200) con leche de almendra, avena o arroz, y canela y una pizca de nueces molidas al gusto *o:*
- Avena cocida con leche de almendra, avena o de arroz.

Refrigerio de media mañana
- Palitos de verduras con 1 cucharada de humus.

Almuerzo
- Pollo a la parrilla o ensalada césar de salmón.
- 1 galleta de verdura (página 198).

Refrigerio de media tarde
- Jugo a elegir (opcional).
- 6 almendras crudas.

Cena
- Jugo a elegir, como la bebida superverde (página 173).

- Curry de nuez de la India y verduras (página 217).
- ½ taza de arroz silvestre.
- Ensalada verde con Vinagreta de Limón.

Día 3

Desayuno

- Jugo a elegir, como el energizante de la mañana (página 172).
- El Batido de nuez saludable (página 185).
- Té verde, blanco o herbal (un chorrito de limón le va bien).

Refrigerio de media mañana

- Jugo a elegir (opcional).
- 1 Pastelito de Brócoli (página 197).

Almuerzo

- Mezcla de ensalada verde con aderezo a elegir.
- Sopa veraniega de maíz (página 186), o Sopa refrescante de pepino y menta.
- 1 galleta de maíz (página 198).

Refrigerio de media tarde

- Jugo a elegir (opcional).
- 6 almendras crudas.

Cena

- Jugo a elegir como el de jitomate picante (página 170).
- Rollos de lechuga del sur de la frontera (página 205).
- Rebanadas de jitomate con albahaca fresca y vinagre balsámico.

Día 4

Desayuno

- Jugo a elegir, como el mañana rosada picante (página 178).
- 3 onzas (85 g) de salmón asado o ahumado.
- Rebanadas de jitomate o rebanadas de aguacate.
- Té verde, blanco o herbal (un chorrito de limón le va bien).

Refrigerio de media mañana

- 4 palitos de apio y palitos de rábano o de zanahoria.
- 1 galleta de jícama con ajo (página 198).

Almuerzo

- Estofado marroquí (página 214) o sopa de lentejas rojas con espinaca (página 216).

- Rebanadas de jitomate con aceite de oliva extra virgen y vinagre balsámico.

Refrigerio de media tarde
- Jugo a elegir (opcional).
- Media docena de aceitunas orgánicas verdes o negras secadas al sol.

Cena
- Jugo a elegir, como el refrescante verde (página 160).
- Fletán con ajo y dijón (página 221).
- Verduras al vapor, como brócoli y coles de Bruselas.
- Ensalada verde con aderezo a elegir.

Día 5
Desayuno
- Jugo a elegir, como el Repara-Humor (página 172).
- 1 huevo hervido.
- Rebanadas de jitomate con albahaca fresca (o deshidratada) picada.
- Té verde, blanco o herbal (un chorrito de limón le va bien).

Refrigerio de media mañana
- Jugo a elegir (opcional).
- 2 cucharadas de semillas de girasol.

Almuerzo
- Ensalada de hojas verdes con aderezo de aceite de oliva y limón.
- Rollos de ensalada soleada sin huevo (página 203) o rollos de ensalada de salmón.

Refrigerio de media mañana
- Jugo a elegir (opcional).
- Arillos de cebolla deshidratada (página 196).

Cena
- Jugo a elegir, como el huerto de perejil (página 160).
- Ensalada de jardín con aderezo de tahini de limón.
- Verduras al vapor, como habichuelas o brócoli.
- Pollo marroquí con limón y aceitunas (página 220).

Día 6
Desayuno
- Jugo a elegir, como el tenga un buen día (página 162).

- Pan de germinado de centeno con crema de almendras crudas.
- Té verde, blanco o herbal (un chorrito de limón le va bien).

Refrigerio de media mañana
- Jugo a elegir (opcional).
- Manzana Granny Smith o manzana reineta, o palitos de verduras.

Almuerzo
- Delicioso bisque de batata (página 184).
- Ensalada verde con aderezo a elegir.

Refrigerio de media tarde
- Jugo a elegir (opcional).
- Jitomates deshidratados con albahaca (página 196).

Cena
- Jugo a elegir, como el cóctel del sur de la frontera (página 175).
- Enchiladas crudas (página 208).
- Ensalada de jardín con aderezo a elegir (página 202).

Día 7

Desayuno
- Jugo a elegir, como el cóctel rico en magnesio (página 171).
- El asombroso batido verde de Cherie con almendras molidas (página 181).
- Té verde, blanco o herbal (un chorrito de limón le va bien).

Refrigerio de media mañana
- 1 rebanada de pavo.
- Rebanadas de rábano y pepino.

Almuerzo
- Ensalada verde con aderezo a elegir.
- Hamburguesas de jalapeño y nuez (página 206) o hamburguesa de verduras con rebanadas de jitomate.

Refrigerio de media tarde
- Jugo a elegir (opcional).
- 1 galleta de verduras (página 198).

Cena
- Jugo a elegir, como el de cóctel de limpieza de remolacha y jengibre.
- Curry de pollo (página 220).

- Ensalada césar o de espinacas con aderezo a elegir.

Establezca sus objetivos; registre sus acciones

Al comenzar es importante registrar los alimentos que consume cada día. Al final de este capítulo se encuentra un diario de alimentación; usted puede hacer copias de este diario y llenarlo cada día. Escriba todo lo que coma. ¡A veces no nos damos cuenta de lo que estamos comiendo hasta que lo escribimos, porque tomamos un bocado de algo y nos olvidamos de eso o tomamos unas cuantas nueces o algo para refrigerio en el trabajo, nos lo metemos a la boca y listo! Las cosas pequeñas son las que añaden rápidamente y a menudo nos desvían del camino. Es importante anotar todo lo que coma para hacer los cambios útiles para cumplir sus objetivos.

Lleve un inventario diario. ¿Está bebiendo el agua que necesita para la pérdida de peso óptima? ¿Qué hay del té verde o blanco, el cual tiene efectos termogénicos? ¿Esta bebiendo dos vasos de jugo de verduras al día? ¿Qué hay de sus elecciones alimenticias? ¿Tres cuartos de la comida que consumió fue cruda? ¿Cuánto comió en la noche? Si mira objetivamente lo que está haciendo, usted puede hacer ajustes que lo harán avanzar.

Establezca sus objetivos

Hay una cita que leo con frecuencia: "Para obtener algo que nunca tuvo, usted tiene que hacer algo que nunca hizo". Usted sabe lo que dicen de la gente que continúa haciendo lo mismo una y otra vez, y espera resultados diferentes: ¡es una locura! Una definición de locura es *extrema insensatez*. Para convertirse en un nuevo usted, debe verse en una forma nueva—como la persona en que ha decidido convertirse—y adoptar nuevos pasos de acción. Usted tendrá éxito al elegir comportamientos basados en resultados que jamás ha practicado consistentemente.

Aunque a lo largo de este libro he hablado acerca de bajar de peso, cuando usted establece sus objetivos, es útil redefinir lo que desea pesar al final de la primera semana, al final del mes y luego al final del año. Escriba esas metas. El objetivo de adelgazar o de bajar de peso puede no llevarlo en la dirección en que desea ir, pero el objetivo de elegir lo que desea pesar, lo que desea lograr, puede ser poderoso. Véase en su imaginación como la persona más delgada y en forma en quien ha decidido convertirse. Esta es una acción persuasiva para conseguir el resultado adecuado. De manera que en lugar de pérdida, usted puede tener logros, éxito, un cuerpo más esbelto y una mejor salud.

Cierre los ojos un momento. ¿Puede verse en su peso ideal? Ahora decida, de manera realista, cuánto le gustaría pesar para el fin de la primera semana de La Dieta Turbo.

- En la primera semana deseo pesar _____.
- En la segunda semana deseo pesar _____.
- En la tercera semana deseo pesar _____.
- En la cuarta semana deseo pesar _____.
- Ahora, escriba su peso meta para cada semana después de eso y véase logrando su objetivo. Además, escriba sus metas de ejercicio—¿cuántas veces a la semana se ejercitará, y qué tipo de ejercicios hará?.

Elabore un tablón de imágenes de su peso ideal. Recorte la imagen de una persona que se asemeje al peso que desea tener. Colóquelo en un lugar donde pueda verlo con frecuencia. Este guión gráfico de objetivos sí funciona. Yo hice mi guión gráfico de imágenes hace años cuando establecí mis metas profesionales. Todavía lo conservo en mi oficina. Yo tenía la imagen de una escritora en la página con la meta de escribir muchos libros. En ese tiempo solo había escrito un libro. *La dieta turbo de La Dama de los Jugos* es el libro número diecisiete. Coloqué una imagen de una televisión, porque deseaba hacer algo de mi campo en la televisión, ya que mis estudios superiores son en comunicación oral. Hasta ahora he estado en cientos de programas de charla y noticieros, y he aparecido en cinco infomerciales, y en QVC regularmente durante trece años con las parrillas George Foreman y los extractores Juiceman y La Dama de los Jugos. De forma que como puede ver, colocar imágenes ante sus ojos puede ejercer una tremenda influencia en su resultado.

Ya que establezca sus metas coloque su guión gráfico donde pueda verlo, y embárquese en su viaje de reducción de peso; mantenga una actitud mental positiva. Dígase cada día que puede llevarlo a cabo. Que puede cumplir sus objetivos. Elógiese con frecuencia por todas las buenas elecciones que haga. No se castigue por los errores. Puede convertirse en una nueva persona. Puede cumplir el propósito de su vida con un cuerpo esbelto y en forma que le ayudará a correr mejor su carrera única de la vida.

Por favor, sepa que estoy de su lado. Lo estoy animando. Mis oraciones están con usted. Deseo escuchar su historia; sus pequeños y grandes éxitos. No se rinda. Recuerde que yo no me rendí. A través de todos los obstáculos, las tragedias y las pruebas de las que leyó en el capítulo 6, yo continué intentando. Y aquí estoy ahora, por una serie de milagros y mucho trabajo duro, viviendo mi sueño y haciendo mi mejor esfuerzo para ayudarlo a usted. Usted también puede hacerlo. Un día, al igual que mucha gente con la que he trabajado, ¡usted estará caminando en su sueño y viviendo su vida hasta el cenit!

Diario de alimentación para la dieta turbo de La Dama de los Jugos

Día _____

Jugos de verduras y otros líquidos

- Vaso 1 _____
- Vaso 2 _____
- Agua (mínimo ocho vasos de 8 onzas o 236 ml al día)
  _____
- Té herbal _____
- Té verde _____

Suplementos

- _____
- _____

Alimentos

- Granos _____
- Verduras _____
- Fruta _____
- Carne/pescado/aves _____
- Grasas _____
- Otros _____

DIARIO DE DIETA

Desayuno	
Refrigerio de media mañana	
Almuerzo	
Refrigerio de media tarde	
Cena	

Capítulo 9

Recetas de la dieta turbo

L AS RECETAS DE jugos que se encuentran en este capítulo están diseñadas para ser de bajo índice glucémico. Para lograr ese fin, se utiliza muy poca fruta en las recetas. La mayoría utiliza lima o limón (muy bajos en azúcar, muy alcalinos en su descomposición final) para brindar sabor. Quizá desee probar el limón Meyer en sus recetas, ya que es más dulce. Además puede agregar ½ a 1 manzana a cualquiera de las recetas para mejorar el sabor. Las manzanas verdes son más bajas en azúcar que las rojas o las amarillas, y son una buena opción para la dieta de bajo índice glucémico. Las zanahorias y las remolachas son más altas en azúcar que otras verduras, pero las zanahorias todavía se encuentran en la categoría de bajo índice glucémico, y las remolachas se encuentra en la categoría de moderados. Ambas ofrecen excelentes beneficios para la salud; por lo tanto, no sugiero que las omita, a menos que le provoquen efectos adversos. Usted puede diluir los azúcares al añadirles a sus recetas verduras de muy bajo nivel de azúcar, tales como el pepino, el apio y la col rizada.

Refrescante verde

> 1 pepino orgánico mediano o grande, pelado si no es
>   orgánico
> 1 hoja grande de col rizada
> 1 a 2 tallos de apio
> 1 limón o lima, pelado

Corte las verduras de manera que quepan en el tubo de su extractor. Procese los ingredientes y mezcle. Vierta en un vaso y bébalo tan pronto como sea posible. Rinde 1 porción.

Huerto de perejil

> 1 puñado de perejil
> 1 limón, pelado
> 2 zanahorias, bien fregadas, sin las puntas, el rabo
>   cortado
> 1 a 2 tallos de apio con hojas
> 1 pepino, pelado si no es orgánico

Corte las frutas y las verduras de manera que quepan en el tubo de su extractor. Amontone el perejil y agréguelo al extractor antes de encenderlo. Luego agregue el limón y coloque el desatascador en su lugar. Encienda la máquina y procese los ingredientes restantes. Mezcle, luego vierta en un vaso. Beba tan pronto como sea posible. Rinde 2 porciones.

Cóctel de repollo antiúlceras

Las investigaciones científicas han comprobado que el jugo de repollo es un tratamiento efectivo para las úlceras estomacales.

> ¼ de cabeza de repollo verde
> 3 zanahorias
> 4 tallos de apio, con hojas si lo desea

Corte los productos de manera que quepan en el tubo de su extractor. Procese los ingredientes y mezcle. Vierta en un vaso y beba tan pronto como sea posible. Rinde 1 porción.

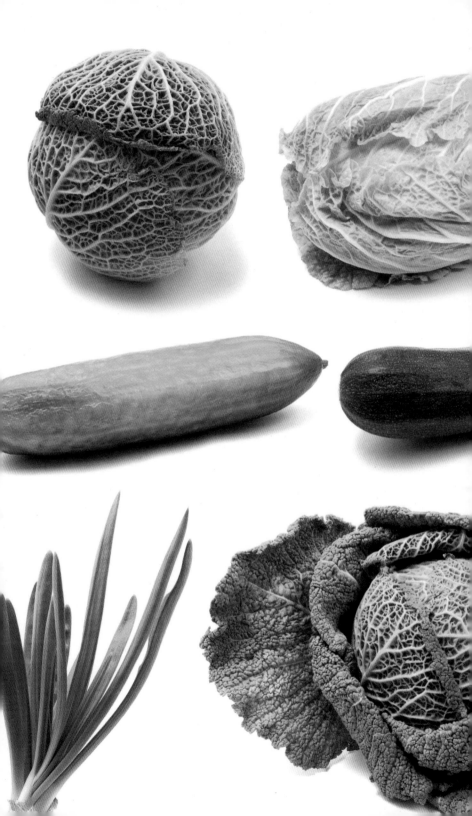

Cóctel antiviral

> 4 a 5 zanahorias, bien fregadas, sin puntas, el borde
>   cortado
> ½ pepino, pelado si no es orgánico
> 1 diente de ajo con piel
> 1 nabo, bien fregado
> 1 puñado de berro, enjuagado
> 1 limón, pelado

Corte los productos de manera que quepan en el tubo de su extractor. Procese los ingredientes y mezcle. Vierta en un vaso y beba tan pronto como sea posible. Rinde 1 a 2 porciones.

Cóctel tenga un buen día

> 1 manzana verde
> 1 a 2 hojas de col rizada
> 1 puñado de perejil
> 1 tallo de apio con hojas, al gusto
> 1 limón, pelado
> ½ pepino, pelado si no es orgánico
> 1 pieza de raíz de jengibre de ½ a 1 pulgada (1 a 2 cm),
>   pelada

Corte la manzana en secciones que quepan en el tubo de su extractor. Reúna la col rizada y el perejil, y empuje por el tubo con la manzana, el apio, el limón, el pepino y el jengibre. Mezcle el jugo y viértalo en un vaso. Sirva a temperatura ambiente o fresco, al gusto. Rinde 1 a 2 porciones.

Cóctel antiedad

La chirivía, el apio y el morrón son buenas fuentes del oligoelemento de silicio, el cual se recomienda para fortalecer la piel, el cabello y las uñas, así como los huesos. En estudios se ha demostrado que el silicio reduce los signos de antienvejecimiento al mejorar el espesor de la piel y reducir arrugas.

> 2 a 3 zanahorias, bien fregadas, sin puntas, el rabo
>   cortado
> 1 pepino, pelado si no es orgánico
> 1 chirivía pequeña
> 1 limón, pelado
> ¼ pimiento morrón verde

Corte los productos de manera que quepan en el tubo de su extractor. Procese los ingredientes y mezcle. Viértalo en un vaso y beba tan pronto como sea posible. Rinde 1 a 2 porciones.

Cóctel de limpieza de remolacha y jengibre

3 zanahorias, bien fregadas, sin puntas, el rabo cortado
1 pepino, pelado si no es orgánico
1 remolacha con tallo y hojas, bien fregada
2 tallos de apio
1 puñado de perejil
1 trozo de raíz de jengibre de 2 a 5 cm, fregado o
   pelado
1 limón, pelado

Corte los productos de manera que quepan en el tubo de su extractor. Procese todos los ingredientes y mezcle. Vierta en un vaso y beba tan pronto como sea posible. Rinde 1 a 2 porciones.

Tónico diurético natural

El pepino, el espárrago y el limón son diuréticos naturales. Deshacerse del agua almacenada es un gran empujón para su programa de pérdida de peso.

1 jitomate madurado
1 pepino orgánico, pelado si no es orgánico
8 tallos de espárragos
1 limón o lima, pelado
Una pizca de salsa picante

Corte los productos de manera que quepan en el tubo de su extractor. Procese todos los ingredientes, excepto la salsa picante. Vierta en un vaso, mezcle la salsa picante y beba tan pronto como sea posible. Sirve 1 a 2 porciones.

Huerto de repollo

3 tallos de apio con hojas
3 zanahorias, bien fregadas, sin puntas, el rabo cortado
1 jitomate
1 limón, pelado
¼ de repollo verde (el repollo de primavera o de verano
   es mejor)

Corte los productos de manera que quepan en el tubo de su extractor. Procese los ingredientes y mezcle. Vierta en un vaso y beba tan pronto como sea posible. Rinde 1 porción.

Cóctel supremo de calcio

La col rizada y el perejil están cargados de calcio, pero eso no es todo, además tienen magnesio, boro y vitamina K—todos son importantes para la salud ósea.

1 pepino, pelado si no es orgánico
1 hoja grande de col rizada
1 puñado de perejil
1 tallo de apio
1 limón, pelado
1 pedazo de raíz de jengibre de 2 cm, bien fregada o
    pelada si es vieja

Corte los productos de manera que quepan en el tubo de su extractor. Procese los ingredientes y mezcle. Vierta en un vaso y beba tan pronto como sea posible. Rinde 1 a 2 porciones.

Tónico del colon feliz

Las manzanas son una buena fuente de fibra soluble, lo cual es muy bueno para avivar la salud. El jugo contiene fibra soluble.

1 manzana verde
1 pepino, pelado si no es orgánico
1 limón, pelado
1 puñado de espinaca
1 puñado de perejil

Corte los productos de manera que quepan en el tubo de su extractor. Procese los ingredientes y mezcle. Vierta en un vaso y beba tan pronto como sea posible. Rinde 1 porción.

Cóctel arándano-manzana

2 manzanas verdes orgánicas
¼ a ½ tazas de arándanos frescos o congelados
    (descongelados)
½ limón, pelado
1 trozo de raíz de jengibre de 1 pulgada (2,5 cm)
¼ taza de agua purificada (opcional)

Corte los productos de manera que quepan en el tubo de su extractor. Primero procese 1 manzana. Apague la máquina, agregue los arándanos, conecte el enchufe, luego encienda la máquina y procese. Siga con el limón, el jengibre y la segunda manzana. Agregue agua como sea necesario. Mezcle y vierta en un vaso; beba tan pronto como sea posible. Rinde 1 a 2 porciones.

Cóctel para limpiar la vesícula

Las zanahorias y las remolachas se consideran verduras de limpieza para la vesícula.

1 pepino, pelado si no es orgánico
1 limón, pelado
5 zanahorias, bien fregadas, sin puntas, el rabo cortado
1 remolacha pequeña o mediana, con hojas y tallos, bien fregada

Corte los productos de manera que encajen en el tubo de su extractor y mezcle. Vierta en un vaso y beba tan pronto como sea posible. Rinde 1 porción.

Rejuvenecedor de hígado y vesícula

El repollo, los frutos cítricos y los aceites de la monda de limón estimulan el hígado. El jugo de remolacha y de zanahoria son rejuvenecedores para el hígado.

3 a 4 zanahorias, bien fregadas, sin puntas, el rabo cortado
1 trozo de repollo morado
1 limón
½ remolacha con hojas y tallos, bien fregada
1 pieza de jengibre de 2 cm
½ manzana verde (opcional)

Corte los productos de manera que quepan en el tubo de su extractor. Procese los ingredientes y mezcle. Vierta en un vaso y beba tan pronto como sea posible. Rinde 1 a 2 porciones.

Maravilla de ajo

Un puñado de perejil
1 hoja de lechuga de hojas verde oscuro como la lechuga de hoja verde o la romana
½ pepino, pelado
1 diente de ajo
3 zanahorias, bien fregadas, sin puntas, el borde cortado
2 tallos de apio con hojas, al gusto

Enrolle el perejil en la hoja de lechuga. Procese el pepino, luego el perejil enrollado en la hoja de lechuga. Agregue el ajo y empuje en el extractor con las zanahorias, seguidas del apio. Bata y vierta en un vaso. Rinde 1 a 2 pociones.

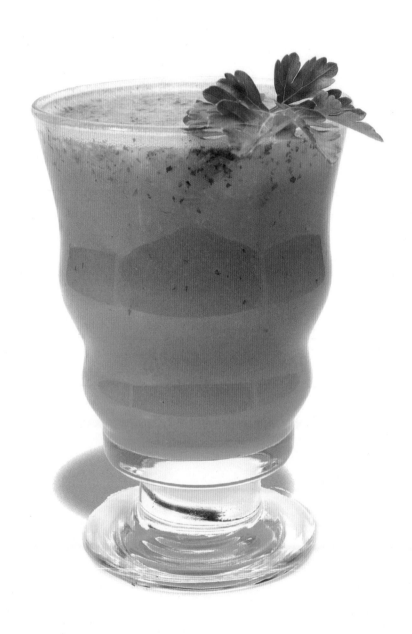

Jengibre torcido

4 zanahorias, bien fregadas, sin puntas, el borde cortado
1 puñado de perejil
1 limón, pelado
1 manzana
Una pieza de raíz de jengibre fresca de 2 cm, pelada

Corte los productos de manera que quepan en el tubo de su extractor. Procese los ingredientes y bata. Vierta en un vaso y beba tan pronto como sea posible. Rinde 1 a 2 porciones.

El Combate-Gota

Un estudio de 1950 en doce individuos con gota mostró que comer ½ libra (226 g) de cerezas o beber la cantidad equivalente de jugo de cereza prevenía los ataques de gota. Las cerezas negra, la dulce amarilla y la roja agria eran efectivas.[1]

1 manzana verde
½ libra (226 g) de cerezas, deshuesadas
2 tallos de apio con hojas, al gusto
1 limón, pelado si no es orgánico

Corte los productos de manera que quepan en el tubo de su extractor. Procese los ingredientes y bata. Vierta en un vaso y beba tan pronto como sea posible. Rinde 1 porción.

Buen humor matutino

El jugo de hinojo ha sido utilizado como un tónico tradicional para ayudarle al cuerpo a liberar las endorfinas, los péptidos del ánimo, del cerebro al flujo sanguíneo. Las endorfinas ayudan a disminuir la ansiedad y el temor, y generan un estado de ánimo de euforia.

½ manzana verde
4 a 5 zanahorias, bien fregadas, sin puntas, el rabo cortado
3 tallos de hinojo, incluso hojas y flores
½ pepino
Un puñado de espinaca
Una pieza de raíz de jengibre de 2 cm

Corte los productos de manera que quepan en su extractor. Procese primero la manzana y después los demás ingredientes. Bata y vierta en un vaso; beba tan pronto como pueda. Rinde 1 porción.

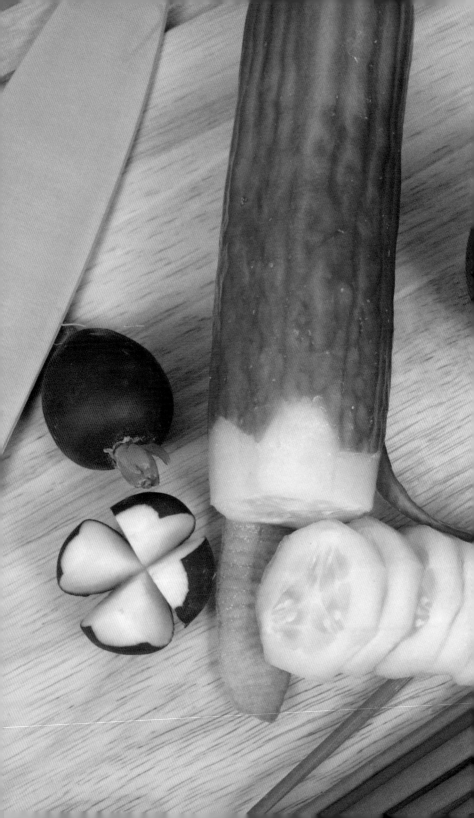

Rejuvenecedor de pulmones

El jugo de nabo ha sido utilizado como un remedio natural para fortalecer el tejido pulmonar.

Un puñado de berro
1 nabo pequeño, bien fregado, sin puntas, el rabo cortado
Un trozo grueso de 2 cm de largo de jícama, bien fregada o pelada
1 diente de ajo
½ limón, pelado
2 a 3 zanahorias, bien fregadas, sin puntas, el rabo cortado

Amontone el berro. Corte los productos de manera que quepan en el tubo de alimentación de su extractor. Introduzca el berro en el tubo de alimentación y empuje con un nabo. Procese los ingredientes restantes, terminando con las zanahorias. Bata el jugo, vierta en un vaso y beba tan pronto como sea posible. Rinde 1 porción.

Saludable solución a la sinusitis

El jugo de rábano es un remedio tradicional para abrir los senos nasales y fortalecer las membranas mucosas.

2 jitomates
6 rábanos
1 lima, pelada
½ pepino, pelado si no es orgánico

Corte los productos para que quepan en el tubo de alimentación de su extractor. Procese los ingredientes y bata. Vierta en un vaso y beba tan pronto como sea posible. Rinde 1 porción.

Constructor del sistema inmunológico

Los estudios muestran que el ajo contiene alicina, un compuesto con un efecto natural de tipo antibiótico. Es antibacterial, antimicótico, antiparasitario y antiviral; pero debe consumirse crudo para que tenga este efecto.

1 puñado de berro
1 nabo, fregado, sin puntas, el rabo cortado
3 zanahorias, bien fregadas, sin puntas, el rabo cortado
1 a 2 dientes de ajo
½ manzana verde, como Granny Smith o reineta
1 limón amarillo, pelado

Amontone el berro. Corte los productos de manera que quepan en el tubo de alimentación de su extractor. Introduzca el berro en el tubo de alimentación y empuje con el nabo. Termine con los ingredientes restantes. Bata el jugo, vierta en un vaso y beba tan pronto como sea posible. Rinde 1 porción.

Jitomate picante

2 jitomates medianos
2 hojas de lechuga verde oscuro
2 rábanos
Un puñito de perejil
1 lima o limón amarillo, pelado
Una pizca de salsa picante

Corte los productos de manera que quepan en el tubo de alimentación de su extractor. Procese los ingredientes. Vierta en un vaso y beba tan pronto como sea posible. Rinde 1 porción.

El asistente del páncreas

El jugo de coles de Bruselas y de poroto verde han sido utilizados como remedios tradicionales para ayudar a fortalecer el páncreas. Beba antes de una comida (si esta bebida es demasiado fuerte, dilúyala con un poco de agua).

1 jitomate grande
2 hojas de lechuga romana
8 habichuelas (ejotes)
2 coles de Bruselas
1 limón, pelado

Corte los productos de manera que quepan en el tubo de alimentación de su extractor y procese. Vierta en un vaso y beba tan pronto como sea posible. Rinde 1 porción.

Tónico de vida para el hígado

El jugo de diente de león es un remedio tradicional para limpiar el hígado.

1 puñado de hojas de diente de león
3 a 4 zanahorias, bien fregadas, sin puntas, el rabo cortado
1 pepino, pelado si no es orgánico
1 limón amarillo, pelado

Amontone las hojas de diente de león. Corte los productos de manera que encajen en el tubo de alimentación de su extractor. Introduzca las hojas en el tubo de alimentación, empujando con una zanahoria. Procese los ingredientes restantes. Licue el jugo, vierta en un vaso y beba tan pronto como sea posible. Rinde 1 porción.

Cóctel rico en magnesio

3 a 4 zanahorias, bien fregadas, sin puntas, el rabo cortado
2 a 3 ramitos de brócoli
2 tallos de apio, con hojas al gusto
½ remolacha mediana, bien fregada
½ limón amarillo, pelado

Corte los productos de manera que quepan en el tubo de alimentación de su extractor. Procese los ingredientes y mezcle. Vierta en un vaso y beba tan pronto como sea posible. Rinde 1 porción.

Tónico para la memoria

El brócoli, la coliflor y las coles de Bruselas son ricos en colina, un nutriente esencial para la memoria y la salud cerebral. La colina es un precursor del neurotransmisor acetilcolina, el cual contribuye a procesos cerebrales sanos y eficientes.

2 jitomates medianos
1 limón amarillo, pelado
1 hoja de lechuga verde oscuro
2 ramitos de coliflor, lavados
1 diente de ajo

Corte los productos de manera que quepan en el tubo de alimentación de su extractor. Procese los ingredientes y mezcle. Vierta en un vaso y beba tan pronto como sea posible. Rinde 1 a 2 porciones.

Refrescante de menta

> 2 tallos de hinojo con hojas
> 1 pepino, pelado si no es orgánico
> 1 manzana verde, Granny Smith o reineta
> 1 puñado de menta
> 1 trozo de raíz de jengibre de 1 pulgada (2,5 cm),
>   fregada o pelada si es vieja

Corte los productos de manera que quepan en el tubo de alimentación de su extractor. Procese los ingredientes y mezcle. Vierta en un vaso y beba tan pronto como sea posible. Rinde 1 a 2 porciones.

Repara-Humor

El jugo de hinojo ha sido utilizado como un tónico tradicional para ayudarle al cuerpo a liberar endorfinas, los péptidos del humor, del cerebro al flujo sanguíneo. Las endorfinas ayudan a disminuir la ansiedad y el temor, y a generar un estado de ánimo de euforia.

> 3 tallos de hinojo con hojas
> 3 zanahorias, bien fregadas, sin puntas, el rabo cortado
> 2 tallos de apio con hojas, al gusto
> ½ pera
> 1 trozo de raíz de jengibre de 1 pulgada (2,5 cm), pelado

Corte los productos de manera que quepan en el tubo de alimentación de su extractor. Procese los ingredientes y mezcle. Vierta en un vaso y beba tan pronto como sea posible. Rinde 1 a 2 porciones.

El energizante de la mañana

> 3 a 4 zanahorias, bien fregadas, sin puntas, el rabo
>   cortado
> 1 pepino, pelado si no es orgánico
> 1 remolacha pequeña, bien fregada, con tallos y hojas
> 1 limón amarillo, pelado
> 1 trozo de raíz de jengibre de 1 pulgada (2,5 cm), pelado
> ½ manzana verde

Corte los productos de manera que quepan en el tubo de alimentación de su extractor. Procese todos los ingredientes y mezcle. Vierta en un vaso y beba tan pronto como sea posible. Rinde 1 a 2 porciones.

Sorpresa de jícama

Un trozo de jícama de 5 x 10 o 12 cm, bien fregada o
    pelada
2 a 3 zanahorias, bien fregadas, sin puntas, el rabo
    cortado
½ pepino, pelado si no es orgánico
¼ rábano blanco, cortado y tallado
1 trozo de raíz de jengibre de 1 pulgada (2,5 cm),
    fregado y pelado si es viejo
½ limón amarillo o lima, pelado

Corte los productos de manera que quepan en el tubo de alimentación de su extractor. Procese los ingredientes y mezcle.
Vierta en un vaso y beba tan pronto como sea posible. Rinde
1 porción.

Alivio a la alergia

El perejil es un remedio tradicional para las reacciones alérgicas. Usted necesita exprimir un montón tan pronto como
sea posible después de tener una reacción. Al beberlo puede
ayudar a abrir los conductos de aire.

1 montón de perejil
2 tallos de apio
1 a 2 zanahorias, bien fregadas, sin puntas, el rabo
    cortado
1 limón amarillo, pelado
½ pepino, pelado si no es orgánico

Corte los productos de manera que quepan en el tubo de alimentación de su extractor. Procese los ingredientes y mezcle.
Vierta en un vaso y beba tan pronto como sea posible. Rinde
1 porción.

Superbebida verde

1 pepino, pelado si no es orgánico
1 tallo de apio con hojas, al gusto
1 pequeño puñado de brotes como brócoli o rábano
1 puño grande de hojas de girasol
1 pequeño puñado de hojas de alforfón
1 limón amarillo, pelado

Corte los productos de manera que quepan en el tubo de alimentación de su extractor. Procese los ingredientes y mezcle.
Vierta en un vaso y beba tan pronto como sea posible. Rinde
1 porción.

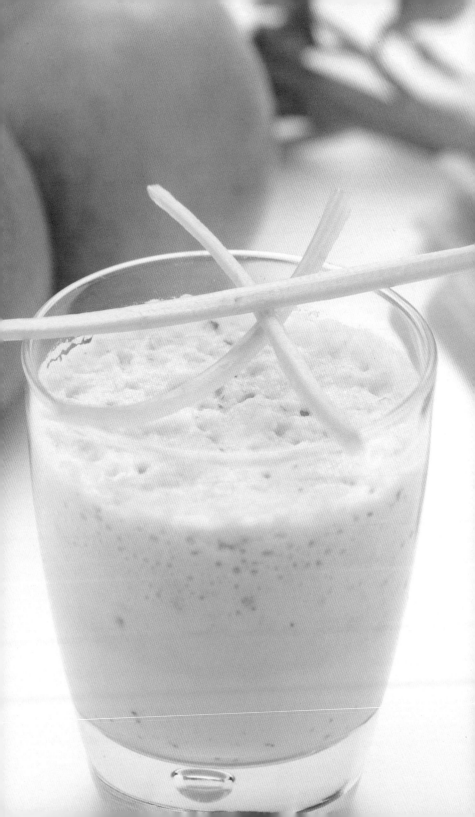

Deleite de rábano

5 zanahorias, bien fregadas, sin puntas, el rabo cortado
1 pepino, pelado si no es orgánico, o 1 trozo grande de
    jícama
5 a 6 rábanos
1 limón amarillo, pelado

Procese todos los ingredientes. Mezcle el jugo y vierta en un
vaso. Sirva a temperatura ambiente o fresco, al gusto. Rinde
1 porción.

Cóctel de tubérculos

3 a 4 zanahorias, bien fregadas, sin puntas, el rabo
    cortado
1 pepino, pelado
½ remolacha, bien fregada, con tallos y hojas
½ nabo, fregado
1 limón amarillo, pelado
½ manzana
1 trozo de raíz de jengibre de 1 pulgada (2,5 cm), pelado

Corte los productos de manera que quepan en el tubo de
alimentación de su extractor. Procese todos los ingredientes
y mezcle. Vierta en un vaso y beba tan pronto como sea posible. Rinde 1 a 2 porciones.

Cóctel del sur de la frontera

1 jitomate mediano
1 pepino, pelado si no es orgánico
1 puñado de cilantro
1 lima, pelada
Una pizca de salsa picante (opcional)

Corte los productos de manera que quepan en el tubo de alimentación de su extractor. Procese los ingredientes y mezcle.
Vierta en un vaso y beba tan pronto como sea posible. Rinde
1 porción.

Cóctel dormilón

La lechuga y el apio le ayudan a su cuerpo a relajarse y le ayudan a usted a dormir más profundamente.

5 zanahorias medianas, bien fregadas, sin puntas, el
     rabo cortado
2 tallos de apio
2 hojas de lechuga romana
1 hoja de col rizada
1 limón amarillo, pelado
½ manzana verde, opcional

Corte los productos de manera que quepan en el tubo de alimentación de su extractor. Procese los ingredientes y mezcle. Vierta en un vaso y beba tan pronto como sea posible. Rinde 1 porción.

Cóctel usted es amado

3 zanahorias, bien fregadas, sin puntas, el rabo cortado
2 tallos de apio, con hojas
1 pepino, pelado si no es orgánico
1 puñado de espinaca
1 limón amarillo, pelado
½ remolacha, bien fregada, con tallos y hojas

Corte los productos de manera que quepan en el tubo de alimentación de su extractor. Procese todos los ingredientes y mezcle. Vierta e un vaso y beba tan pronto como sea posible. Rinde 1 a 2 porciones.

Tónico vegetariano de primavera

El espárrago es un diurético natural, el cual ayuda a expulsar toxinas del cuerpo y promueve la limpieza del riñón. Es un grandioso tónico para los riñones. Esta receta es una buena manera de usar los tallos de espárrago.

1 jitomate
1 pepino, pelado si no es orgánico
8 tallos de espárragos
1 limón amarillo, pelado

Corte los productos de manera que quepan en el tubo de alimentación de su extractor. Procese todos los ingredientes y mezcle. Vierta en un caso y beba tan pronto como sea posible. Rinde 1 a 2 porciones.

El recargador verde

1 pepino, pelado si no es orgánico
1 puñado de brotes de girasol
1 puñado de brotes de alforfón
1 pequeño puñado de brotes de clavo (opcional)
1 hoja de col rizada
1 puño grande de espinaca
1 lima, pelada

Corte el pepino de manera que quepa en el tubo de alimentación de su extractor. Procese primero la mitad del pepino. Amontone los brotes y envuélvalos en la hoja de col rizada. Apague la maquina y agréguelos. Encienda de nuevo la máquina y dé golpecitos con el resto del pepino para empujar cuidadosamente los brotes y la col rizada, seguidos de la espinaca, y después procese el pepino restante y la lima. Mezcle los ingredientes, vierta en un vaso y beba tan pronto como sea posible. Rinde 1 porción.

Dulce regularidad

1 pera
1 manzana
1 pepino, pelado si no es orgánico

Corte los productos de manera que quepan en el tubo de alimentación de su extractor. Procese los ingredientes y mezcle. Vierta en un vaso y beba tan pronto como sea posible. Rinde 1 a 2 porciones.

El saltamontes de jengibre

5 zanahorias medianas, bien talladas, sin puntas, el rabo cortado
1 manzana verde
1 pieza de raíz de jengibre fresco de 1 pulgada (2,5 cm), pelada

Corte los productos de manera que quepan en el tubo de alimentación de su extractor. Vierta en un vaso y beba tan pronto como sea posible. Rinde 1 porción.

Mañana rosada picante

1 toronja rosada grande, pelada
1 pieza de raíz de jengibre fresco de 1 pulgada (2,5 cm),
   pelada

Corte los productos de manera que quepan en el tubo de alimentación de su extractor. Procese los ingredientes y mezcle. Vierta en un vaso y beba tan pronto como sea posible. Rinde 1 porción.

El revitalizador del páncreas

Las habichuelas son un remedio tradicional para el páncreas. Son especialmente buenas para las personas con diabetes.

2 jitomates
1 pepino, pelado si no es orgánico
6 a 8 habichuelas (ejotes)
1 limón amarillo o lima, pelado
Una pizca de salsa picante

Corte los productos de manera que quepan en el tubo de alimentación de su extractor. Procese todos los ingredientes, excepto la salsa picante. Agregue salsa picante y mezcle. Vierta en un vaso y beba tan pronto como sea posible. Rinde 1 porción.

Tónico tiroideo

Los rábanos son un tónico tradicional para la glándula tiroides.

5 zanahorias, bien talladas, sin puntas, el rabo cortado
5 a 6 rábanos
1 limón amarillo, pelado
½ pepino, pelado si no es orgánico

Corte los productos de manera que quepan en el tubo de alimentación de su extractor. Procese los ingredientes y mezcle. Vierta en un vaso y beba tan pronto como sea posible. Rinde 1 a 2 porciones.

Triple poder

4 tallos de apio orgánico con hojas, al gusto
4 zanahorias, bien fregada, sin puntas, el borde cortado
½ cabeza pequeña de repollo

Corte los productos de manera que quepan en el tubo de alimentación de su extractor. Procese los ingredientes y mezcle. Vierta en un vaso y beba tan pronto como sea posible. Rinde 1 a 2 porciones.

Florentina de jitomate

2 jitomates
4 a 5 ramitos de albahaca
1 puño grande de espinaca
1 limón amarillo, pelado

Procese un jitomate. Envuelva la albahaca en varias hojas de espinaca. Apague la máquina y agregue la espinaca y la albahaca. Encienda la máquina de nuevo y golpee cuidadosamente para exprimirlas. Procese el resto del jitomate y el limón. Mezcle el jugo, vierta en un vaso y beba tan pronto como sea posible. Rinde 1 porción.

La hora de las verduras

4 zanahorias, bien fregadas, sin puntas, el rabo cortado
1 nabo, bien fregado
1 limón amarillo, pelado
Un trozo de jícama de 12 cm, fregado o pelado si no es
    orgánico
1 puñado de berro
1 diente de ajo

Corte los productos de manera que quepan en el tubo de alimentación de su extractor. Procese los ingredientes y mezcle. Vierta en un vaso y beba tan pronto como sea posible. Rinde 1 a 2 porciones.

El giro Waldorf

1 manzana verde
3 tallos de apio orgánico con hojas
1 limón amarillo, pelado

Corte los productos de manera que quepan en el tubo de alimentación de su extractor. Procese los ingredientes y mezcle. Vierta en un vaso y beba tan pronto como sea posible. Rinde 1 porción.

El aliado de la pérdida de peso

El jugo de pataca combinado con zanahoria y remolacha es un remedio tradicional para satisfacer los antojos de dulces y comida chatarra. La clave es beber lentamente cuando tenga un antojo de alimentos altos en grasa o en carbohidratos.

3 a 4 zanahorias, bien fregadas, sin puntas, el rabo cortado
1 pataca, bien fregada
1 pepino, pelado si no es orgánico
1 limón, pelado
½ remolacha, bien fregada, con tallos y hojas

Corte los productos de manera que quepan en el tubo de alimentación de su extractor. Procese los ingredientes y mezcle. Vierta en un vaso y beba tan pronto como sea posible. Rinde 1 porción.

Luz de pasto de trigo

1 manzana verde, lavada
1 puñado de pasto de trigo
½ limón verde, pelado
2 a 3 ramitos de menta, enjuagados (opcional)

Corte los productos de manera que quepan en el tubo de alimentación de su extractor. Comience con la manzana y procese todos los ingredientes, y mezcle. Vierta en un vaso y beba tan pronto como sea posible. Rinde 1 porción.

Batidos sabrosos y sopas frías

Estas sopas crudas fáciles de preparar y estos batidos sabrosos son grandiosos para el almuerzo o la cena. Algunos incluso son buenos para el desayuno. De hecho, usted puede tomar cualquier receta de jugo que desee, ponerla en la licuadora, agregarle un aguacate y tiene una sopa cruda.

Sopa de energía rápida

> 1 taza de jugo fresco de zanahoria (5 a 7 zanahorias medianas, o aproximadamente 1 libra [453 g], rinden aproximadamente 1 taza)
> 1 limón amarillo, pelado
> 1 trozo de raíz de jengibre de 1 pulgada (2,5 cm)
> 1 aguacate, pelado y sin semilla
> ½ cdita. de comino molido

Procese las zanahorias, el limón y el jengibre. Vierta el jugo en una licuadora. Agregue el aguacate y el comino, y licue hasta que esté homogéneo. Sirva fresco. Rinde 1 porción.

El asombroso batido verde de Cherie

> 1 aguacate, pelado, deshuesado y cortado en cuartos
> 1 taza de espinaca cruda
> ½ pepino inglés, pelado y cortado en trozos
> Jugo de 1 lima
> 1 cdita. de polvo verde de su elección (opcional)
> 2 a 3 cdtas. de almendras molidas (opcional)

Combine todos los ingredientes en una licuadora y licue bien hasta que logre una consistencia homogénea. Espolvoree almendras molidas encima, al gusto. Rinde 2 porciones.

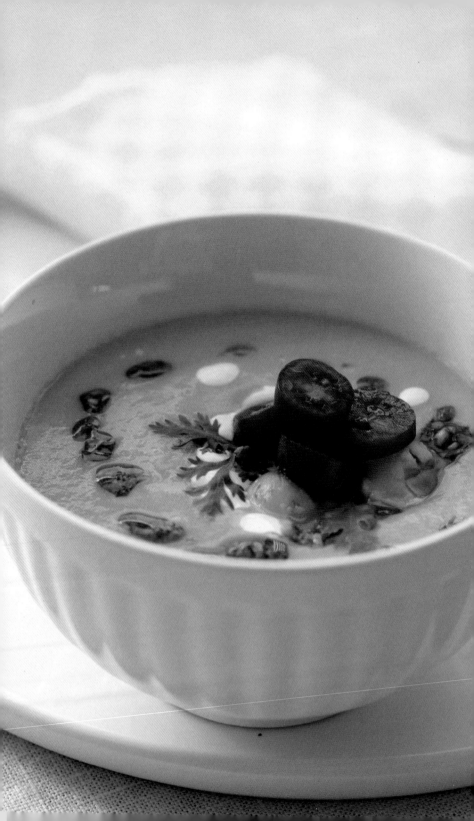

Gazpacho helado picante

Los chiles en realidad inducen al cerebro a segregar endorfinas, esos químicos cerebrales que reciben el crédito por el "clímax del corredor". Las endorfinas obstruyen las sensaciones de dolor e inducen un tipo de euforia. Cuando se está sintiendo muy bien, es menos probable que se dé un atracón y acumule peso. Además, los rábanos son conocidos por estimular la tiroides, y una tiroides eficiente es la clave de la pérdida de peso y el mantenimiento.

2 jitomates, cortados en trozos
1 taza de jugo fresco de zanahoria (alrededor de 5 a 7 zanahorias)
El jugo de 1 limón amarillo, pelado si se procesa en un extractor
2 cdas. cilantro, enjuagado y picado
¼ cdita. de sal marina celta
¼ cdita. comino molido
¼ jalapeño pequeño, cortado (más si le gusta picante)
3 rábanos

Coloque los trozos de jitomate en una bolsa de congelación y congele hasta que estén sólidos. Vierta los jugos de zanahoria y de limón en una licuadora y agregue los trozos congelados de jitomate, el cilantro, la sal, el comino, el jalapeño y los rábanos. Licue a velocidad alta hasta que esté uniforme pero como aguanieve; sirva inmediatamente. Rinde 2 porciones.

Delicia verde de menta

1 aguacate, pelado, deshuesado y cortado en cuartos
1 taza de espinaca cruda
¼ pepino inglés, pelado y cortado en trozos
½–¾ taza de leche de coco*
Jugo de 1 lima
1 cda. de polvo verde a elegir (opcional)
2 a 3 cdas. almendras molidas (opcional)

Combine todos los ingredientes, excepto las almendras, en una licuadora y licue bien hasta que esté uniforme. Espolvoree almendras molidas encima, al gusto. Rinde 2 porciones.

---

* La mejor leche de coco puede encontrarse en bolsas de plástico en la sección de congelados de las tiendas asiáticas.

Deliciosa sopa energética de Cherie

2 a 3 zanahorias, fregadas
2 a 3 tallos de apio con hojas, al gusto
½ pepino, pelado si no es orgánico
½ limón, pelado
1 puñado de perejil
Un trozo de raíz de jengibre de 1 pulgada (2,5 cm),
    pelado
1 aguacate, pelado y deshuesado
Opciones de guarnición: calabaza rallada, maíz fresco
    cortado o brotes crujientes como guisantes, lentejas y
    frijoles

Procese las zanahorias, el apio, el pepino, el limón, el perejil y la raíz de jengibre. Vierta el jugo en una licuadora y agregue el aguacate. Licue hasta conseguir una consistencia uniforme. Vierta en tazones y sirva inmediatamente. Puede guarnecerlo con cualquiera de las opciones adicionales para tener un aderezo crujiente. Rinde 2 porciones.

Delicioso bisque de batata

1½ tazas de jugo de batata (aproximadamente 2 batatas
    grandes)
1 taza de almendra, avena o leche de arroz
1 aguacate, pelado y deshuesado
¼ taza de cebolla roja, cortada
1 cdita. nuez moscada
¼ cdita. canela
¼ cdita. pimienta gorda molida
¼ cdita. macis molida
¼ cdita. cardamomo

Procese unas dos batatas grandes para producir 1½ taza de jugo de batata. Que el jugo repose en una taza medidora grande o un tazón, hasta que el almidón se asiente en el fondo. Lucirá espeso y blanco. Esto tomará aproximadamente una hora. Vierta el jugo claro, pero no el almidón, ya que esto hará que la sopa esté grumosa. Vierta el jugo de batata y la leche en una licuadora. Agregue el aguacate y la cebolla, y licue hasta que esté uniforme. Agregue las especias y licue hasta que esté uniforme. Rinde 2 porciones.

La nuez saludable

Para matar los mohos, agregue ½ cdita. de ácido ascórbico al jugo de piña, mientras que las nueces se estén remojando durante la noche.

> 1 taza de jugo de piña sin endulzar (procese aproximadamente un cuarto de una piña pequeña, si prepara jugo fresco)
> 10 almendras, enteras o blanqueadas
> 1 cda. semillas de girasol
> 1 cda. semillas de ajonjolí
> 1 cda. semilla de linaza
> 1 cda. semillas de chía (opcional)
> 1 taza de perejil picado
> ½ taza de almendra, arroz o leche de avena
> ½ cdita. extracto de vainilla puro
> 1 cda. polvo de proteína
> 6 cubos de hielo

Coloque en un tazón el jugo de piña, las nueces y las semillas. Cubra y remoje durante la noche. Coloque en la licuadora esta nuez y la mezcla de las semillas con el jugo, y añada el perejil, la leche, la vainilla, el polvo de proteína y los cubos de hielo. Licue a velocidad alta hasta que esté uniforme. Este batido será un poco correoso, debido a las nueces y las semillas. Es un muy buen desayuno. Rinde 2 a 3 porciones.

Sopa de espinaca y aguacate

> 1 pepino, pelado, cortado en trozos
> 1 pequeño jalapeño, desvenado
> 1 aguacate, pelado, deshuesado
> Jugo de 1 limón amarillo
> 1 a 2 dientes de ajo (opcional)
> 1 cda. cilantro
> 1 cda. perejil fresco
> ¼ cebolla morada, finamente picada (para acompañar)

Coloque todos los ingredientes en una licuadora o un procesador de alimentos, y muela hasta que esté uniforme. Vierta en un tazón y agregue la cebolla picada, o cualquier otra verdura o hierba picadas de su elección como acompañamiento. Rinde 2 porciones.

Sopa cremosa de jitomate

    1 a 2 jitomates
    1 aguacate, pelado, deshuesado
    2 cdas. morrón picado
    ¼ zanahoria, cortada en pedazos pequeños
    ½ taza de leche de arroz, de avena o de almendra

Combine todos los ingredientes en una licuadora y mezcle
bien. Vierta en dos tazones. Rinde 2 porciones.

Crema veraniega de maíz

    2 tazas de granos frescos de maíz cortados de la
        mazorca (aproximadamente 2 mazorcas grandes)
    1 taza de leche de almendra, avena o arroz
    1 aguacate, pelado, deshuesado
    ¼ pimiento morrón rojo, cortado en trozos
    2 cditas. cebolla roja finamente picada
    ½ cdita. comino molido
    ½ cdita sal marina celta
    Guarnición: 1 cda. perejil picado y pimiento morrón
        picado (opcional)

En una licuadora, combine el maíz, la leche, el aguacate, el
pimiento morrón, la cebolla, el comino y la sal. Licue bien.
Vierta en tazones y aderece con perejil y pimiento morrón
rojo. Rinde 2 porciones.

Sopa refrescante de pepino y menta

    1 pepino, pelado sino es orgánico y cortado en trozos
    1 aguacate, pelado, deshuesado
    ¼ a ½ taza de menta fresca picada

Combine todos los ingredientes en una licuadora y licue bien.
Vierta en un tazón. Rinde 1 porción.

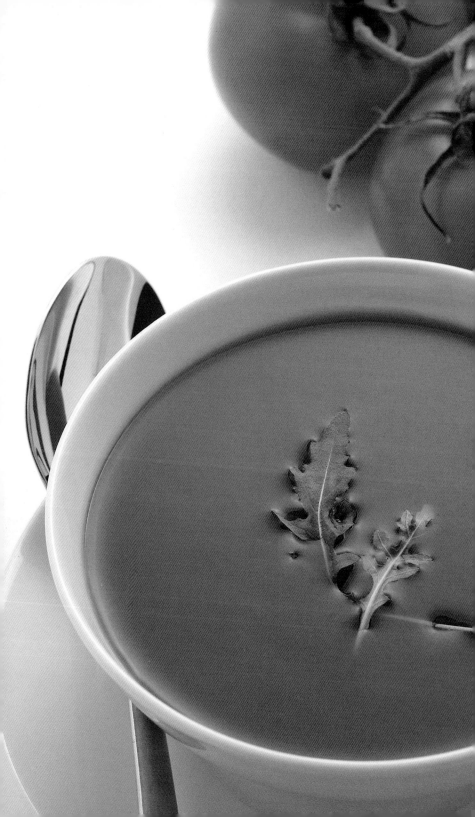

Batido esbelto

1 pepino, pelado y cortado en trozos
1 tallo de apio, exprimido o cortado en pedazos pequeños
Jugo de 1 limón amarillo
½ cdita. piel de limón recién rallada

Coloque los trozos de pepino en una bolsa de congelación y congélelos hasta que estén sólidos. Combine los trozos de pepino en una licuadora con el apio, el jugo de limón y la piel de limón. Licue a alta velocidad hasta que esté bien combinado y un poco derretido. Rinde 1 porción.

Sopa de jitomate de jardín

2 jitomates medianos
2 cebolletas (aproximadamente 5 cm de puntas y hojas), cortadas
½ pimiento morrón verde, cortado
½ pepino, pelado si no es orgánico
1 aguacate, pelado, deshuesado
1 cdita. de sal marina celta
Una pizca de salsa picante (opcional)

Combine todos los ingredientes en una licuadora y licue bien. Vierta en tazones. Rinde 2 porciones.

Sopa francesa de jitomate y albahaca

3 jitomates medianos
Jugo de 1 limón amarillo
1 aguacate, pelado, deshuesado
2 cdas. albahaca fresca picada
1 diente pequeño de ajo
Hojas frescas de albahaca para adornar (opcional)

En una licuadora incorpore los jitomates hasta que estén en trozo. Agregue el jugo de limón, el aguacate, la albahaca y el ajo. Licue bien. Vierta en dos tazones y aderece con hojas frescas de albahaca, al gusto. Rinde 2 porciones.

Sopa de espinaca y col rizada

3 hojas grandes de col rizada
2 tallos de apio
1 limón, pelado
1 aguacate, pelado, deshuesado
1 taza de hojas de espinaca

Procese la col, el apio y el limón. Vierta en una licuadora, agregue el aguacate y las hojas de espinaca, y licue bien. Vierta en tazones y sirva. Sirve 2 porciones.

Sopa de jitomate y espárragos

10 tallos de espárragos, cortados
4 jitomates
3 a 4 jitomates secados al sol
2 dientes de ajo
¼ taza perejil fresco, cortado
¼ taza de jugo de limón
½ pimiento morrón rojo, cortado
1 cdita. de sal marina celta
1 aguacate, pelado, deshuesado

Combine los espárragos, los jitomates, los jitomates secados al sol, el ajo, el perejil, el jugo de limón, el pimiento morrón y la sal en una licuadora y licue bien. Agregue el aguacate e incorpore bien. Vierta en tazones y sirva. Rinde 2 porciones.

Sopa cremosa de tomate verde

1 pepino, pelado y cortado en trozos
2 tomates verdes
1 lima (pelada y sin semillas), cortada en trozos
2 tazas de espinaca fresca
½ taza de leche de almendras, avena o arroz
1 aguacate, pelado, deshuesado
4 a 6 cubos de hielo

Combine el pepino, los tomates, la lima, la espinaca y la leche en una licuadora. Licue bien. Agregue el aguacate y los cubos de hielo, y licue de nuevo hasta que tenga una consistencia uniforme. Vierta en tazones. Rinde 2 porciones.

Batido refrescante de salsa

2 tazas de jitomates, cortados en trozos
1 taza de jugo fresco de pepino
Jugo de 1 limón
½ cdita. piel de limón recién rallada, de preferencia orgánico
¼ rábano blanco
Una pizca de pimienta de cayena

Coloque los trozos de jitomate en una bolsa de congelación hasta que estén sólidos. Vierta el jugo de pepino y jugo de limón en una licuadora y agregue los trozos de jitomate congelado, la piel de limón, el rábano blanco y la pimienta de cayena. Licue a velocidad alta hasta que esté uniforme pero medio derretido, y sirva inmediatamente. Rinde 1 a 2 porciones.

Enfriador de jitomate

2 tazas de jitomate, cortadas
1 aguacate, pelado, deshuesado, cortado en trozos
Jugo de 1 limón amarillo
½ taza de leche de almendra, avena o arroz
½ cdita. piel de limón recién rallada, de preferencia orgánico
½ cdita. vinagre balsámico
Pizca de pimienta de cayena (opcional)

Coloque los trozos de jitomate en una bolsa de congelación y congele hasta que estén sólidos. Combine los trozos de jitomate, aguacate, el jugo de limón, la leche, la piel de limón, el vinagre balsámico y la pimienta de cayena (al gusto) en una licuadora. Licue a velocidad alta hasta que esté uniforme, pero medio derretido, y sirva inmediatamente. Rinde 1 a 2 porciones.

Enfriador de zanahoria

3 jitomates medianos, cortados en trozos
1½ tazas de jugo fresco de zanahoria (unas 5 a 6 zanahorias grandes)
2 cdas. jugo fresco de limón
1 cdita. de sal marina celta
1 diente de ajo, pelado

Coloque en una bolsa de congelación los trozos de jitomate y congele hasta que estén sólidos. Vierta el jugo de zanahoria, el jugo de limón y la sal en una licuadora, y agregue los trozos de jitomate y el ajo; licue a velocidad alta hasta que esté uniforme, pero medio derretido. Sirva inmediatamente. Rinde 2 porciones.

Sopa de pepino y eneldo

1¼ tazas de jugo fresco de pepino (1 pepino grande o 2 medianos, pelados si no son orgánicos)
2 tallos de apio con hojas, exprimidos
1 aguacate, pelado, deshuesado
1 diente de ajo, pelado
½ taza de leche de almendras, avena o arroz
½ taza de perejil, burdamente picado
2 cdita. de cebolla roja, cortada
3 cdita. de eneldo fresco o 1 a 2 cditas. de eneldo deshidratado

Vierta los jugos de pepino y de apio en una licuadora. Agregue el aguacate, el ajo, la leche, el perejil, la cebolla y el eneldo. Licue a alta velocidad hasta que esté uniforme y sirva inmediatamente. Esta sopa no sabe buena si se asienta. Rinde 2 porciones.

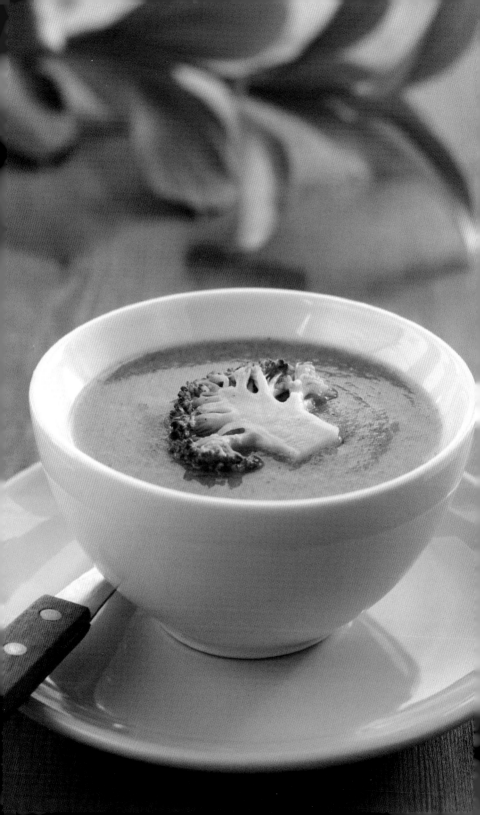

SOPAS LIGERAMENTE CALIENTES

Si mantiene la temperatura a 105 grados Fahrenheit (40 ºC), estas sopas serán consideradas alimento crudo. Esto significa que está preservando enzimas y vitaminas para que pueda obtener la mayor nutrición de lo que está comiendo. Si no tiene un termómetro, usted puede estimar la temperatura colocando su dedo en la sopa para probar cuando apenas esté tibia, no caliente. Así debe acercarse a la temperatura correcta.

Sopa de brócoli

1 taza de caldo de verduras
1 a 2 tazas de brócoli, cortado
½ cebolla, cortada
1 pimiento morrón rojo o amarillo, cortado
1 a 2 tallos de apio, cortados
1 aguacate, pelado y deshuesado
1 cdita. de sal marina celta
½ cdita. de jengibre rayado (opcional)
Chorrito de limón (opcional)

Entibie el caldo de verdura, manteniendo la temperatura en 105 grados Fahrenheit (40 ºC). Agregue el brócoli y la cebolla, y entibie durante 5 minutos. Apague el fuego. Luego agregue el morrón y el apio para calentar otros 5 minutos. Vierta la mezcla en una licuadora e incorpore el brócoli, la cebolla, el pimiento morrón y el apio con el caldo hasta que esté uniforme. Agregue el aguacate y licue hasta conseguir una consistencia uniforme. Agregue la sal marina; luego añada comino y mezcle. Vierta la sopa en tazones. Si utiliza jengibre, añada encima de la sopa y mezcle. Un chorrito de limón va bien, añada al gusto.

Mezcla de verduras

2 tazas de agua o de caldo de verduras
1 taza de habichuelas, cortadas
1 taza de espárragos, cortados
2 zanahorias, cortadas
2 tallos de apio, cortados
½ cebolla, cortada
1 cdita. de sal marina celta
Una pizca de macis (opcional)

Vierta agua o caldo de verduras en una olla. Agregue las verduras y entibie durante 10 minutos, o hasta que las verduras estén ligeramente tiernas. Vierta en una licuadora los ingredientes con el agua o caldo de verduras, agregue el macis, si lo utiliza, y la sal marina, y licue bien. Vierta en tazones. Rinde 2 porciones.

Crema de coliflor

½ cebolla cortada
3 tallos de apio, cortados
1 cabeza de coliflor, cortada
1 cda. aceite virgen de oliva
1 taza de leche de almendras o de arroz
½ cdita. de sal marina
Pimienta al gusto (opcional)

Cocine al vapor ligeramente la cebolla, el apio y la coliflor durante unos 5 minutos o hasta que estén tiernos. Combine en una licuadora con el aceite de coco, la leche y la sal. Licue bien. Vierta en dos tazones. Rinde 2 porciones.

Crema de pimiento morrón rojo

3 pimientos morrones rojos grandes
6 dientes de ajo
1 taza de leche de almendras, de avena o de arroz
1 cda. de vinagre balsámico
2 cdtas. de sal marina celta
6 hojas frescas de albahaca, enjuagadas
Guarnición: albahaca fresca picada (opcional)

Cueza ligeramente al vapor los morrones y el ajo durante unos 5 minutos o hasta que estén tiernos. Corte los pimientos en trozos. Vierta la leche en la licuadora y agregue los pimientos morrones, el ajo, el vinagre balsámico, la sal y la albahaca. Licue a velocidad alta hasta que esté uniforme. Vierta en tazones y adorne con albahaca fresca, al gusto. Sirva inmediatamente. Rinde 1 a 2 porciones.

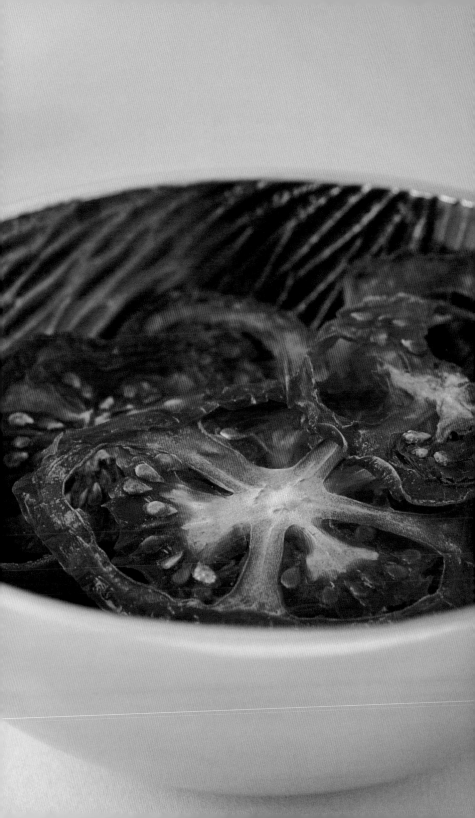

ALIMENTOS DESHIDRATADOS

Los alimentos deshidratados son buenos refrigerios que pueden ayudarle a bajar de peso mucho más fácilmente, porque ofrecen satisfacción al paladar sin muchas calorías. Por ejemplo, las papitas de col rizada (al inferior de la página) son muy bajas en calorías y excepcionalmente altas en nutrientes tales como calcio, magnesio y vitamina K. Los arillos de cebolla (página 196), los jitomates deshidratados con albahaca, las galletas de jícama y ajo (página 198) y las calabazas deshidratadas son buenos refrigerios o acompañamientos para sus comidas y ofrecen explosiones de sabor además de fibra, enzimas y una infinidad de nutrientes. No toma mucho tiempo prepararlos y las recompensas son grandiosas.

Hay una serie de escuelas del pensamiento acerca de la mejor temperatura para preservar la mayoría de enzimas y vitaminas. Si desea obtener un deshidratador, vea el Apéndice A.

Papitas de col rizada

1 manojo de col rizada
¼ taza de vinagre de manzana o vinagre de coco
¼ taza de jugo fresco de limón
¼ taza de aceite extra virgen de oliva
1 pizca de pimienta de cayena
½ cdita. de sal marina celta
2 cditas. de ajo, picado o exprimido (opcional)

Lave la col y luego córtela en tiras de (7 cm) y separe para secar. Agregue vinagre, jugo de limón y aceite de oliva a la licuadora y procese hasta que estén bien combinados. Luego incorpore la pimienta de cayena, si la utiliza. Agregue a la emulsión las tiras de col rizada y unte la mezcla en cada tira de hoja. Sacuda el exceso de la marinada y coloque las piezas de col en las hojas del deshidratador. Espolvoree sal y ajo, si utiliza, y deshidrate durante unas 7 a 8 horas a 105 grados (40 ºC) o hasta que estén crujientes. (Las papitas se harán más pequeñas cuando se deshidraten).

Estas papitas son deliciosas y apuesto a que no le quedará ninguna.

Arillos de cebolla

> 3 a 5 cebollas (dulce amarilla, blanca, de Walla Walla)
> ¼ taza vinagre de manzana o vinagre de coco
> ¼ jugo fresco de limón
> ¼ aceite extra virgen de oliva
> ½ cdita. de sal marina celta
> 1 pizca de pimienta de cayena
> 2 cdita. de ajo, picado o exprimido (opcional)

Corte las cebollas en finas rebanadas y separe. Agregue a una licuadora vinagre, jugo de limón, aceite de oliva y sal marina, y licue hasta que estén bien combinados. Luego incorpore la pimienta de cayena y el ajo picado, si lo utiliza. Agregue las rebanadas de cebolla a la emulsión y marine durante varias horas. Sacuda el exceso de la marinada, de manera que los arillos de cebolla no goteen la marinada. Coloque los arillos de cebolla en las hojas del deshidratador y deshidrate durante aproximadamente 7 a 8 horas a 105 grados Fahrenheit (40 ºC) o hasta que estén crujientes.

Papitas crujientes de calabaza

Rebane la calabaza en finas rodajas y espolvoree un poco de sal marina celta, al gusto. También puede espolvorear su condimento preferido. Coloque las rebanadas de calabaza en las hojas del deshidratador y deshidrate durante unas 12 horas a 105 grados Fahrenheit (40 ºC) o hasta que estén crujientes. Son sorprendentemente dulces y deliciosas. De hecho me gustan simples, sin nada más.

Jitomates deshidratados con albahaca

Rebane los jitomates finamente y coloque una hoja de albahaca fresca encima de cada rebanada, una vez que los ha colocado en una hoja del deshidratador. Deshidrate durante unas 12 horas a 105 grados Fahrenheit (40 ºC) o hasta que estén crujientes.

Papitas deshidratadas

7 papas Yukon Gold (o similar) grandes, bien fregadas,
   rebanadas (puede usar camotes o batatas)
¼ taza aceite extra virgen de oliva o jugo fresco de limón
¼ taza de vinagre de sidra o vinagre de coco
Sal marina celta al gusto
Polvo de ajo al gusto
Polvo de cebolla al gusto
Una pizca de pimienta de cayena (opcional)

Rebane las papas tan delgadas como sea posible (delgadas
como papel funciona mejor; utilice el rebanador de mandolina o de espiral para obtener mejores resultados). Remoje
las rebanadas de papa en agua fría durante varias horas para
deshacerse de un poco de almidón. Seque con golpecitos.
Sumerja la papa en una marinada de jugo fresco de limón o
en una emulsión de vinagre y aceite de oliva para retardar la
decoloración. Colóquelas en las hojas del deshidratador. Espolvoree ligeramente con condimentos sabrosos (sal marina,
polvo de ajo, polvo de cebolla, pimienta de cayena) a elegir.
Deshidrate 8 a 10 horas a 105 grados Fahrenheit (40 °C) o
hasta que estén crujientes. Revise con frecuencia, ya que las
papas más delgadas se secarán más rápidamente que las
gruesas. Rinde para llenar un deshidratador de 9 charolas.

Pastelitos de brócoli

1½ libras (680 g) de brócoli
½ libra (226 g) de rábano blanco
1 cebolla mediana, cortada en trozos
1 taza Tahini
1 cdita. de sal marina celta
½ cdita. de pimienta negra

Coloque en el procesador de alimentos el brócoli y el rábano
blanco, y procese hasta triturar. Coloque la mezcla en un
tazón. Agregue los trozos de cebolla al procesador de alimentos y procese hasta que esté en pequeños pedazos;
añada al tazón. Mezcle el Tahini, la sal y la pimienta. Agregue
esta mezcla a las verduras del tazón y mezcle bien con sus
manos. Forme tortitas de unas 3 pulgadas (7 cm) de diámetro
y colóquelas en las hojas del deshidratador. Deshidrate 8 a 10
horas y luego voltéelas con cuidado; deshidrate otras 8 a 10
horas o hasta que estén completamente secas. Rinde unas
27 galletas.

Galletas de maíz

½ taza de semillas doradas de linaza remojadas en 2
    tazas de agua purificada durante la noche
½ taza de almendras remojadas en 1 taza de agua
    purificada durante la noche
2 tazas de maíz fresco cortado de la mazorca
1 cdita. de comino
2 cditas. de sal marina celta

Mezcle todos los ingredientes en un procesador de alimentos.
Extienda en círculos en una hoja del deshidratador y deshidrate unas 15 horas o hasta que estén crujientes. Rinde unas
36 galletas.

Galletas de jícama con ajo

1 jitomate, en cubos
1 pimiento morrón rojo o amarillo, picado
1 cdita. de sal marina celta
¼ aceite extra virgen de oliva
8 a 10 dientes de ajo, picados o exprimidos
1 cdita. de orégano fresco, finamente picado o ½ cdita.
    seco
1 cdita. de albahaca fresca, finamente picada, o ½ cdita.
    seca
1 jícama mediana, rebanada finamente

Combine todos los ingredientes, excepto la jícama, en un
tazón y mezcle bien. Acomode las rebanadas de jícama
en una hoja del deshidratador. Incorpore con una cuchara
1 cdita. de la mezcla de jitomate sobre cada rebanada de
jícama y extienda uniformemente. Deshidrate unas 24 horas
a 105 grados Fahrenheit (40 °C) o hasta que la galleta de
jícama esté crujiente (las orillas de la jícama se rizarán). Rinde
12 a 15 galletas.

Galletas de verduras

1 cebolla, cortada
2 tallos de apio, cortados
1 pimiento morrón amarillo o rojo, cortado
1 jitomate, cortado
1 zanahoria grande, cortada
½ taza de guisantes
½ taza maíz fresco cortado de la mazorca o congelado
½ taza de semillas de ajonjolí, remojadas durante varias
    horas

Coloque en un procesador de alimentos todos los ingredientes y mezcle hasta que esté casi uniforme, pero con pequeños trozos. Vierta una cucharadita colmada de mezcla para rebozar en la hoja del deshidratador a la vez, y esparza con una cuchara o aplane con los dedos (sumergidos brevemente en agua por si se vuelve pegajoso) para hacer los círculos de galleta. Deshidrate durante unas 8 horas y luego voltee las galletas. Deshidrate durante otras 8 a 10 horas a 105 grados Fahrenheit (40 ºC) o hasta que estén crujientes. Rinde una 15 galletas.

Galletas de semillas

1 taza de semillas de linaza remojadas durante la noche en 2 tazas de agua purificada
1 taza de semillas de girasol remojadas durante la noche
1 taza de almendras remojadas durante la noche
1 taza de pimiento morrón amarillo, cortado
1 taza de calabaza amarilla, cortada
½ taza de apio, cortado
3 cdas. de orégano fresco o 1 ½ cda. seco
1 cdita. de polvo de cebolla
2 cditas. de sal marina celta

Mezcle las semillas de linaza, las semillas de girasol y las nueces en un procesador de alimentos hasta que estén uniformes. Vierta una cucharadita de mezcla a la vez en una hoja del deshidratador y esparza con una cuchara o aplane con sus dedos (sumergidos brevemente en agua si se vuelve pegajoso) para hacer los círculos de galleta. Deshidrate durante unas 8 horas y luego voltee las galletas. Deshidrate durante otras 6 a 10 horas a 105 grados Fahrenheit (40 ºC) o hasta que estén crujientes. Rinde unas 36 galletas.

"Tocino" sin culpas

¼ taza de aceite extra virgen de oliva
4 cdas. de vinagre de sidra de manzana
2 cdas. de miel
1 cdita. de pimienta negra molida
1 berenjena, finamente rebanada en tiras

Combine el aceite de oliva, el vinagre, la miel y la pimienta y marine en la mezcla las tiras de berenjena durante al menos dos horas. Luego coloque las tiras en una hoja del deshidratador y deshidrate durante 12 horas a 105 grados Fahrenheit (40 ºC). Voltee las tiras y deshidrate otras 12 horas.

Recetas para el desayuno

Germinado de granos de alforfón

Para el cereal matutino, el germinado de alforfón sabe genial con leche de arroz, de avena o de almendra, algunas almendras molidas y canela.

Coloque 1 taza (o tanto como desee) de semillas crudas de alforfón en un tazón o en su germinador. Agregue 2 a 3 veces de agua purificada fría. Mueva las semillas para asegurarse de que todas reciban agua. Deje que las semillas se remojen durante la noche. Drene el agua de remojo. Enjuague minuciosamente con agua fría. Los granos dejan el agua muy almidonada; ¡es muy espesa! No se germinarán bien a menos que se enjuaguen bien, por lo tanto, enjuague hasta que el agua salga transparente. Drene completamente. Puede agregarlas a su germinador en este momento o simplemente colocar los germinados en un colador y cubrirlos con una toalla de cocina. Aléjelas de la luz solar directa a temperatura ambiente (70 grados Fahrenheit o 21 ºC es óptimo; si está demasiado frío no germinarán). Enjuague y drene de nuevo en 4 a 8 horas. Rinde aproximadamente 1½ taza de germinado.

Cereal de germinado de centeno

El centeno cultivado inmaduro o manipulado inapropiadamente puede tener un fuerte sabor desagradable. Si se enmohece, deséchelo (es posible que sea moho de cornezuelo).

Remoje el centeno durante 8 a 14 horas, y germine 1 a 1½ días. Utilice un germinador o un colador, al igual que con el Germinado de Granos de Alforfón (arriba). El centeno es un buen germinado con un buen sabor.

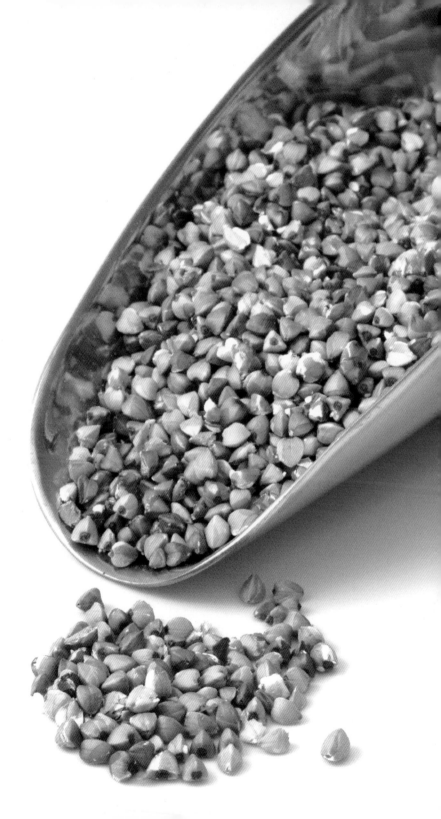

Aderezos de ensalada

Vinagreta de cítricos y balsámico

El jugo de naranja combina muy bien con el vinagre balsámico para hacer una deliciosa variación de la vinagreta balsámica básica.

2 cdas. de vinagre balsámico
½ cdita. de sal marina celta, o al gusto
¼ cdita. de pimienta negra fresca molida, o al gusto
3 cdas. de jugo de naranja (fresco va mejor)
1 cda. de mostaza Dijon
1 diente de ajo grande, exprimido
½ taza de aceite extra virgen de oliva

Combine todos los ingredientes, excepto el aceite, y mezcle bien. Mientras bate, vierta el aceite muy lenta y regularmente, hasta que se forme la emulsión. Rinde 1 taza (unas 16 porciones).

Vinagreta de limón y estragón

¼ taza de jugo fresco de limón
½ cdita. de ralladura de limón
½ cdita. de sal marina celta, o al gusto
¼ cdita. de pimienta negra fresca molida, o al gusto
1 diente de ajo grande, exprimido
¾ de aceite extra virgen de oliva
2 cdas. de estragón fresco o 1 cda. seco

Combine todos los ingredientes, excepto el aceite y el estragón, y mezcle bien. Mientras bate, vierta el aceite lenta y regularmente hasta que se forme la emulsión. Agregue el estragón y mezcle bien. Rinde 1 taza (unas 16 porciones).

Vinagreta de limón

Siga las instrucciones de la receta de la vinagreta de limón y estragón (arriba) y omita el estragón.

PLATO PRINCIPAL DE VERDURAS CRUDAS

Ensalada asiática

2 calabazas, rebanadas en tiras con un pelador de
verduras o una rebanador de mandolina
2 puñados grandes de brotes de soja,
aproximadamente 2 tazas
¾ taza de almendras o nueces de la India
1 pimiento morrón rojo o amarillo, cortado en tiras
4 cebollas verdes, cortadas en dados
½ taza de cilantro fresco, troceado
El jugo de una lima
1 cda. de aceite extra virgen de oliva
½ cdita. de sal marina celta

Mezcle los ingredientes en un tazón hasta que estén bien cubiertos por la mezcla. Sirve 2 a 3 porciones.

Ensalada soleada sin huevo o Rollos de ensalada soleada sin huevo

½ taza de agua pura
½ taza de jugo fresco de limón
1½ cdita. de cúrcuma
1 cdita. de sal marina celta, ajuste el sabor a su gusto
1½ tazas de nueces de macadamia o nueces de la India
crudas (es más dulce con nueces de la India)
½ taza de cebolletas, cortadas en cubos
½ taza de apio, cortado en cubos
⅓ taza de pimiento morrón rojo, cortado en cubos
(opcional)

Coloque todos los ingredientes (con excepción de la cebolleta, el apio y el pimiento morrón rojo) en un procesador de alimentos, equipado con una navaja en S. Procese hasta que quede muy uniforme. Transfiera a un tazón y mezcle con la cebolleta, el apio y el pimiento morrón rojo. Mezcle bien.

Sirva como una salsa con verduras o colóquela en hojas de lechuga romana como un rollo rápido y fácil. Además puede servirse como una entrada. Corte rebanadas de pepino en diagonal y acomódelas en el plato de servicio. Coloque 1 cda. de Ensalada Soleada sin Huevo en cada rebanada de pepino. Aderece con hojas de perejil fresco o cebolleta rebanada. Sirve 16 a 20 porciones de tapas; 8 a 19 porciones de rollos.

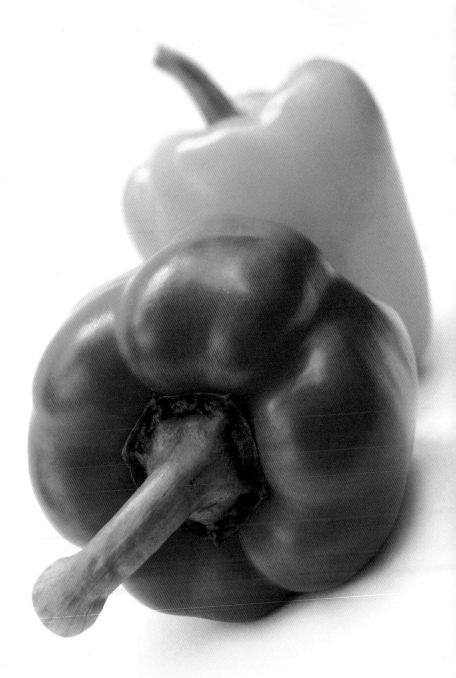

Rollos de lechuga del sur de la frontera

2 aguacates maduros
3 jitomates, cortados en cubos
½ chile jalapeño, cortado en cubos
2 cdas. de cebolla amarilla, picada
3 dientes de ajo frescos, picados
Granos de una mazorca cruda de maíz
2 cditas. de jugo fresco de limón
6 a 8 hojas grandes de lechuga

Machaque los aguacates en un tazón mediano. Agregue los ingredientes restantes y mezcle bien. Unte 2 a 3 cdas. de esta mezcla en las hojas de lechuga y envuelva. Rinde 6 a 8 porciones.

Pimientos morrones rellenos

6 zanahorias medianas, cortadas
1 a 2 tallos de apio, cortados
1 aguacate grande o 2 pequeños, maduros
1 cdita. de dulse o sal marina celta
½ taza de apio cortado
½ taza de jitomate cortado
½ cdita. de comino
1 pimiento morrón rojo o amarillo grande
Semillas de girasol crudas para acompañar

Coloque las zanahorias y el apio en un procesador de alimentos y procese hasta que tenga consistencia de pulpa, o utilice la pulpa sobrante de zanahoria o de apio del jugo. Transfiera a un tazón. Remueva la carne del aguacate(s) y, utilizando un tenedor, machaque el aguacate con la pulpa de zanahoria y apio. Agregue el dulse o la sal, el apio, el jitomate y el comino, y mezcle bien. Corte a la mitad el pimiento morrón; quite las semillas y rellene con la mezcla de zanahoria y aguacate. Cubra cada pimiento relleno con 1 cdita. de semillas de girasol. Rinde 2 porciones.

Hamburguesas de jalapeño y nuez

1 taza de nuez, remojada durante 4 horas
½ taza de jitomates secados al sol, remojados hasta que
    estén muy suaves; reservar ⅛ taza de agua de remojo
1 chile jalapeño, finamente picado
½ cebolla, finamente picada
1 cdita. de sazonador de hamburguesas
1 cdita. de sal marina celta
½ cdita de pimienta negra

En un procesador de alimentos combine las nueces, los jitomates secados al sol y el agua de remojo hasta que logre la
consistencia de carne. Remueva del procesador. Coloque la
mezcla de nueces en un tazón, y combine con los chiles jala-
peños, las cebollas, el sazonador, la sal y el pimiento. Forme 6
tortitas. Deshidrate a 105 grados Fahrenheit (40 ºC) durante 3
a 4 horas. Rinde 6 porciones.

Salsa picante de cacahuete sobre fideos de calabaza

Esta salsa sabe fantástico, y si la deja reposar un poco, se
vuelve todavía mejor.

½ taza de mantequilla de cacahuete cruda o crema de
    almendra
1 a 2 cditas. de aceite de chile picante
2 a 3 cditas. de tamari, Nama Shoyu o salsa orgánica de
    soja
1 diente de ajo, picado
1 cdita. de aceite virgen de coco
2 a 3 calabacín amarillo o calabaza, hechos fideos con
    un rebanador en espiral o un Spirooli

En un procesador de alimentos combine todo, excepto el
aceite de coco y los fideos de calabaza, hasta que esté bien
mezclado (ajuste el tamari, el shoyu o la salsa de soja, y el
aceite de chile a su gusto). Agregue el aceite hasta que la
salsa adquiera la consistencia que le plazca.

Sirva sobre los fideos de calabacín amarillo o de calabaza.
El calabacín amarillo es un poco más robusto que la calabaza y va bien con la salsa picante de cacahuete. Rinde 4
porciones.

Phad Thai fácil

> 3 calabazas, hechas fideos con un rebanador en espiral
>   o un Spirooli
> 1 paquete (3½ oz. o 103 g) de hongos enoki, cortados y
>   separados
> 3 cebolletas, rebanadas finamente
> 1 pimiento morrón rojo, cortado en tiras
> 10 bisaltos
> ½ libra o 226 g de germinado de frijol chino (germinado
>   de soja verde)
> ½ lima, exprimida
> ½ cdita. de sal marina celta
> ½ cda. de aceite extra virgen de oliva

Combine todos los ingredientes en un tazón y mezcle bien. Sirva la salsa Phad Thai encima y espolvoree la cubierta sobre la salsa. Rinde 6 porciones.

Salsa Phad Thai

> 1 cda. de alga de hiziki, remojada durante 30 minutos o
>   más con suficiente agua para cubrir (opcional)
> ½ taza de crema de almendra cruda
> ½ taza de jitomates secados al sol, sumergidos durante 2
>   horas
> 1 lima, cortada (con piel si es orgánica)
> 4 dientes de ajo, pelados y finamente picados o
>   exprimidos
> 7 dátiles, deshuesados y cortados
> ½ taza de aceite extra virgen de oliva
> 2 chiles Thai pequeños o 1 jalapeño (no remueva las
>   semillas si le gusta picante)
> 1½ cdas. de jengibre fresco, rallado
> 1 a 2 cdas. de tamari, adicional si desea, o 1 cdita. de sal
>   marina celta
> ½ taza de agua purificada
> 1 taza de cilantro, ligeramente sueltas, cortadas
> Jugo de ½ limón (aproximadamente 1 ½ cdas.)
> 1 cda. de jarabe de maple o pasta de dátiles

Licue el hiziki, si lo utiliza, la crema de almendra, los jitomates secados al sol, la lima, el ajo, los dátiles, el aceite de oliva, los chiles, el jengibre y el tamari o la sal marina con ½ taza de agua, hasta que esté cremoso. Agregue los ingredientes adicionales y licue de nuevo.

Cubierta

1 taza de almendras, cortadas
½ taza de cilantro, cortado
Un puñado de germinado de soja verde

Enchiladas crudas

Tortillas de maíz

5 mazorcas de maíz con los granos cortados
2 cdas. de cáscara de psilio (no la semilla)
Agua necesaria

Para hacer las tortillas: Coloque los ingredientes en un procesador de alimentos y licue hasta que esté uniforme. La masa debe tener la consistencia de la masa de panqueques. Coloque grandes cucharadas de masa en las hojas del deshidratador. Utilizando una cuchara, haga movimientos circulares para formar círculos del tamaño de tortilla deseado. Deshidrate durante unas 4 horas. Voltee las tortillas y deshidrate otras 2 horas o hasta que ya no estén húmedas sino suaves y fáciles de enrollar. No las deje demasiado tiempo en el deshidratador, o las tortillas se endurecerán. Si eso sucede, puede hacer tostadas. Esta receta rinde 16 a 20 tortillas.

Relleno

Granos crudos de maíz cortados de 1 mazorca
½ pimiento morrón rojo, cortado
½ cebolla, finamente picada
½ taza de cilantro, cortada
½ calabaza, cortada

Combine todos los ingredientes en un tazón y combine bien.

Para armar las enchiladas: acomode las tortillas en la encimera o en una tabla para cortar pan. Sirva 1 cda. de relleno en cada tortilla. Coloque 1 cda. de salsa de queso y nuez (página 212) o de guacamole sobre el relleno y enrolle cada tortilla como enchilada. Puede servirse con salsa. Rinde 6 a 8 porciones.

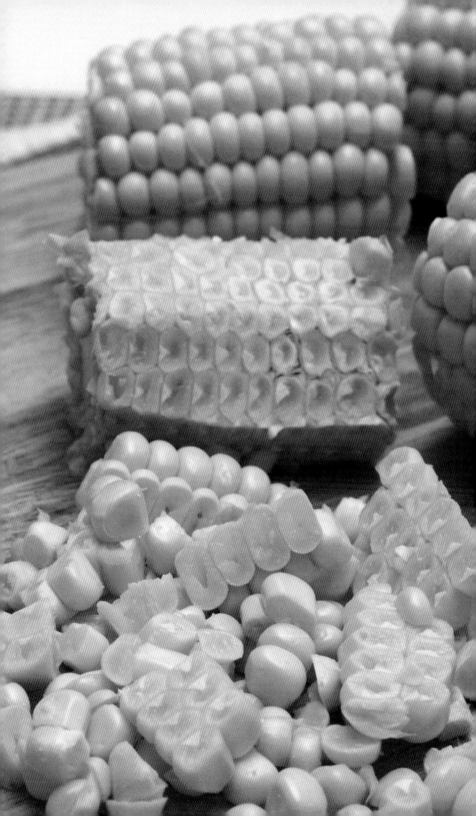

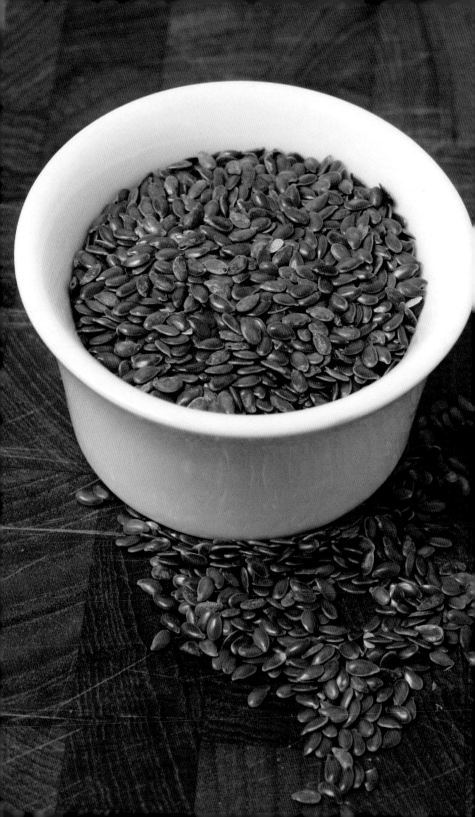

Pizza gourmet cruda

Esta es una receta que contiene más calorías que debe disfrutar después de haber alcanzado su meta de pérdida de peso.

Masa de pizza de granos de alforfón crudo (galletas)

Esta receta también es una deliciosa galleta de alforfón italiano.

2 tazas de germinado de granos de alforfón*
1 a 2 dientes de ajo, cortados
²⁄₄ taza zanahorias finamente ralladas (o utilice pulpa de zanahoria)
¾ semillas de linaza remojadas (remoje durante la noche; se expandirán a 1½ tazas, o utilice semillas de linaza molidas y agua adicional)
½ taza de aceite de oliva extra virgen
1 cda. de condimentos italianos (o hierbas frescas al gusto)
1 a 2 cditas. de sal marina celta
Agua necesaria (generalmente ½ taza a 1 taza)

Mezcle todos los ingredientes en un procesador de alimentos. Comience con los granos de alforfón y el ajo, seguidos del resto de los ingredientes. Cubra una hoja del deshidratador con un poco de aceite de oliva y vierta tandas de masa (una cucharada cargada) en las hojas del deshidratador y haga movimientos circulares con la cuchara para formar círculos. Puede hacer una gran masa de pizza (6 pulgadas de diámetro), o puede hacer círculos individuales (unas 3 pulgadas de diámetro). Es más fácil servir y comer círculos más pequeños. Presione la masa uniformemente con los dedos o esparciendo con una cuchara, hasta que adquiera el grosor de ⅛ a ¼ de pulgada. Si se vuelve demasiado pegajosa, remoje los dedos en agua con aceite de oliva. Una vez que la corteza esté uniforme, deshidrátela a 105 grados Fahrenheit (40 ºC) durante unas 7 horas. Voltee las galletas y seque otras 7 a 10 horas, o hasta que la corteza esté completamente seca y crujiente (el mejor sabor lo logra una galleta crujiente). Para acelerar el proceso de secado, puede transferirlas a la malla un par de horas después de voltear las galletas. Utilice una espátula cuando levante la masa, y sea cuidadoso cuando lo transfiera, para que no se rompan las galletas. Rinde 16 porciones (2 cada una).

NOTA: Si la corteza está muy dura y son almacenadas en un contenedor seco, fresco y hermético, pueden mantenerse frescas durante varios meses.

---

* Para germinar el alforfón, remoje 1 taza de granos de alforfón durante la noche, se expandirá a unas 2 tazas. Drene y enjuague bien. Colóquelos sobre la encimera en un colador cubierto de una toalla de cocina ligera o en un germinador durante 1 día. Enjuague varias veces mientras germinan (si no tiene tiempo de germinar, puede utilizar alforfón que haya estado remojado al menos 4 horas).

Salsa de queso y nuez para la cubierta de la pizza

1 taza de nueces de macadamia y 1 taza de piñones crudos, remojados, o 2 tazas de nueces de la India, remojadas (las nueces de la India son un poco más dulces y generalmente menos costosas)
½ taza de jugo de limón
1½ cdita. de sal marina celta
1 cda. de ajo, cortado
½ cdita. de granos de pimienta, molidos
El agua necesaria

Primero remoje las nueces durante varias horas. Licue todos los ingredientes hasta que estén cremosos, unos 3 a 4 minutos para obtener la salsa más cremosa. Agregue agua conforme sea necesario. Esta salsa se mantendrá 3 días en el refrigerador en un contenedor cubierto.

Deliciosa salsa marinara

Esta salsa también va muy bien con espagueti crudo.

½ taza de piña seca (o fresca), remojada
2 tazas de jitomates cortados
1 cdita. de jengibre, picado
2 cdas. de ajo, picado
1 cdita. de chile jalapeño, picado
⅓ taza llena de hojas frescas de albahaca, cortadas, o 2 cdas. secas
¼ de pimiento morrón rojo, cortado
⅓ taza de jitomates secados al sol, remojados
⅓ taza de hojas frescas de orégano, deshojado y cortado, o 2 cdas. seco
¼ taza de Nama Shoyu o 1½ de sal marina celta
1 taza de aceite extra virgen de oliva

Licue todos los ingredientes en un procesador de alimentos. Si la salsa se asienta en el refrigerador durante al menos una hora, se espesará y tendrá más sabor.

Para armar la pizza: acomode las galletas de masa de pizza de granos de alforfón en un plato. Sirva unas 2 cditas. de Deliciosa Salsa Marinara sobre cada galleta. Debe estar espesa y no derramarse por los bordes. Cubra con cucharaditas generosas de la Salsa de Queso y Nuez, colocando aproximadamente ½ cdita. de salsa de queso sobre la salsa marinara. Si la salsa de queso y nuez no está demasiado espesa, agregue un poco de agua. Debería continuar espesa y no aguada. Para aderezar, cubra la pizza con cebolletas cortadas, cebollas, aceitunas negras o puerros.

RECETAS VEGANAS COCIDAS PARA EL PLATILLO PRINCIPAL

Verduras de primavera con salsa de nuez de la India y zanahoria

8 a 11 zanahorias, exprimidas
½ taza de nueces de la India crudos
2 cdas. de miso blanco o amarillo
1 libra (453 g) de espárragos frescos
½ taza de guisantes congelados
2 cebolletas, cortadas
¼ taza de jitomate marinado secado al sol, finamente
   rebanado
3 cdas. de albahaca fresca, finamente cortada
2 dientes de ajo, exprimidos

Procese las zanahorias y reserve el jugo. Debe tener 1 ½ tazas de jugo de zanahoria. En una licuadora o un procesador de alimentos, combine el jugo, las nueces de la India y el miso; licue a velocidad alta hasta que los nueces de la India dejen de estar arenosas y la mezcla esté uniforme y cremosa.

Deshágase de los pies de los espárragos; corte la parte tierna en trozos de 1 pulgada (2,5 cm).

En una cacerola o un sartén medianos, combine la mezcla de nueces de la India y jugo de zanahoria con el espárrago, los guisantes, los jitomates secados al sol, la albahaca y el ajo. Lleve la salsa a hervor. Cubra la cacerola y reduzca la flama; hierva, moviendo ocasionalmente, durante 4 a 5 minutos. Apague la flama y deje reposar tapado. Vierta la mezcla de verduras con una cuchara sobre arroz silvestre. Rinde 6 a 8 porciones.

Estofado marroquí

2 cdas. de aceite virgen de coco
1½ tazas de cebolla, cortada
4 tazas de repollo verde, cortado
2 tazas de patacas (tupinambo), cortado
1½ tazas de apio, cortado
1½ tazas de zanahorias en rebanadas
1½ cdita. de comino
3 hojas de laurel
1 taza de salsa de tomate
1 taza de agua purificada
2 tazas de granos de garbanzo cocidos
2 cditas. de sal marina celta
½ cdita. de hojuelas de pimiento rojo
1 cdita. de comino molino
½ cdita. de jengibre molido
½ cdita. de cúrcuma
½ cdita. de canela

En un sartén grande caliente el aceite a fuego bajo. Agregue las cebollas y saltee hasta que estén traslúcidas. Añada el repollo, la pataca, el apio, las zanahorias, el comino y las hojas de laurel, y continúe salteando, moviendo ocasionalmente, durante unos 5 minutos. Agregue salsa de jitomate y agua a una cacerola junto con la mezcla de verduras salteadas. Añada los garbanzos, la sal, las hojuelas de pimiento y las especias. Cubra y hierva aproximadamente 45 minutos o hasta que las verduras estén tiernas. Rinde 6 a 8 porciones.

Sopa de frijoles y chipotle

1 cda. de aceite virgen de oliva
1 cebolla, cortada
1½ tazas de frijoles blancos (alubias), de lima o pintos
2 dientes de ajo, cortados
2 chiles chipotle, remojados 10 minutos en agua fría*
4 tazas de agua o caldo
2 cditas. de sal marina celta
2 cditas. de vinagre de arroz integral
Pimienta recién molida al gusto

Remoje los frijoles o las alubias durante la noche.

Caliente aceite en una cacerola grande y cocine la cebolla a fuego lento hasta que esté suave. Drene los frijoles o las alubias y agregue las cebollas junto con el ajo, los chiles y el agua. Incremente el fuego hasta que la mezcla comience a hervir. Reduzca el calor y cocine durante 1 hora, o hasta que los frijoles o las alubias estén suaves. Remueva los chiles. Para obtener una sopa más espesa y cremosa, muela la mitad de la sopa en una licuadora y luego viértala de nuevo en la cacerola y mezcle bien. Añada la sal, el vinagre y la pimienta. Rinde 6 porciones.

* Los chiles chipotle añaden un sabor ahumado similar a cuando se cocinan la alubias con jamón.

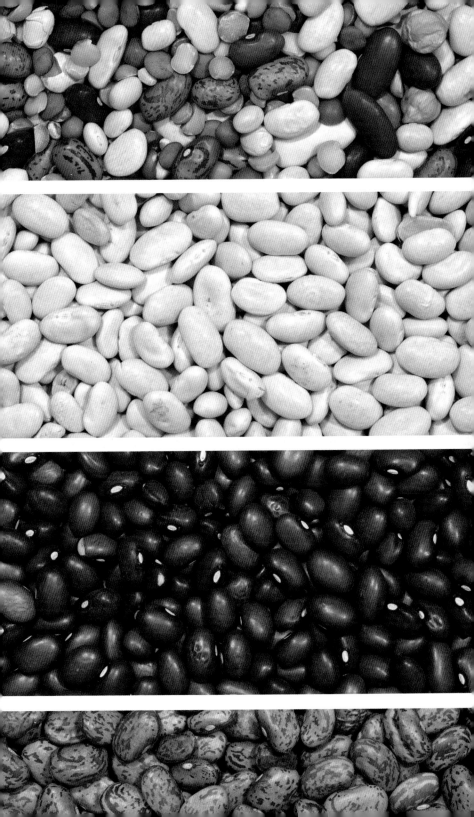

Sopa de lentejas rojas y espinaca

1 cda. de aceite virgen de coco
1 taza de cebolla rebanada
1 taza de puerro rebanado
2 a 3 dientes de ajo, picados o exprimido
1 taza de lentejas rojas secas
7 tazas de agua purificada
1 lata (6 onzas o 177 g) de pasta de tomate
1 cubo de caldo de verduras
1 jitomate grande, cortado
1 cda. de jugo fresco de limón
4 tazas de espinaca, cortada
Sal marina celta y pimienta al gusto

Caliente el aceite en un sartén pequeño a fuego lento. Agregue las cebollas, los puerros y el ajo y saltee hasta que la cebolla esté translúcida. Coloque las lentejas en una malla fina de alambre y enjuague bien. En una olla para sopa combine las lentejas y el agua. Hierva el agua, luego retire la espuma que se forma sobre las lentejas. Agregue la pasta de tomate, el cubo de caldo, las cebollas salteadas, los puerros y el ajo. Reduzca el calor y hierva durante unos 15 minutos. Agregue el jitomate cortado, el jugo de limón y corte la espinaca junto con la sal y la pimienta. Hierva durante otros 20 a 30 minutos, o hasta que las lentejas estén suaves. Rinde 6 porciones.

Hogaza de nuez de la India y champiñones

1 cda. de aceite virgen de oliva
1 cebolla pequeña, cortada
2 dientes de ajo, exprimidos
12 oz. (340 gr) de nuez de la India
3 chirivías, cocinadas y machacadas
1 cdita. de romero seco
1 cdita. de tomillo seco
1 cdita. de sal marina celta
1 cda. de aceite virgen de oliva
12 oz. (240 g) de champiñones botón frescos, cortados

Precaliente el horno a 350 grados Fahrenheit (176 ºC). Caliente el aceite en un sartén pequeño y saltee la cebolla y el ajo hasta que la cebolla esté traslúcida. Muela las nueces de la India y mézclelos con las chirivías machacadas, las hierbas y la sal. Añada aceite al sartén de nuevo y saltee los champiñones cortados hasta que estén suaves. Engrase el molde para pan con aceite e incorpore la mitad de la mezcla de nueces, presionando. Agregue los champiñones, luego cubra con el resto de la mezcla de nueces. Presione bien. Hornee durante 1 hora. Deje reposar durante 10 minutos y remueva del molde. Rebane para servir. Rinde 6 porciones.

Curry de verduras y nuez de la India

1 berenjena mediana, corte en cubos de 1 pulgada o 2,5 cm (puede sustituirse con calabaza o calabacín amarillo)
Sal marina celta al gusto
2 cdas. de aceite virgen de coco
1 cebolla, toscamente cortada
1 cda. de jengibre fresco, rallado
1 cda. de comino molido
3 cditas. de cilantro molido
1 cdita. de canela molida
1 cdita. de cúrcuma
¼ cdita. de pimienta de cayena
⅛ cdita. de cardamomo (opcional)
1 taza de agua purificada
½ taza de leche de coco
1 pimiento morrón mediano amarillo o rojo, cortado en piezas de 1 pulgada (2.5 cm)
1 montón de espinaca (unas 10 onzas o 283g), al vapor, cortada
1 cda. de jugo fresco de limón
¾ taza de nuez de la India

Coloque los cubos de berenjena en un colador, espolvoree un poco de sal marina y deje reposar durante 30 minutos. Caliente el aceite en una cacerola a fuego medio y saltee la cebolla hasta que esté translúcida. Reduzca el fuego a bajo y añada las especias y cocine durante 5 minutos. Enjuague la berenjena y agréguela a la mezcla de cebolla. Incorpore la leche de coco. Cubra y hierva a fuego lento durante 15 minutos o hasta que la berenjena esté tierna. Añada el pimiento morrón y cocine durante 5 minutos. Agregue la espinaca y el jugo de limón. Espolvoree sal al gusto. Incorpore las nueces de la India. Sirva sobre arroz silvestre o integral. Rinde 4 a 6 porciones.

Sofrito de brócoli y jengibre

   1 cda. de aceite virgen de coco
   4 cdas. de jengibre fresco picado
   4 dientes de ajo
   ¼ de cebolla, rebanada en medias lunas
   2 zanahorias, rebanadas
   1 taza de champiñones rebanados
   1 ½ taza de cabezuelas de brócoli
   2 tazas de col china o de napa, cortada
   1 pequeño pimiento morrón rojo o amarillo, cortado en
       tiras
   ½ taza de repollo rojo, cortado

Salsa

   ¼ taza de tamari
   2 cdas. de vinagre de arroz integral
   1 cda. de aceite de ajonjolí tostado
   Stevia para dar sabor
   3 cdas. de semillas de ajonjolí

Caliente el aceite en un sartén grande a fuego medio-alto. Agregue el jengibre y el ajo y cocine durante 2 a 3 minutos. Añada la cebolla y las zanahorias, y cocine durante 2 minutos. Reduzca el fuego a medio y añada los champiñones y cocine durante 3 minutos o hasta que la cebolla esté translúcida. Añada el brócoli y cocine 2 o 3 minutos. Luego agregue la col china, el pimiento morrón y el repollo rojo, y cocine durante 2 minutos.

Para hacer la salsa: en un tazón pequeño combine el tamari, el vinagre de arroz integral, el aceite de ajonjolí y la stevia. Añada la salsa a la mezcla de verduras en el sartén y cocine durante unos 5 minutos a fuego medio. Espolvoree semillas de ajonjolí antes de servir. Rinde 4 porciones.

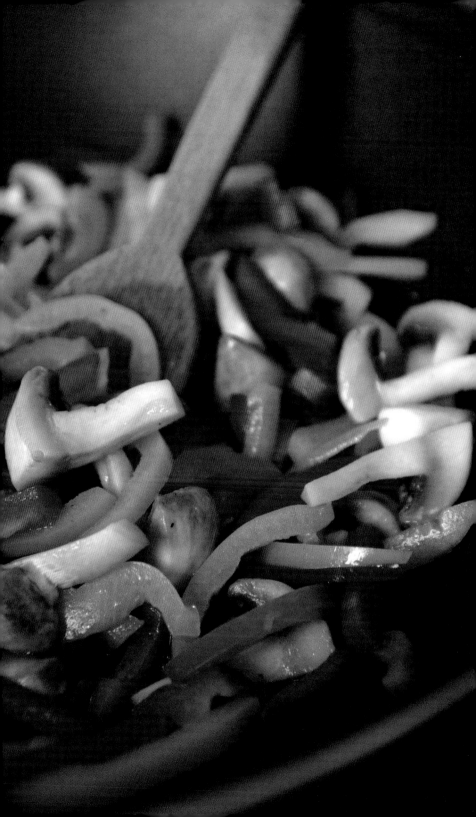

PLATILLOS PRINCIPALES CON PESCADO Y POLLO

Pollo marroquí con limón y aceitunas

2 cditas. de paprika
1 cdita. de comino molido
1 cdita. de jengibre molido
1 cdita. de cúrcuma
½ cdita de canela
¼ cdita. de pimienta molida
1 pollo alimentado con pastura o de campo, cortado en
    8 piezas (o puede utilizar muslos y piernas de pollo)
2 cditas. de aceite virgen de coco
Sal marina celta al gusto
3 dientes de ajo, picados
1 cebolla, cortada
1 cdita. de ralladura de limón
½ taza de agua purificada
1 taza de aceitunas verdes deshuesadas
¼ taza de cilantro fresco
¼ taza de perejil

Combine todas las especias en un tazón grande. Enjuague el pollo y séquelo con palmadas. Colóquelo en el tazón, cubriéndolo bien con la mezcla de especias. Deje que el pollo repose en las especias durante una hora. En un sartén grande y pesado, caliente el aceite a fuego medio. Incorpore las piezas de pollo, espolvoree ligeramente con sal, y dore la piel durante 5 minutos. Baje el fuego a medio-bajo, añada el ajo y las cebollas. Cubra y deje cocinar durante 15 minutos. Añada la ralladura de limón, el agua y las aceitunas verdes. Continúe cocinando durante otros 45 minutos, cubierto o hasta que esté completamente listo. Esparza cilantro y perejil encima y sirva. Rinde 4 a 6 porciones.

Curry de pollo

1 cda. de aceite virgen de coco
1 cda. de pasta de curry roja o verde
1 pechuga de pollo sin hueso y sin piel, aplanada y
    cortadas en pedazos del tamaño de un bocado
1½ tazas de caldo de pollo
1 taza de brotes de bambú, rebanados
½ taza de zanahorias, rebanadas
2 cdas. de salsa tailandesa de pescado
Stevia para dar sabor
½ taza de albahaca fresca, cortada
½ taza de cilantro, cortado

Caliente el aceite en un sartén grande a fuego lento y saltee la pasta de curry durante unos 2 minutos. Añada el pollo y remueva. Agregue el caldo de pollo y eleve el fuego a alto. Mueva hasta que el pollo esté bien cubierto de la pasta de curry y el pollo esté opaco. Incorpore los brotes de bambú y las zanahorias. Cocine durante 2 minutos o hasta que la salsa comience a hervir. Añada la salsa de pescado y la stevia para dar sabor. Baje el fuego a medio, añada la albahaca y el cilantro, y cocine durante 2 minutos. Para obtener un platillo más sabroso, transfiera a una cacerola y cocine a fuego bajo durante 15 a 20 minutos. Rinde 4 porciones.

Fletán con ajo y dijón

1 a 1½ libras (453 a 680 g) de fletán, cortado en 4
   pedazos
¼ taza de jugo de limón
Sal marina celta y pimienta al gusto

Cubierta

2 cdas. de mayonesa
2 cdas. de cebolletas, cortadas
2 cditas. de jugo fresco de limón
2 dientes de ajo, exprimidos o picados
1 cdita. de mostaza Dijón
¼ cdita de salsa picante o una pizca de pimienta de
   cayena

A cada lado del fletán, hacer 3 cortes diagonales de 2 pulgadas (5 cm) de largo y de ½ pulgada (1 cm) de profundidad. Coloque el fletán en un plato grande profundo y vierta el limón encima. Marine durante 30 minutos a temperatura ambiente. Precaliente el horno a 450 grados Fahrenheit (232 ºC). Coloque el pescado en una parrilla y vierta un poco del limón de la marinada. Cocine el pescado durante 15 minutos o hasta que esté opaco en el centro. Mientras se está horneando el pescado, combine la mayonesa, las cebolletas, el jugo de limón, el ajo, la mostaza y la salsa picante o la cayena. Mezcle bien. Saque el pescado del horno cuando esté listo. Cambie el horno al programa de asado. Espolvoree sal y pimienta en el pescado. Unte la cubierta sobre el pescado y ase durante 2 minutos o hasta que la cubierta esté dorada. Rinde 4 porciones.

Huachinango horneado con jitomate

4 filetes de huachinango, de aproximadamente 4 a 6
   onzas (113 a 170 g) cada uno
1 cebolla mediana, cortada
½ tazas de pimiento morrón rojo o amarillo, cortado
½ taza de champiñones rebanados
1 cdita. de orégano seco
1 cdita. de albahaca seca
½ cdita. de estragón seco
½ cdita. de romero seco
1 lata de jitomates guisados (16 onzas o 453 g)
Sal marina celta y pimienta al gusto

Precaliente el horno a 375 grados Fahrenheit o 190 ºC. Coloque el pescado en una charola para hornear y cubra con
las verduras cortadas. Espolvoree las hiervas sobre las verduras y cubra con los jitomates guisados. Hornee el pescado
30 o 40 minutos o hasta que esté opaco por dentro y la salsa
se espese un poco. Espolvoree con sal y pimienta al gusto
antes de servir. Rinde 4 porciones.

La guía de recursos de la dieta turbo

INSCRÍBASE AL BOLETÍN gratuito de jugos de Cherie en www.juiceladyinfo.com.

Los sitios web favoritos de Cherie

- www.juiceladyinfo.com: información sobre jugos y pérdida de peso.
- www.cheriecalbom.com: información acerca de los sitios de Cherie.
- www.sleepawaythepounds.com: información sobre el programa y los productos de *Sleep Away the Pounds* [Pierda libras durmiendo]
- www.gococonuts.com: información sobre la dieta de coco y el aceite de coco
- www.ultimatesmoothie.com: información acerca del libro *The Ultimate Smoothie Book* [El libro máximo de los batidos] y de batidos saludables

Otros libros de Cherie y John Calbom

Puede ordenar estos libros en cualquiera de los sitios web anteriores o llamando al 866-843-8935

- Cherie Calbom, *The Juice Lady's Guide to Juicing for Health* [La guía para hacer jugos y estar saludable de La Dama de los Jugos] (Penguin).
- Cherie Calbom y John Calbom, *Juicing, Fasting and Detoxing for Life* [Jugos, ayuno y desintoxicación que dan vida] (Grand Central Wellness).
- Cherie Calbom y John Calbom, *Sleep Away the Pounds* [Pierda libras durmiendo] (Warner Wellness).
- Cherie Calbom, *The Wrinkle Cleanse* [Límpiese de arrugas] (Avery).
- Cherie Calbom y John Calbom, *The Coconut Diet* [La dieta de coco] (Warner).
- Cherie Calbom, John Calbom y Michael Mahaffey, *The Complete Cancer Cleanse* [La limpieza completa del cáncer] (Warner).

- Cherie Calbom, *The Ultimate Smoothie Book* [El libro máximo de los batidos] (Warner).
- Cherie Calbom, *The Ultimate Smoothie Book* (Warner)

Extractores

Encuentre los mejores extractores recomendados por Cherie Calbom. Llame al 866 a 8GETWELL (866-843-8935) o visite www .juiceladyinfo.com.

Deshidratadores

Encuentre los mejores deshidratadores recomendados por Cherie Calbom. Llame al 866-8GETWELL (866-843-8935) o visite www .juiceladyinfo.com.

Lymphasizer/Chi machine®

Para ver la máquina de oscilación, visite www.juiceladyinfo.com o llame al 866-8GETWELL (866-843-8935).

Polvos

Para comprar u obtener información sobre los polvos Barley Max, Carrot Max y Beet Max, llame al 866-843-8935 (estos polvos son ideales para cuando viaja o cuando no puede preparar jugos).

Aceite virgen de coco

Para obtener más información acerca del aceite virgen de coco, vaya a www.gococonuts.com o llame al 866-843-8935. Para ahorrar dinero, ordene tamaños más grandes, como galones o cuartos, los cuales no encontrará normalmente en las tiendas.

Suplementos

- Multivitamínicos de Thorne Research: llame al 866-843-8935
- Las enzimas digestivas Ness Formula #4 y #16 son excelentes para ayudar a la digestión. Si se las toma entre comidas, pueden ayudarlo a limpiar las proteínas no digeridas. Al añadir enzimas, usted debe notar que su cabello y sus uñas crecen mejor. Llame al 866-9GETWELL (866-843-8935).
- Citrato de calcio o citrato-malato de calcio (contienen tanto citrato como malato de calcio y ácido málico; ofrecen buena solubilidad y magnífica absorción comparados con otras formas de calcio) por Thorne Research: llame al 866-843-8935.
- Citrato de magnesio o citrato-malato de magnesio (como citrato-malato de magnesio y ácido málico) por Thorne Research: llame al 866-843-8935.

- Vitamina C con bioflavonoides o Buffered C Powder (contiene ácido ascórbico, calcio, magnesio y potasio) por Thorne Research o Allergy Research: llame al 866-843-8935.
- Vitamina D_3 (1 000 o 5 000 mg) por Thorne Research: llame al 866-843-8935.

Productos para la limpieza del colon

Llame al 866-843-8935 para obtener más información sobre las siguientes recomendaciones de fibra de Cherie.

- Medibulk por Thorne (polvo de zaragatona, polvo de pasa, pectina de manzana).
- Limpieza de colon Blessed Herbs en menta o jengibre.

Productos para la limpieza del hígado/vesícula

- S.A.T. por Thorne (cardo mariano, alcachofa, cúrcuma) junto con Cysteplus (N-Acetil-L-Cisteina) y Lipotropein (vitaminas, minerales, L-Metionina y hierbas, entre ellas, diente de león, hojas de remolacha y raíz de rábano negro): llame al 866-843-8935.
- Tinturas herbales chinas (conjunto de 4 partes) para usar con el Programa de desintoxicación de hígado de Cherie: llame al 866-843-8935.

Productos de limpieza para la *Candida albicans*

- Limpieza corporal total Blessed Herbs: visite www .juiceladyinfo.com o llame al 866-843-8935

Productos de limpieza de parásitos

- Limpieza corporal total Blessed Herbs: visite www .juiceladyinfo.com o llame al 866-843-8935.
- Worm Squirm I y II; Arise & Shine: llame al 866-843-8935.
- Silver Creek Labs ParaCease & ParaAssist: llame al 800-493-1146.

Hierbas para limpiar el riñón

- Arise & Shine Kidney Life: llame al 888-557-4463.
- El kit de limpieza y desintoxicación del riñón del Dr. Schultz.

Productos para limpiar los metales pesados y los compuestos tóxicos

Para todos estos productos llame al 866-843-8935.

- Captomer por Thorne (ácido succínico de 100 mg DMSA): quela metales pesados.
- Heavy Metal Support por Thorne: reemplaza los minerales importantes y otros nutrientes perdidos durante el quelado de metales.
- Toxic Relief Booster por Thorne: nutrientes diseñados para ayudar a metabolizar la cantidad incrementada de toxinas almacenadas en la grasa y que sean liberadas al flujo sanguíneo durante una limpieza.
- Formadehyde Relief por Thorne: proporciona los nutrientes necesarios para la desintoxicación del formaldehido de la liberación de gases de muebles y alfombras nuevos, así como de los compuestos producidos por la *Candida albicans* o por el metabolismo del alcohol.
- Removedor de solventes por Thorne: contiene aminoácidos específicos para desintoxicar solventes en el hígado, así como nutrientes que ayudan a proteger los nervios de daño por solventes.
- Protector de pesticidas por Thorne: ayuda a la desintoxicación de pesticidas clorados, organofosfatos, carbamatos y piretrinas.

Información y productos para trastornos específicos

Trastornos del sueño y programa de aminoácidos

Examinar los neurotransmisores es la mejor manera de determinar si tiene una disminución de químicos cerebrales. La examinación puede llevarse a cabo esté tomando medicamentos o no. Usted puede determinar si sus neurotransmisores están fuera de equilibrio al tomar la autoprueba del Brain Wellness Program [Programa de bienestar cerebral]. Solo vaya a www. Neurogistics.com y haga clic en "Get Started" [Comenzar]. Utilice el código SLEEP (solo mayúsculas) del médico practicante. Usted puede ordenar el programa que incluye un examen en casa de orina que le dará un reporte de sus niveles de neurotransmisores. Recibirá un protocolo personalizado con directrices para los aminoácidos correctos que usted debe tomar para ayudar a corregir sus desequilibrios. O puede llamar a 866-843-8935 para obtener más información.

Centros de salud que utilizan programas de limpieza con base en jugos y alimentos crudos

L OS SIGUIENTES CENTROS ofrecen un programa de desintoxicación a base de alimentos crudos y/o jugos. La mayoría ofrece clases de nutrición, y algunos ofrecen otras clases que abordan los aspectos emocional, mental y espiritual de la salud y la renovación. La mayoría de los centros además ofrecen masajes y lavado de colon. Es mejor hacer contacto con diferentes centros para averiguar cuál es el que mejor se adapta a sus necesidades.

Cedar Springs Renewal Center
Michael Mahaffey y Nan Monk, directores
31459 Barben Road
Sedro Wooley, WA 98284
Teléfono: 360-826-3599
Facsímil: 360-422-1524
Sitio Web: www.cedarsprings.org

Health Quarters Ministries
David Frahm, ND, director
3620 W. Colorado Ave.
Colorado Springs, CO 80904
Teléfono: 719-593-8694
Facsímil: 719-531-7884
Correo electrónico: healthqu@healthquarters.org
Sitio Web: www.healthquarters.org

Hippocrates Institute
Brian y Anna Maria Clement, directores
1443 Palmdale Ct.
West Palm Beach, FL
33411 teléfono 800-842-2125
Facsímil: 561-471-9464
Correo electrónico: hippocrates@worldnet.att.net
Sitio Web: www.hippocratesinstitute.org

Optimum Health Institute of Austin
Route 1 Box 339 J
Cedar Creek, TX 78612
Teléfono: 512-303-4817
Facsímil: 512-303-1239
Correo electrónico: Austin@optimumhealth.org
Sitio Web: www.optimumhealth.org

Optimum Health Insitute of San Diego
6970 Central Ave.
Lemon Grove, CA 91945—2198
Teléfono: 800-993-4325
Facsímil: 619-589-4098
Correo electrónico: optimum@optimumhealth.org
Sitio Web: www.optimumhealth.org

Sanoviv Medical Institute
Dr. Myron Wentz, director
Playa de Rosarito, km 39
Baja California, México
Teléfono: 800-726-6848
Facsímil: 801-954-7477
Sitio Web: www.sanoviv.com

We Care
Susana y Susan Lombardi, directoras
18000 Long Canyon Rd.
Desert Hot Springs, CA 92241
Teléfono: 800-888-2523
Facsímil: 760-251-5399
Correo electrónico: info@wecarespa.com
Sitio Web: www.wecarespa.com

Notas

CAPÍTULO 1—LA DIETA TURBO

1. Megan Rauscher, "Vegetable Juice May Help With Weight Loss" [Los jugos de verduras pueden ayudar a la pérdida de peso], Reuters.com, 22 de abril de 2009, http://www.reuters.com/article/idUSTRE53L60S2 0090422 (consultado en línea el 5 de febrero de 2010).

2. MedicalNewsToday.com, "Vegetable Use Aided in Dietary Support for Weight Loss and Lower Blood Pressure" [Uso de verduras ayudó respaldar la dieta para perder peso y disminuir la presión arterial], 21 de octubre de 2009, http://www.medicalnewstoday.com/articles/168174 .php (consultado el 5 de febrero de 2010).

3. *Ibíd.*

4. *Ibíd.*

5. WEbMD.com "What Is Metabolic Syndrome?" [¿Qué es el síndrome metabólico?] 25 de enero de 2009, http://www.webmd.com/heart/ metabolic-syndrome/metabolic-syndrome-what-is-it (consultado en línea el 27 de enero de 2010).

6. Ron Rosedale, "Insuline and Its Metabolic Effects" [La insulina y sus efectos metabólicos], Mercola.com, 14 de julio de 2001, http://articles .mercola.com/sites/articles/archive/2001/07/14/insulin-part-one.aspx (consultado en línea el 27 de enero de 2010).

7. Hather Basciano, Lisa Federico y Khosrow Adeli, "Fructose, Insulin Resistance and Metabolic Dyslipidemia" [Fructosa, resistencia a la insulina y dislipidemia metabólica], *Nutrition and Metabolism* 2, núm. 5 (2005): http://www.nutritionandmetabolism.com/content/2/1/5 (consultado en línea el 5 de febrero de 2010).

8. Richard Fogoros, "Low Glycemic Weight Loss Is Longer Lasting" [Pérdida de peso con bajos niveles glicémicos es más perdurable], About.com: Heart Disease, http://heartdisease.about.com/od/ dietandobesity/a/logly.htm (consultado el 12 de marzo de 2010).

9. Leslie Kenton y S. Kenton, *Raw Energy* [Energía cruda] (Nueva York: Warner Books, 1986).

10. Jennie Brand Miller, "A Glycemic Index Expert Responds to the Tufts Research" [Experto en índice glucémico responde a la investigación de Tufts], DiabetesHealth.com, 18 de octubre de 2007, htto://www .diabeteshealth.com/read/2007/10/18/5496/a-glycemic-index-expert -responds-to-tje-tufts-research (consultado en línea el 5 de febrero de 2010).

Capítulo 2—¡Pierda kilos con jugos!

1. Jeannelle Boyer y Rui Hai Liu, "Apple Phytochemicals and Their Health Benefits" [Fitoquímicos de la manzana y sus beneficios para la salud], *Nutrition Journal* 3, núm, 5 (mayo de 2004), revisado en http://www.ncbi.nlm.nih.gov/pmc/articles/PMC442131/ (consultado en línea el 27 de enero de 2010).

2. Hong Wang, Guohua Cao y Ronald L. Prior, "Total Antioxidant Capacity of Fruits" [Capacidad antioxidante total de las frutas], *Journal of Agriculture and Food Chemistry* 44 (1996); 701-705, visto en http://ddr.nal.usda.gov/dspace/bitstream/10113/74/1/IND20626906.pdf (consultado en línea el 27 de enero de 2010).

3. Renu Gandhi y Suzanne M. Snedeker, "Consumer Concerns About Pesticides in Food" [Consumidores se preocupan acerca de los pesticidas en los alimentos], Program on Breast Cancer and Environmental Risk Factors Fact Sheet #24, Cornell University, marzo de 1999, http://envirocancer.cornell.edu/FactSheet/Pesticide/fs24.consumer.cfm (consultado en línea el 5 de febrero de 2010).

4. D. Winchester, J Huskins y J. Ying, "Agrichemicals in Surface Water and Birth Defects int he United States" [Agriquímicos en las aguas superficiales y defectos de nacimiento en Estados Unidos], *Acta Paedriatrica (Oslo, Noruega)* 98, núm. 4 (1992): pp. 664 a 669.

5. A. Ascherio, H. Chen, M. G. Weisskopf, et al., "Pesticide Exposure and Risk for Parkinson's Disease" [Exposición a pesticidas y riesgo de contraer la enfermedad de Parkinson], *Annals of Neurology* 60, núm. 2 (2006): pp. 197-203.

6. L. A. McCauley, W. K. Anger, M. Keifer, R. Langley, M. G. Robson y D. Rohlman, "Studying Health Outcomes in Farmworker Populations Exposed to Pesticides" [Estudiar la salud resulta en trabajadores agrícolas expuestos a pesticidas], *Environmental Health Perspectives* 114, núm. 3 (2006): pp. 953-960.

7. TimesOnline.co.uk, "Official: Organic Really Is Better" [Oficial: lo orgánico de verdad es mejor], 28 de octubre de 2007, http://www.timesonline.co.uk/tol/news/uk/health/article2753446.ece (consultado en línea el 28 de enero de 2010).

8. Virginia Worthington, "Nutritional Quality of Organic Versus Conventional Fruits, Vegetables, and Grains" [Calidad nutricional de los orgánicos contra las frutas, las verduras y los granos convencionales], *Journal of Alternative and Complementary Medicine* 7, núm. 2 (2001):

pp. 161-173, como aparece en http://www.ioia.net/images/pdf/
orgvalue.pdf (consultado el 28 de enero de 2010).

9. Tara Parker-Pope, "Five Easy Ways to Go Organic" [Cinco maneras
fáciles de volverse orgánico], *New York Times,* 22 de octubre de 2007,
http://well.blogs.nytimes.com/2007/10/22/five-easy-ways-to-go
-organic/ (consultado en línea el 28 de enero de 2010).

10. *Ibíd.*

11. Bob Williams, "Produce Treated With Pesticides Not Limited to Gro-
cery Stores" [Productos agrícolas tratados con pesticidas no se li-
mitan a las tiendas de comestibles], *Fergus Falls Journal,* 8 de agosto
de 2007, http://www.ewg.org/node/22379 (consultado en línea el 28 de
enero de 2010).

12. Environmental Working Group, "The Full List: 47 Fruits and Veg-
gies" [La lista completa: 47 frutas y verduras], Shopper's Guide to Pesticides, http://www.foodnews.org/fulllist.php (consultado el 28 de
enero de 2010).

13. George L. Tritsch, citado en TrueHealth.org, "'Nuked Food'—the
Dangers of Irradiated Food" [Comida atacada por armas nucleares:
los peligros de los alimentos irradiados], http://www.truehealth.org/
nukedfood.html (consultado en línea el 5 de febrero de 2010).

14. G. Löfroth, "Toxic Effects of Irradiated Foods" [Efectos tóxicos de los
alimentos irradiados], *Nature* 211 (16 de julio de 1966): pg. 302, visto
de manera general en http:/www.nature.com/nature/journal/v211/
n5046/pdf/211302a0.pdf (consultado en línea el 5 de febrero de 2010).

15. J. S. De Vendômois, F. Rouiller, D. Cellier y G. E. Séralini, "A Comparison of the Effects of Three GM Corn Varieties on Mammalian
Health" [Una comparación de los efectos de tres variedades MG de
maíz en la salud de especies mamíferas], *International Journal of Bio-
logical Sciences* 5 (2009): 5 de febrero de 2010).

16. David Derbyshire, "Fears Grow as Study Shows Genetically Modified Crops 'Can Cause Liver and Kidney Damage'" [Crece el temor
tras estudio que muestra que los cultivos genéticamente modificados
"pueden provocar daño en hígado y riñón"], DailyMail.co.uk, 21 de
enero de 2010, http://www.dailymail.co.uk/news/article-1244824/
Fears-grow-study-shows-genetically-modified-crops-cause-liver
-kidney-damage.html (consultado en línea el 5 de febrero de 2010).

17. de Vendômois, Roullier, Cellier y Séralini, "A Comparison of the
Effects of Three GM Corn Varieties on Mammalian Health" [Una
comparación de los efectos de tres variedades de maíz MG en la salud
de las especies mamíferas].

18. James E. McWilliams, "The Green Monster" [El monstruo verde], Slate.com, 28 de enero de 2008, http://slate.com/id/2209168/pagenum/all/ (consultado en línea el 8 de febrero de 2010).

19. "Regulation of Foods Derived From Plants" [Regulación de verduras derivadas de plantas], afirmación de Lester M. Crawford antes del Subcomité sobre conservación, desarrollo rural y el Comité de investigación sobre agricultura, 17 de junio de 2003, http://www.fda.gov/NewsEvents/Testimony/ucm161037.htm (consultado en línea el 8 de febrero de 2010).

20. Deborah B. Whitman, "Genetically Modified Foods: Harmful or Helpful?" [Alimentos modificados genéticamente: ¿nocivos o provechosos?] CSA Discovery Guide, abril de 2000, http://www.csa.com/discoveryguides/gmfood/overview.php (consultado en línea el 8 de febrero de 2010).

21. Ibíd., mencionando a Jorge Fernandez-Cornejo y a William D. McBRide, "Genetically Engineered Crops for Pest Management" [Cultivos genéticamente manipulados para el control de pestes], Agricultural Economic Report No. 786, abril de 2000, http://www.ers.usda.gov/publications/aer786/aer786.pdf (consultado en línea el 8 de febrero de 2010).

22. Emma Young, "GM Pea Causes Allergic Damage in Mice" [Guisante MG provoca daño alérgico en ratones], NewScientist.com, 21 de noviembre de 2005, http://www.newscientist.com/article/dn8347 (consultado en línea el 8 de febrero de 2010).

23. Marvis Butcher, "Genetically Modified Food —GM Foods List and Information" [Alimentos modificados genéticamente: Lista e información de alimentos MG], Disabled-World.com, 22 de septiembre de 2009, http://www.disabled-world.com/fitness/gm-foods.php (consultado en línea el 8 de febrero de 2010).

CAPÍTULO 3—LOS BENEFICIOS
ALCALINIZANTES DE LA DIETA TURBO

1. A. Milosevic, "Sports Drinks Hazard to Teeth" [Bebidas deportivas, un riesgo para los dientes], *British Journal of Sports Medicine* 31, publicación 1 (1997): pp. 28-30, visto abstractamente en http://bjsm.bmj.com/content/31/1/28.abstract (consultado en línea el 28 de enero de 2010).

2. Robert O. Young y Shelley Radford Young, *The pH Miracle for Weight Loss* [El milagro del pH para la pérdida de peso] (Nueva York: Warner Books, 2006).

3. Ute Alexy, Mathilde Kersting y Thomas Remer, "Potential Renal Acid Load in the Diet of Children and Adolescents: Impact of Food Groups,

Age and Time Trends" [Carga potencial de ácido renal en la dieta de niños y adolescentes: El impacto en los grupos alimenticios, la edad y las tendencias de tiempo], *Public Health Nutrition* 11, núm. 3 (5 de julio de 2005): pp. 300-306, visto en http://journals.cambridge.org/action/displayFulltext?type=1&fid1700856&jid=PHN&volumeId=11&issueId=03&aid=1700848 (consultado en línea el 28 de enero de 2010).

4. NobelPrize.org, "Physiology of Digestion" [La fisiología de la digestión], Ivan Pavlov Nobel Lecture, 12 de diciembre de 1904, http://nobelprize.org/nobel_prizes/medicine/laureates/1904/pavlov-lecture.html (consultado en línea el 29 de enero de 2010).

5. William Howard Hay, *Health Via Food* [Salud a través de la comida], décima edición (n. p.: Sun Health Diet Foundation, 1933); William Howard Hay, *Weight Control* [Control de peso] (n. p.: Hay System, 1935); James Khan, "Does an Alkaline Diet Help You Lose Weight? A Review of Evidence" [¿Una dieta alcalina le ayuda a perder peso? Un vistazo a la evidencia], Ezinearticles.com, 28 de enero de 2006, http://exinearticles.com/?Does-An-Alkaline-Diet-Help-You-Lose-Weight?-A-Review-Of-The-Evidence&id=135719 (consultado en línea el 8 de febrero de 2010).

6. F. García-Contreras, R. Paniagua, M. Ávila-Díaz, et al., "Cola Beverage Consumption Induces Bone Mineralization Reduction in Ovariectomized Rats" [Consumo de bebidas de cola provoca reducción de la mineralización ósea en ratas ovariectomizadas], *Archives of Medical Research* 31, núm. 4 (julio-agosto 2000): pp. 360-365, visto abstractamente en http://www.ncbi.nlm.nih.gov/pubmed/11068076 (consultado en línea el 28 de enero de 2010).

7. B. Dawson-Hughes, S. S. Harris y L. Ceglia, "Alkaline Diets Favor Lean Tissue Mass in Older Adults" [Las dietas alcalinas favorecen la masa tisular en adultos mayores], *American Journal of Clinical Nutrition* 87, núm. 3 (marzo de 2008): pp. 662-665.

8. L. Frasetto, R. C. Morris Jr., D. E. Sellmeyer, K. Todd y A. Sebastian, "Diet, Evolution, and Aging—the Pathophysiologic Effects of the Post-Agricultural Inversion of the Potassium-to-Sodium and Base to Chloride Ratios in the Human Diet" [Dieta, evolución y envejecimiento: Los efectos patofisiológicos de la inversión posagricultural de los ratios de potasio a sodio y de base a cloro en la dieta humana], *European Journal of Nutrition* 40, núm. 5 (octubre de 2001): pp. 200-213, visto abstractamente en http://www.ncbi.nlm.nih.gov/pubmed/11842945 (consultado el 29 de enero de 2019).

9. H. M. Mcdonald, S. A. Ne, W. D. Frase, M. K. Campbell y D. M. Reid, "Low Dietary Potassium Intakes and High Dietary Estimates

of Net Endogenous Acid Production Are Associated With Low Bone Mineral Density in Premenopausal Women and Increased Markers of Bone Resorption in Postmenopausal Women" [Baja ingesta de potasio en la dieta y altas tasas de producción ácida endógena neta están asociados con una baja densidad mineral ósea en mujeres premenopáusicas e indicadores incrementados de resorción ósea en mujeres postmenopáusicas], *American Journal of Clinical Nutrition* 81, núm. 4 (abril 2005): pp. 923-933.

10. S. T. Reddy, C. Y. Wang, K. Sakhaee, L. Brinkley y C. Y. Pak, "Effect of Low-Carbohydrate High-Protein Diets in Acid Base Balance, Stone-Forming Propensity and Calcium Metabolism" [Efecto en dietas de bajo contenido de carbohidratos y alto contenido de proteína en el equilibrio ácido base, propensión a la formación de cálculos y el metabolismo del calcio], *American Journal of Kidney Disease* 40, núm. 2 (agosto 2002): pp. 265-274.

11. Sang Y. Whang, *Revierta el envejecimiento* (Miami: JSP Publishing, 1991).

Capítulo 4—El plan de ejercicios de la dieta turbo

1. SharonHoward, "DIetandStrengthTraining" [Dieta y entrenamiento de fuerza], ESPNTrainingRoom, http://www.espn.go.com/training room/s/2000/0225/380656.html (consultado el 29 de enero de 2010).

Capítulo 5—Resulución de problemas: Qué hacer cuando no se pierde peso

1. Una conversación que el Dr. Robert C. Atkins tuvo con Brenda Watson, autora de *Gut Solutions* [Soluciones para la panza], como Brenda Watson se lo relató a Cherie Calbom, febrero de 2004.

2. Susan E. Swithers y Terry L. Davidson, "A Role for Sweet Taste: Calorie Predictive Relations in Energy Regulation by Rats" [Un papel para lo dulce: Relaciones predictivas de las calorías en la regulación de la energía con ratas], *Behavioral Neuroscience* 122, núm. 1 (febrero de 2008): pp. 161 a 173, visto abstractamente en http://psycnet.apa .org/journals/bne/122/1/161/ (consultado el 29 de enero de 2009).

3. J. H. Lavin, S. J. French y N. W. Read, "The Effect of Sucrose and Aspartame-Sweetened Drinks on Energy Intake, Hunger, and Food Choice of Female, Moderately Restrained Eaters" [El efecto de las bebidas endulzadas con sacarosa y aspartame en la ingesta de energía, el hambre y la elección de alimentos en mujeres y comedores moderadamente refrenados], *International Journal of Obesity* 21, núm. 1 (enero de 1997): pp. 37-42, revisado en http://www.nature.com/ijo/

journal/v21/n1/pdf/0800360a.pdf (consultado en línea el 29 de enero de 2010).

4. 65th Annual Scientific Sessions of the American Diabetes Association, 10-14 de junio, 2005, San Diego, CA, Abstract 1085-P, citado en "Aspartame and Weight Gain" [Aspartame y aumento de peso], HolisticMed.com, http://www.holisticmed.com/aspartame/recent.html (consultado el 8 de febrero de 2010).

5. M. B. Abou-Donia, E. M. El-Masry, A. A. Abdel-Rahman, R. E. McLendon y S. S. Schiffman, "Splenda Alters Gut Microflora and Increases Intestinal p-Glycoprotein and Cytochrome p-450 in Male Rats" [Splenda altera microflora intestinal e incrementa la P-glicoproteina y el citocromo P450 en ratas macho], *Journal of Toxicology and Environmental Health* 71, núm. 21 (2008): pp. 1415-1419, visto abstractamente en http://www.ncbi.nlm.nih.gov/sites/entrez (consultado el 29 de enero de 2010).

6. Craig Lambert, "Deep Into Sleep" [En lo profundo del sueño], *Harvard Magazine,* julio-agosto de 2005, http://harvardmagazine.com/2005/07/deep-into-sleep.html (consultado en línea el 29 de enero de 2010).

7. National Sleep Foundation, *2005 Sleep in American Poll,* 29 de marzo de 2005, http://www.sleepfoundation.org/sites/default/files/2005_summary_of_findings.pdf (consultado el 29 de enero de 2010).

8. James E. Gangwisch, Dolores Malaspina, Bernadette Boden-Albala y Steven B. Heymsfield, "Inadequate Sleep as a Risk Factor for Obesity: Analyses of the NHANES 1" [Sueño inadecuado como riesgo para la obesidad: Análisis de la NHANES 1], *Sleep* 28, núm. 10 (2005): pp. 1289-1296, revisado en http://www.journalsleep.org/Articles/281017.pdf (consultado el 2 de febrero de 2010).

9. Gudmundur Bergsson, Jóhann Arnfinnsson, Ólaful Steigrímsson y Halldor Thormar, "In Vitro Killing of *Candida albicans* by Fatty Acids and Monoglycerides" [Eliminación in vitro de la *Candida albicans* por medio de ácidos grasos y monoglicéridos], *Antimicrobial Agents and Chemotherapy* 45, núm. 11 (noviembre de 2001): pp. 3209-3212, revisado en http://aac.asm.org/cgi/content/full/45/11/3209 (consultado en línea el 2 de febrero de 2010).

10. *Ibíd.*

CAPÍTULO 6—EL APETITO EMOCIONAL, LOS ATRACONES
DE COMIDA Y LAS ADICCIONES A LA COMIDA

1. Angela Strokes, *Raw Emotions* [Emociones crudas] (Garden City, NY: Monarch Publishing, 2009).

2. Melinda Beck, "Putting an End to Mindless Munching" [Ponerle un fin a los deleites mecánicos], *Wall Street Journal,* 13 de mayo de 2008, http://online.wsj.com/article/SB121062985377986351.html (consultado en línea el 3 de febrero de 2010).

CAPÍTULO 7—EL PLAN DE LA DIETA TURBO

1. EatWild.com, "Summary of Important Health Benefits of Grassfed Meats, Eggs, and Dairy" [Resumen de los beneficios importantes a la salud de las carnes, los huevos y los lácteos alimentados con pastura], http://www.eatwild.com/healthbenefits.htm (consultado en línea el 3 de febrero de 2010).

2. C. Ip, J. A. Scimeca y H. J. Thompson, "Conjugated Linoleic Acid: A Powerful Anticarcinogen From Animal Fat Sources" [Ácido linoleico conjugado: un poderoso anticancerígeno de fuentes de grasas animales], *Cancer* 74, supl. 3 (1 de agosto de 1994): pp. 1050-1054; K. L. Houseknecht, J. P. Vanden Heuvel, S. Y. Moya-Camarena, et al., "Dietary Conjugated Linoleic Acid Normalizes Impaired Glucose Tolerance in the Zucker Diabetic Fatty Fa/Fa Rat" [El ácido linoleico dietético normaliza la tolerancia disminuida a la glucosa en las ratas diabéticas Fa/Fa], *Biochemical and Biophysical Research Communications* 244, núm. 3 (27 de marzo de 1998): pp. 678-682, revisado abstractamente en http://www.ncbi.nlm.nih.gov/pubmed/9535724 (consultado el 3 de febrero de 2010).

3. Randy Shaver, "By-Product Feedstuffs in Dairy Cattle Diets in the Upper Midwest" [Consecuencias de los piensos en dietas lácteas del ganado en la parte superior del medio oeste], http:www.uwex.edu/ces/dairynutrition/documents/byproductfeedsrevised2008.pdf (consultado en línea el 3 de febrero de 2010).

4. G. C. Smith, "Dietary Supplementation of Vitamin E to Cattle to Improve Shelf Life and Case Life of Beef for Domestic and International Markets" [Suplemento dietético de vitamina E en el ganado para mejorar la vida de almacenamiento y casos reales de las reces para los mercados domésticos e internacionales], Colorado State University, mencionado en EatWild.com, "Summary of Important Health Benefits of Grassfed Meats, Eggs, and Dairy" [Resumen de los beneficios importantes a la salud de las carnes, los huevos y los lácteos alimentados con pastura].

5. W. G. Kruggel, R. A. Field, G. J. Miller, K. M. Horton y J. R. Busboom, "Influence of Sex and Diet on Lutein in Lamb Fat" [Influencia del sexo y la dieta de la luteína en la grasa de cordero], *Journal of Animal Science* 54 (1982): pp. 970-975, visto abstractamente en http://

jas.fass.org/cgi/content/abstract/54/5/970 (consultado en línea el 3 de febrero de 2010).

6. Dan Flynn, "Russia Bans U.S. Poultry Over Chlorine" [Rusia prohíbe aves estadounidenses por cloro], *Food Safety News,* 7 de enero de 2010, http://www.foodsafetynews.com/2010/01/russia-bans-us -poultry-over-chlorine/ (consultado en línea el 3 de febrero de 2010).

7. EatWild.com, "Summary of Important Health Benefits of Grassfed Meats, Eggs, and Dairy" [Resumen de importantes beneficios a la salud de carnes, huevos y lácteos alimentados con pasturas].

8. World-wire.com, "American Public Health Association Supports Ban on Hormonal Milk and Meat" [Asociación estadounidense pública de salud apoya la prohibición de leche y carne hormonal], comunicado de prensa, 13 de noviembre de 2009, http://www.world-wire.com/ news/0911130001.html (consultado en línea el 8 de febrero de 2010).

9. ConsumerReports.org. "Chicken: Arsenic and Antibiotics" [Pollo: arsénico y antibióticos], julio de 2007, http://www.consumerreports. org/cro/food/food-safety/animal-feed-and-food/animal-feed-and-the-food-supply-105/chicken-arsenic-and-antibiotics/index.htm (consultado en línea el 3 de febrero de 2010).

10. Tabitha Alterman, "Eggciting News!" [¡Noticias huevocionantes!] MotherEarthNews.com, 15 de octubre de 2008, http://www.mother earthnews.com/Relish/Pastured-Eggs-Vitamin-D-Content.aspx (consultado en línea el 3 de febrero de 2010).

11. Cheryl Long y Tanitha Alterman, "Meet Real Free-Range Eggs" [Conozca los verdaderos huevos de campo], MotherEarthNews.com, octubre/noviembre de 2007, http://www.motherearthnews.com/Real -Food/2007-10-01/Tests-Reveal-Healthier-Eggs.aspx (consultado en línea el 3 de febrero de 2010).

12. *Ibíd.*

13. S. E. Swithers y T. L. Davidson, "A Role for Sweet Taste: Calorie Predictive Relations in Energy Regulation by Rats" [Un papel para lo dulce: Relaciones predictivas de calorías en la regulación de la energía en ratas], *Behavioral Neuroscience* 122, núm. 1 (febrero de 2008); pp. 161-173, mencionado en ScienceDaily.com, "Artificial Sweeteners Linked to Weight Gain" [Endulzantes artificiales vinculados con el aumento de peso], 11 de febrero de 2008, http://www.sciencedaily .com/releases/2008/02/080210183902.htm (consultado en línea el 3 de febrero de 2010).

14. Departamento de Agricultura de Estados Unidos, *Pesticide Data Program: Annual Summary Calendar Year 2005* (Washington: Agricultural Marketing Service, 2006), http://www.ams.usda.gov/AMSv1.0/

getfile?dDocName=STELPRDC5049946 (consultado en línea el 3 de febrero de 2010).

15. Virginia Worthington, "Nutritional Quality of Organic Versus Conventional Fruits, Vegetables, and Grains" [Calidad nutricional de frutas, verduras y granos orgánicos contra los convencionales], *Journal of Alternative and Complementary Medicine* 7, núm. 2 (abril de 2001): pp. 161-173, visto abstractamente en http://liebertonline .com/doi/abs/10.1089/107555301750164244 (consultado en línea el 3 de febrero de 2010).

16. Alice Park, "Can Sugar Substitutes Make You Fat?", [¿Los sustitutos de azúcar pueden engordarlo?], *TIME*, 10 de febrero de 2008, http://www .time.com/time/health/article/0,8599,1711763,00.html (consultado en línea el 4 de febrero de 2010).

17. Woodrow C. Monte, "Aspartame: Methanol and Public Health" [Aspartame: el metanol y la salud pública], *Journal of Apllied Nutrition* 36, núm. 1 (1984): pg. 44, mencionado en el documental *Sweet Misery* [Dulce desdicha] (Tucson, AZ: Sound and Fury Productions, 204), http://www.soundandfury.tv/pages/sweet%20misery.html (consultado en línea el 4 de febrero de 2010).

18. *Ibíd.*, además, Dani Veracity, "The Link Between Aspartame and Brain Tumors: What the FDA Never Told You About Artificial Sweeteners" [Vínculo entre el aspartame y los tumores cerebrales: Lo que la FDA nunca le dijo sobre los edulcorantes artificiales], NaturalNews .com, 22 de septiembre de 2005, http://www.naturalnews.com/011804 _aspartame_tumors_brain_tumor.html (consultado en línea el 4 de febrero de 2010).

19. Joanne Waldron, "Duke University Study Link Splenda to Weight gain, Health Problems" [Estudio de la Duke University vincula Splenda con aumento de peso, problemas de salud], NaturalNews .com, 20 de octubre de 2008, http://www.naturalnews.com/024543 .html (consultado en línea el 4 de febrero de 2010).

20. Abou-Donia, El-Masry, Abdel-Rahman, McLendon, Schiffman, "Splenda Alters Gut Microflora and Increases Intestinal p-Glycoprotein and Cytochrome p-450 in Male Rats" [Splenda altera microflora intestinal e incrementa p-glicoproteína y citocromo P450 intestinales en ratas macho].

21. D. Benton y R. Cook, "Selenium Supplementation Improves Mood in a Double-Blind Crossover Trial" [Suplemento de selenio mejora el humor en ensayo cruzado doble ciego], *Psychopharmacology* 102, núm. 4 (1990): pp. 549-550, visto abstractamente en http://www.ncbi

.nlm.nih.gov/pubmed/2096413 (consultado en línea el 4 de febrero de 2010).

22. *International Journal of Obesity and Related Metabolic Disorders* (16 de septiembre de 2003), mencionado en "Calcium and Weight Loss" [Calcio y pérdida de peso], In Focus Newsletter, mayo de 2005, http://www.nutricology.com/In-Focus-Newsletter-May-2005-sp-45.html (consultado en línea el 4 de febrero de 2010).

23. Y. C. Lin, R. M. Lyle, L. D. McCabe, G. P. McCabe, C. M. Weaver y D. Teegarden, "Daily Calcium Is Related to Changes in Body Composition During a Two-Year Excercise Intervention in Young Women" [Calcio diario relacionado con cambios en composición corporal durante intervención de ejercicio en mujeres jóvenes], *Journal of the American College of Nutrition* 19, núm. 6 (noviembre-diciembre 2000): pp. 754-760, visto abstractamente en http://www.ncbi.nlm.nih.gov/pubmed/11194528 (consultado el 4 de febrero de 2010).

24. K. M. Davies, R. P. Heaney, R. R. Recker, et al., "Calcium Intake and Body Weight" [Ingesta de calcio y peso corporal], *Journal of Clinical Endocrinology and Metabolism* 85, núm. 12 (diciembre 2000): pp. 4635-4638, visto abstractamente en http://www.ncbi.nlm.nih.gov/pubmed/11134120 (consultado en línea el 4 de febrero de 2010).

25. *Endocrine Today,* "High Levels of Vitamin D, Low-Calorie Diet May Increase Weight Loss" [Altos niveles de vitamina D, dieta baja en calorías puede incrementar pérdida de peso], 31 de diciembre de 2009, http://www.endocrinetoday.com/view. Aspx?rid=59663 (consultado en línea el 4 de febrero de 2004).

26. F. Ceci, C. Cangiano, M. Cairella, et al., "The Effects of Oral 5-Hydroxytryptophan Administration on Feeding Behavior in Obese Adult Female Subjects" [Efectos de administración de 5-hidroxitriptófano oral en comportamiento de alimentación en sujetos adultos femeninos obesos], *Journal of Neural Transmission* 76, núm. 2 (1989): pp. 109-117.

27. C. Cangiano, F. Ceci, M. Cairella, et al., "Effects of 5-Hydroxytryptophan on Eating Behavior and Adherence to Dietary Prescriptions in Obese Adult Subjects" [Efectos de 5-hidroxitriptófano en comportamiento de alimentación en sujetos adultos obesos], *Advances in Experimental Medicine and Biology* 294 (1991): pp. 591-593.

28. Steven A. Abrams, Ian J. Griffin, Keli M. Hawthorne y Kenneth J. Ellis, "Effect of Prebiotic Supplementation and Calcium Intake on Body Mass Index" [Efecto de suplemento prebiótico e ingesta de calcio en índice de masa corporal], *Journal of Pediatrics* 151, núm. 3 (septiembre de 2007): pp. 293-298, visto abstractamente en http://

www.jpeds.com/article/S0022-3476(07)00280-6/abstract (consultado en línea el 4 de febrero de 2010).

CAPÍTULO 9—RECETAS DE LA DIETA TURBO

1. L. W. Blau, "Cherry Diet Control for Gout and Arthritis" [Control dietético de cereza para el intestino y la artritis], *Texas Reports on Biology and Medicine* 8 (1950): pp. 309-311.

¡Fiestas de jugos en casa!

Descubra cómo comenzar sus fiestas de jugos para la pérdida de peso y una vida saludable en su casa, su iglesia o su organización. Realice fiestas de jugos que cambiarán la vida de la gente. De perder peso a vivir saludablemente, usted puede convertirse en un agente de cambio en su comunidad. Para obtener más información llame al 866-843-8935.

Solicite que Cherie hable para su organización

Para solicitar que Cherie Calbom, MCE, hable en su iglesia, su organización o su ciudad como primera oradora o para otras conferencias, talleres y retiros de fin de semana, llame al 866-843-8935.

Los temas incluyen:

- El programa turbo de pérdida de peso.
- Preparar jugos y alimentos crudos para una salud vibrante.
- Ayuno de jugos para perder peso y mejorar su salud.
- Demostraciones de jugos y alimentos crudos.
- Soltar el apetito emocional con el P. John y Cherie Calbom.
- Programas de libertad emocional mediante la limpieza emocional, con el P. John.
- Conseguir vitalidad para completar su propósito dado por Dios.
- De las pruebas al triunfo: El viaje de Cherie hacia la plenitud.

Entrenamiento de salud y pérdida de peso, y retiros de salud

El P. John y Cherie unen una perspectiva emocionante e integrada de espíritu, alma y cuerpo que estimula la salud, la sanidad y la plenitud.

- Entrenamiento de salud y pérdida de peso con Cherie Calbom, MC, o con el P. John Calbom, MA (consejería psicológica).
- Retiros de salud: programas de estilo de vida que incluyen dieta, jugos, ayuno y desintoxicación para la sanidad, la pérdida de peso y la prevención de enfermedades.

Para obtener más información, llame al 866-843-8935.

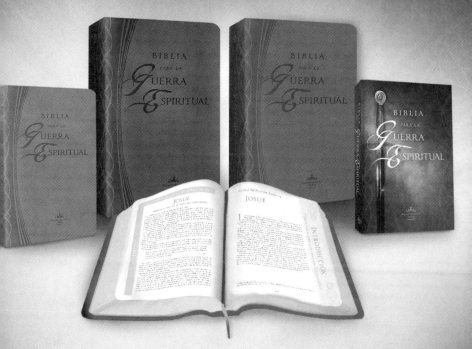

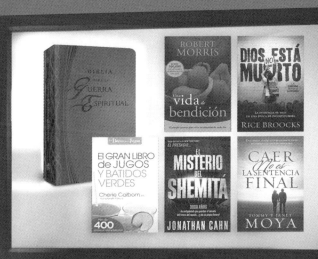